simBio
心筋細胞〈Kyotoモデル〉のコンピュータ・シミュレーション

目次

- ●序論 … 4
- ●simBioとは … 6

■第1部 Tutorial編 … 9

I. セットアップ … 10
- 動作環境の整備 … 10
- simBioの入手 … 15
- Eclipseプラグインのインストール … 21

II. モデルの実行 … 24
- GUIからパラメータを変えてみる … 24
- XMLからパラメータを変更する … 33
- XMLを修正し、機能を追加・削除する … 39
- グラフ表示を変えてみる … 42

III. 論文の図を再現 … 46
- 論文の図をGUIグラフに表示する … 46
- 作図用CSVデータを作る … 54
- パラメータ依存性を図示する … 58
- パラメータ依存性の調べ方 … 63
- モデル変更用プロトコル … 66

IV. 活動電位モデルの作成 … 68
- Hodgkin-Huxleyモデルの概説 … 68
- 積分計算 … 70
- 機能要素の作成 … 73
- 雛形XMLの作成 … 90
- モデルXMLの構築 … 93

V. 機能要素の変更……………………106
　　INaCaの構造　　　106
　　不活性化ゲートの組込　　　112

VI. Kyotoモデルの作成………………120
　　モデルの基本骨格　　　120
　　活動電位を発生させよう　　　123
　　イオン濃度の恒常性　　　135
　　チャネルを増やそう　　　139
　　Caによる細胞内情報伝達　　　147
　　収縮させよう　　　157

■第2部　Manual編……………………165

I. Matsuoka_et_al_2003………………166

II. Matsuoka_et_al_2004………………193

III. Terashima_et_al_2006……………209

IV. 参考文献……………………………212

● 謝辞　　217
● 執筆者一覧　　218

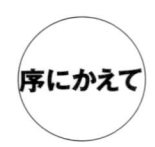

序にかえて

はじめに

　心臓は血液を全身に循環させるポンプの役割を果たしています。ヒトの心臓は単純に言うと、握り拳大の筋肉でできた袋であり、心電図に記録される電気信号が伝わることで心筋細胞が興奮し、収縮して血液を送り出します。

　この本は、これまでこのように散文的に表現されてきた心筋細胞の働きをコンピュータでシミュレートして目に見える形にする方法を解説します。

　自分でモデルを動かすことで、心筋細胞の働きを学び、生の細胞を使った実験結果を解釈し、そこに潜むメカニズムを推定する大きな助けとなるでしょう。すなわち、情報学・工学的な手法を使って、生体機能を解析することにつながります。

　さらに、心筋細胞ばかりでなく、複雑な生体の振る舞いをコンピュータ上に再現し、システムとして理解していく手がかりを掴んで頂ければ幸いです。

背景

　今やコンピュータは生物学研究にとって必要不可欠な道具となっています。これに伴い、これまでの分割的な研究手法、すなわち生体を、それを構成する部品に可能な限り細分化し、部品毎に機能を調べる手法が質的に転換しつつあります。まず、ゲノムが、遺伝子情報を高速に読み取ることでデータベース化され、それを解析し意味を抽出する手段として、バイオインフォマティクスが発展を遂げました。

　次いで、トランスクリプトーム、プロテオーム、メタボロームといった形で、生命情報は網羅的に解析され、データベース化されつつあります。さらに、それらのデータベースから生物学的な意味を見いだす解析手法として、蛋白分子構造シミュレーション、システムズバイオロジーなどが登場しています。

　医学、生理学の分野では、生体の形態・機能を網羅的に解析するフィジオームという概念が提唱されていますが、個々の機能要素を相関系として捉え、生命体全体として理解するためには、医学システムズバイオロジーともいうべき手法が欠かせません[1]。これまでは、医学研究における成果を個人の頭の中で統合し、いわばメンタルモデルを作成することで生体の振る舞いを理解してきましたが、研究成果の蓄積が進むにつれ、精緻なモデルとして個人が理解できる対象はますます限定されつつあります。

　これに対し、生体機能要素の相関系を数式として表現し、生体の振る舞いをコンピュータ上に再現することで、より網羅的かつ普遍的な理解を得ることが期待できます。我々は生体機能をコンピュータ上に再現し、医学研究及び創薬等に有用な手法とすることを目標として、医学・薬学・工学・情報学研究科を中心に、製薬企業とも共同で「細胞・生体機能シミュレーションプロジェクト」[2]を開始し

ています。

　研究者にとって専門分野外の知識は少なく、概念にも馴染みがありません。生体のシミュレーションをするためには、生物の知識や、生体標本を用いた実験だけでなく、コンピュータシミュレーションの手法、何にシミュレーションが貢献できるかといったことについても理解する必要があります。そこで、プロジェクトでは異分野の研究者が共同で作業する場として「細胞・生体機能シミュレータ開発センター」を設け、相互理解を促しています。

　現時点でも生体の振る舞いに関する莫大な実験データが既に蓄積されています。今後も様々な機能が解明されるに伴い、数理モデルも発展するでしょう。そこでプロジェクトでは、新たな機能モデルを個別に開発し、それらを統合して生体モデルを共同開発するためのシミュレータとして、JavaとXMLを使ったsimBioというソフトを開発しています[3,4]。

　プロジェクトではsimBioを利用して、新たな機能要素をモデル化することで、心筋細胞モデルをさらに精緻化・包括化しています。そして、モデルを実験結果の解釈に利用し、そこから新たな実験仮説を導き出して、さらなる実験を行うといったモデル駆動型研究も進めています。また、プロジェクト参加企業と、限られた実験結果から心臓に与える影響を外挿するためのツールとしてモデルを活用する共同研究を開始しました。

　この本では、simBioを使ってモルモット心筋細胞モデル(京都モデル)を作成し、実行し、改良し、振る舞いを解析する方法について解説します[5,6,7]。本書が心臓生理現象のコンピュータシミュレーションを手がけようとする読書の参考となれば幸いです。

参考文献

1. **Noble D.** Modeling the heart-from genes to cells to the whole organ. *Science* 295: 1678-1682, 2002.
2. **野間昭典、松岡 達、皿井伸明.** システムバイオロジーの応用〜数理時空間に心筋細胞活動を実現する. バイオテクノロジージャーナル, 5(1): 53-60, 2005.
3. **皿井 伸明、天野 晃、松岡 達、松田 哲也、野間 昭典.** 生物学的視点に基づくオブジェクト指向生体機能シミュレーション. シミュレーション 23(1): 4-13, 2004. PDF (738 kb)
4. **Sarai N, Matsuoka S, and Noma A.** simBio: a Java package for the development of detailed cell models *Progs Biophys Mol Biol* 90: 360-377, 2006
5. **皿井 伸明、松岡 達、野間 昭典.** 包括的心筋細胞モデル(京都モデル) *血管医学* 6(6): 93-103, 2005.
6. **松岡 達、皿井 伸明、城 日加里、野間 昭典.** 活動電位のシミュレーション(Kyoto model). *心臓* 37(6): 486-493, 2005
7. **Matsuoka S, Sarai N, Kuratomi S, Ono K, and Noma A.** Role of individual ionic current systems in ventricular cells hypothesized by a model study. *Jpn J Physiol* 53: 105-123, 2003.
8. **Hodgkin AL, and Huxley AF.** A quantitative description of membrane current and its application to conduction and excitation in nerve. *J Physiol* 117: 500-544, 1952.
9. **Kuratomi S, Matsuoka S, Sarai N, Powell T, and Noma A.** Involvement of Ca^{2+} buffering and Na^+/Ca^{2+} exchange in the positive staircase of contraction in guinea-pig ventricular myocytes. *Pflugers Arch* 446: 347-355, 2003.
10. **Hund TJ, Kucera JP, Otani NF, and Rudy Y.** Ionic charge conservation and long-term steady state in the Luo-Rudy dynamic cell model. *Biophys J* 81: 3324-3331, 2001.
11. **Matsuoka S, Sarai N, Jo H, and Noma A.** Simulation of ATP metabolism in cardiac excitation_contraction coupling. *Progs Biophys Mol Biol* 85: 279-299, 2004.
12. **Korzeniewski B, and Zoladz JA.** A model of oxidative phosphorylation in mammalian skeletal muscle. *Biophys Chem* 92: 17-34, 2001.
13. **Faber GM, and Rudy Y.** Action potential and contractility changes in [Na+]i overloaded cardiac myocytes: A simulation study. *Biophys J* 78: 2392-2404, 2000.
14. **Negroni JA, and Lascano EC.** A cardiac muscle model relating sarcomere dynamics to calcium kinetics. *J Mol Cell Cardiol* 28: 915-929, 1996.

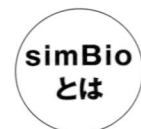

概要

　simBioは細胞・生体モデルの構築をより容易にし、モデルの共有・再利用を促進するためのツールです。常微分方程式を用いて数理モデルを記述し、積分計算し、結果をグラフ表示し、ファイルに書き出す、パラメータを変化させて計算するといったモデル作成に必要な機能を提供しています。

　simBioは大きく分けて三つの要素で構成されます。一つ目はJavaファイルで、数理モデルの計算式が記述されます。二つ目はXMLファイルで、数理モデルの構造と変数の初期値が記述されます。三つ目は積分エンジンで、常微分方程式の初期値問題を解きます。

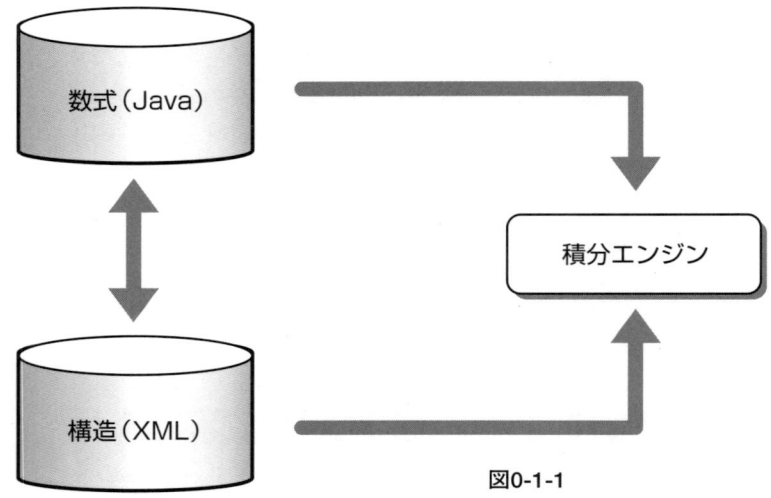

図0-1-1

　したがって、2ステップで数理モデルを作成し、実行します。

Javaファイル

　数理モデルを作成するとき、まず生物学的知識に基づいて個々の機能要素の数理モデルをJavaを使って作成します。

　オブジェクト指向を用いて、Reactorの下に機能要素モデルを記述し、生物学的なヒエラルキーを模した形で整理します。図にはChannel要素に記載されている微分方程式を示しています。個々のチャネルに特有な数式は個別の機能要素に記述します。そして積分変数はNodeとして定義します。

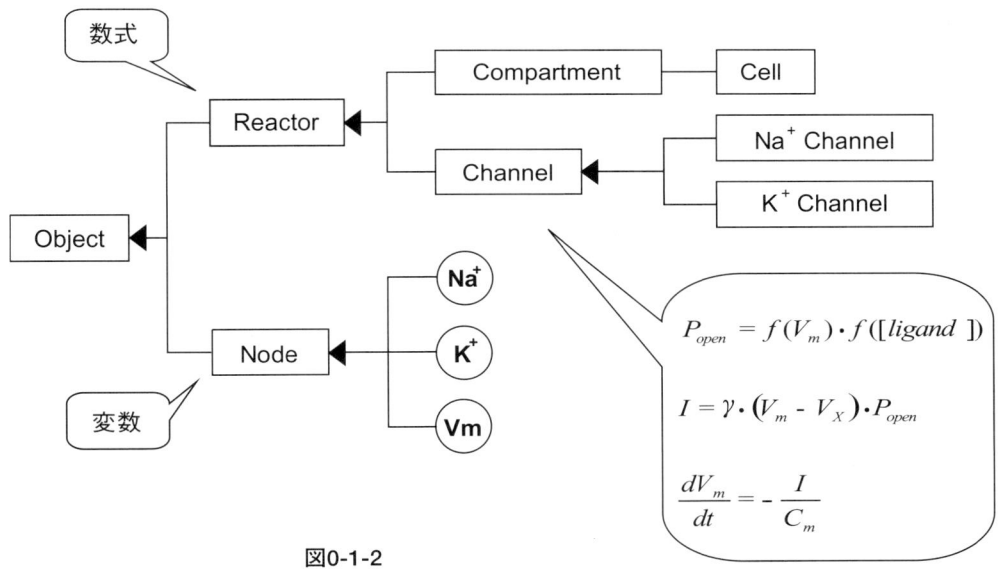

図0-1-2

XMLファイル

次にそれらの機能要素と変数との相互関係と初期値をxmlを使って記述します。図では矢印で相関を示しています。機能要素を自由に組み合わせて数理モデルを作成し、実行します。

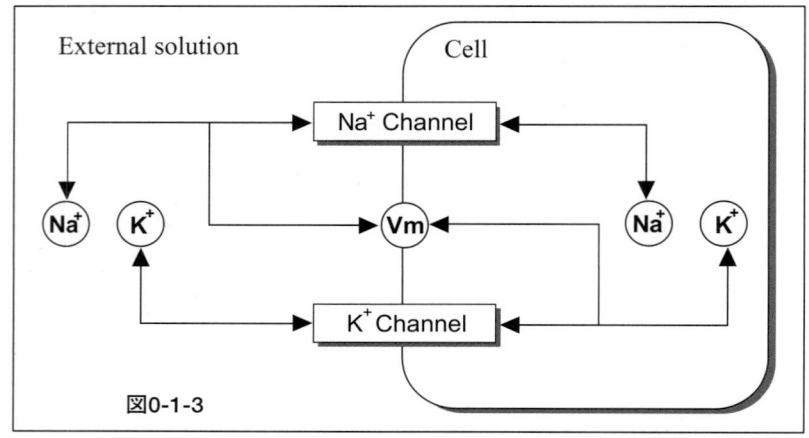

図0-1-3

第1部　Tutorial編

I. セットアップ

この章で行うこと…
- ●動作環境の整備（I-1）
- ●simBioの入手（I-2）
- ●Eclipseプラグインのインストール（I-3）

I-1 動作環境の整備

ここではsimBioを使用する準備をします。simBioでは、**Java**[※1]を用いて数式を記述し、**XML**[※2]を用いてモデル構造を記述しています。simBioを使って心筋細胞モデルのシミュレーションをするにはJava利用環境を、独自の心筋細胞モデルを開発するにはJava開発環境を整える必要があります。

● I-1-(1) ハードウェアの準備

Java 1.4.2以上が動くPCを用意します。simBioの開発に用いたPCはWindows XP、Pentium4 2.4 GHz、RAM 512 MBです。simBioの動作が確認できている環境は以下のとおりです。
- CPU　……Celeron 400 MHz以上
- OS　………Windows 98, 2000, Me, XP, Mac OS X, Red Hat Linux 8.0, 9.0, Fedora Core 4, Vine Linux 2.6
- メモリ……196 MB以上

●● I-1-(2) ソフトウェアのインストール
① Java

まず、Javaが利用可能か確認します。Windowsの場合、［スタート］ボタン→［すべてのプログラム］→［アクセサリ］と辿り、［コマンド プロンプト］を実行します。開いたウィンドウにjava -versionと打ち込んでEnterキーを押し、"java version 1.4.2"等と表示されれば、Javaが利用可能です（javaはJavaプログラムを実行するコマンド、-versionは利用可能なJavaのバージョンを表示する命令です。その間はスペースで区切ります）。"javaは、コマンドとして認識されていません"等と表示されるときは、「Javaソフトウェアの無料ダウンロード」（http://www.java.com/ja/download/index.jsp）からJavaをインストールしてください。［自動ダウンロード］を選択すると、現時点ではJ2SE Runtime Environment 5.0 Update 6がインストールされますが、プログラム作成には、**JDK**（Java

---

※1 Java
Sun Microsystems社が開発したプログラミング言語。「@IT」に掲載されている「Eclipseではじめるプログラミング」（http://www.atmarkit.co.jp/fjava/rensai3/eclipsejava01/eclipse01.html）等のインターネット上の情報のほか、『プログラミング言語Java』、『Javaチュートリアル』、『Head First Java―頭とからだで覚えるJavaの基本』などの書籍でも解説されています。しかし、simBioを使ってのシミュレーション、独自モデルの作成に必要なJavaの知識は限られていますので、本書では必要に応じてJavaを使ったプログラミングについて解説します。

※2 XML
文書やデータの意味や構造を記述するためのマークアップ言語の1つで、タグとよばれる特定の文字列を用いて、構造情報をテキストに埋め込みます。プログラム上から操作しやすく、かつテキストエディタなどで人間が直接操作できる特徴があります。詳細については、II-2で解説します。

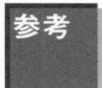 **表記について**

コマンドやボタンの表示については、［］で囲んで表記、入力する文字については、フォントを`command`で表記、出力された文字については適宜""で囲んで表記します。

Development Kit)※3をインストールする必要がありますので、"JDK 5.0 Update 6"を選択し、インストールしてください。

※3 JDK
simBioの開発にはIBM JDK 1.4.2を用いています。IBMのサイト (http://www-128.ibm.com/developerworks/java/jdk/) から、Eclipseとセットで入手できます。他にもBEA JROCKITなどのJDKがあります。

バージョン1.4.2以上のJavaを使用

Javaは必ずバージョン1.4.2以上のものをインストールしてください。1.3以前のバージョンはXML関係のパッケージが標準サポートされていないので、用いることができません。1.4.1以前のバージョンでは次にインストールするEclipse 3.1.2が動きません。

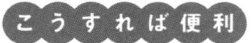
必須ではありませんが、日本語版ドキュメント JDK 5.0もしくはJava 2 SDK V1.4.0もダウンロードして、手元においたほうが便利です。

② Eclipse

Java開発環境にはいろいろなものがありますが、ここでは**Eclipse**※4を使用します。「Eclipse.org」(http://eclipse.org/) の [Downloads] をクリックし、最新の安定版eclipse SDK 3.1.2をダウンロードし、適当な場所に展開してください。ここではc:¥に展開することにします。Windows XPの場合、zipファイルを右クリック、[すべて展開] を選択し、ファイル展開先フォルダにc:¥を選択すれば、"c:¥eclipse" フォルダが作成されます。

②−1　Eclipseの日本語化パック

「Eclipse Language Pack」(http://download.eclipse.org/eclipse/downloads/drops/L-3.1.1_Language_Packs-200510051300/index.php) からeclipse SDKのバージョンに合った日本語パック (eclipse SDK 3.1.xに対してはNLpack1-eclipse-SDK-3.1.1a-win32とNLpack1_Feature Overlay-eclipse-SDK-3.1.1) をダウンロードし、eclipseフォルダ内のファイルが上書きされるように、c:¥に展開してください。Windows XPの場合、zipファイルを右クリック、[すべて展開] を選択し、ファイル展開先フォルダにc:¥を選択します。上書きの可否を確認するダイアログが出てきたら、[すべてはい] を選択してください。

②−2　XMLエディタ

simBioに含まれるXMLファイルを編集するには、適当なエディタ※5があると便利です。「XMLBuddy」(http://xmlbuddy.com/) からEclipseのバージョンに合ったファイル ("eclipse SDK 3.1.2" に対して、現時点では "xmlbuddy_2.0.72.zip") をダ

※4 Eclipse (eclipse) プログラムの作成に必要な作業 (編集やコンパイル、デバッグ) を統一的に行える統合開発環境 (IDE) の1つです。Eclipseに関しては、「@IT」に掲載されている「Eclipseを使おう！」(http://www.atmarkit.co.jp/fjava/rensai2/eclipse01/eclipse01.html) 等が参考になります。
Eclipseについてより深く知るには、Eclipse開発元であるIBMのサイトに掲載されている「Eclipse Platform入門」(http://www-06.ibm.com/jp/developerworks/opensource/030207/j_os-ecov.html) などを参照してください。様々な解説書も出版されています。

※5 XMLファイルのエディタ
「@IT」の「Java TIPS——DTD/XMLスキーマを持ったXML文書を編集する」(http://www.atmarkit.co.jp/fjava/javatips/041eclipse014.html) を参照してください。

Windows付属の"展開ウィザード"を使用する

"eclipse SDK 3.1.2" を展開する時は必ず、zipファイルを右クリックし、[すべて展開] を選択してWindows付属の "展開ウィザード" を使用してください。それ以外の解凍ソフトを使用すると、Eclipseの日本語化に失敗する場合があります。

ウンロードして、Eclipseのプラグイン・フォルダ（c:¥eclipse¥plugins）に展開してください[※6]。Windows XPの場合、zipファイルを右クリック、[すべて展開]を選択します。ファイル展開先にEclipseのプラグイン・フォルダを選択すれば、com.objfac.xmleditor_2.0.72フォルダが作成され、XMLファイルを編集する環境が整います。

※6 プラグイン
Eclipseに機能を追加するソフト。Eclipseはプラグインを使って基本部分に様々な機能を追加し、多彩な機能を提供しています。

図1-1-1　ワークスペース・ランチャーダイアログ

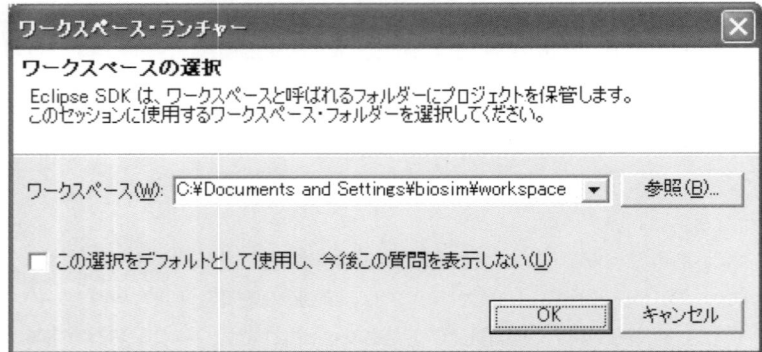

図1-1-2　Eclipse 3.1へようこそ

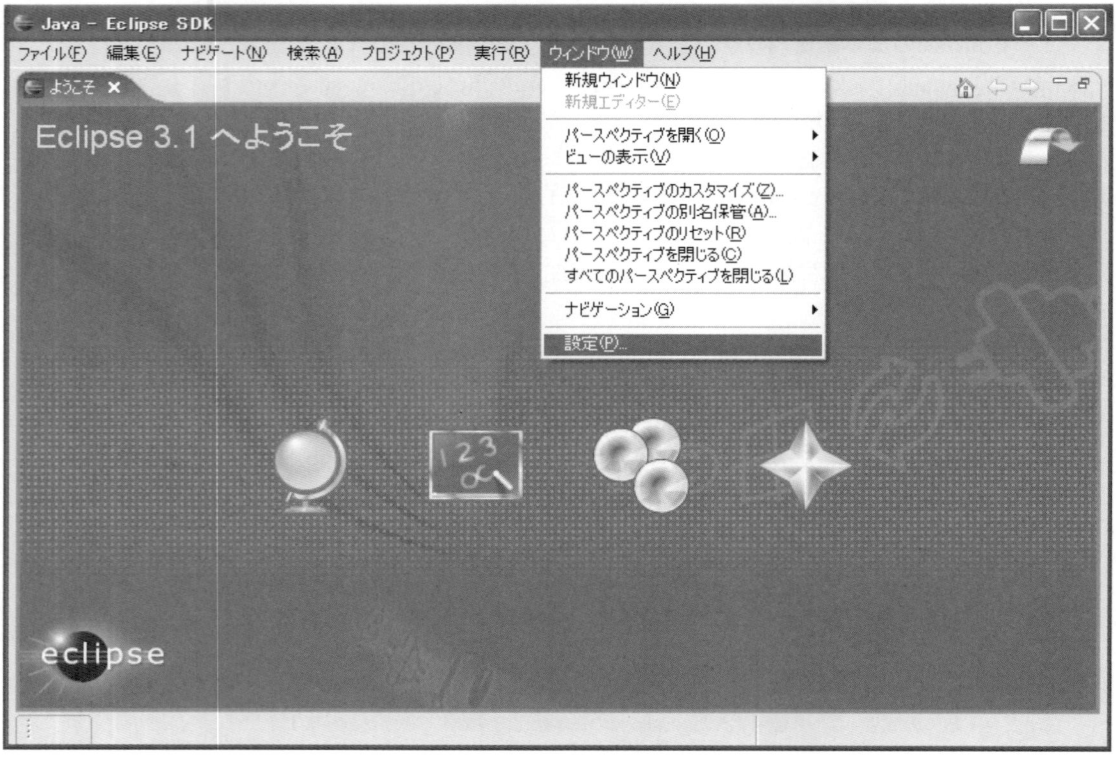

●●● I−1−(3) Eclipseの初期設定

eclipseフォルダ内にあるeclipse.exe（c:¥eclipse¥eclipse.exe）を起動すると、ワークスペース・ランチャーダイアログがこれから作成するプログラムを保存するフォルダを訊ねてきます（図1-1-1）。

既定値のまま［OK］を押すとEclipseが起動し、"Eclipse 3.1へようこそ"という画面が現れます。まず［ウィンドウ］→［設定］メニューを選択し、初期設定をします（図1-1-2）。

①文字コードをUTF-8にする

simBioの文字コードはUTF-8なので、［一般］→エディターダイアログで［テキスト・ファイル・エンコード］をUTF-8にします※7（図1-1-3）。

※7 エンコード
文字はコンピュータの中ではある数値で表現されています。文字に数値を割り当てる方法をエンコードといい、UTF-8やShift-JIS、EUC-JPなど様々な形式があります。JavaではUTF-8を標準的に用いており、WindowsXPではShift-JISに似たMS932形式が用いられています。

図1-1-3 エディター設定ダイアログ

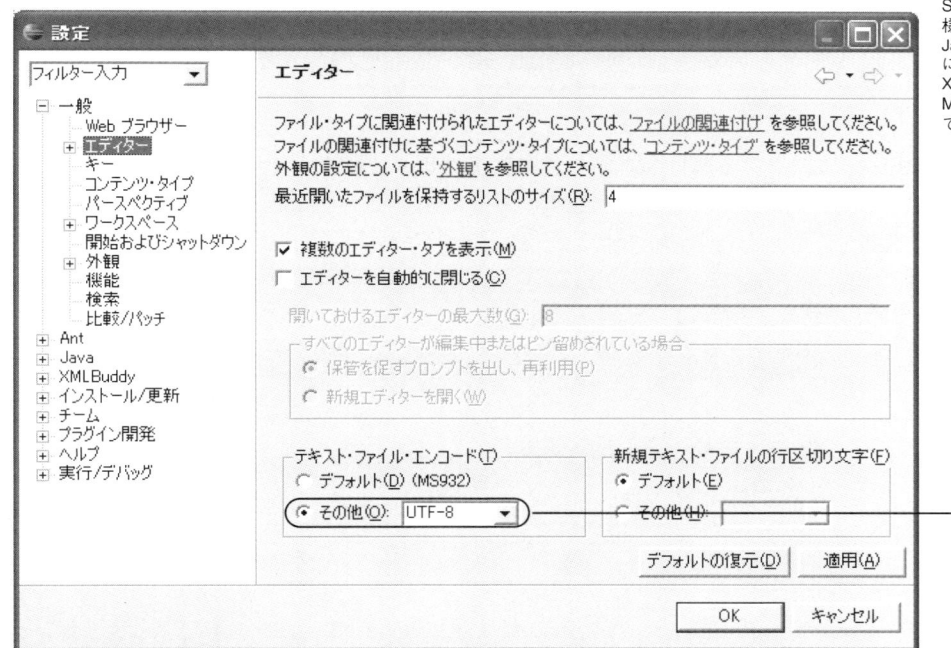

［その他］をチェックし、UTF-8を選択

②ソースと出力フォルダーの分離

［Java］→ビルド・パスダイアログの［ソースおよび出力フォルダー］で［フォルダー］を選択します。［ソース・フォルダー名］にsrc/main/java、［出力フォルダー名］にtarget/classesと入力します（図1-1-4）。

参考　フォルダ構造

simBioでは、オープンソースでよく使われるプロジェクト管理ツールMaven（http://maven.apache.org/）に習ったフォルダ構造を採用しています。

図1-1-4　ソースおよび出力フォルダー設定ダイアログ

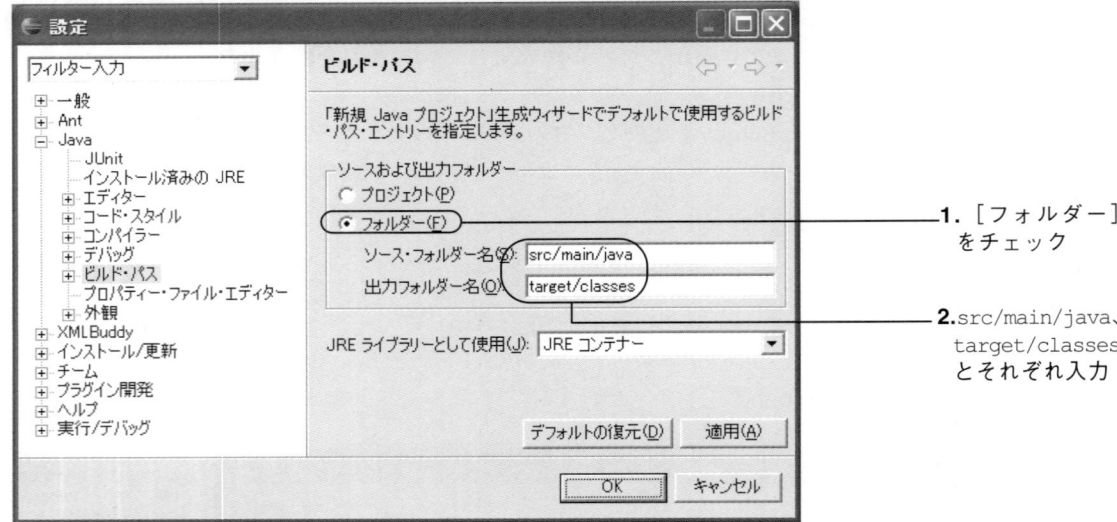

③XMLの表示色

初期設定のXMLBuddyは、タグと属性名を同じ色で表示します。見やすくするために色を変更しておきましょう。［XMLBuddy］→［XML］→［Colors］→［Attribute name］を選択し、好きな色を選択してください（図1-1-5）。

図1-1-5　Colors設定ダイアログ

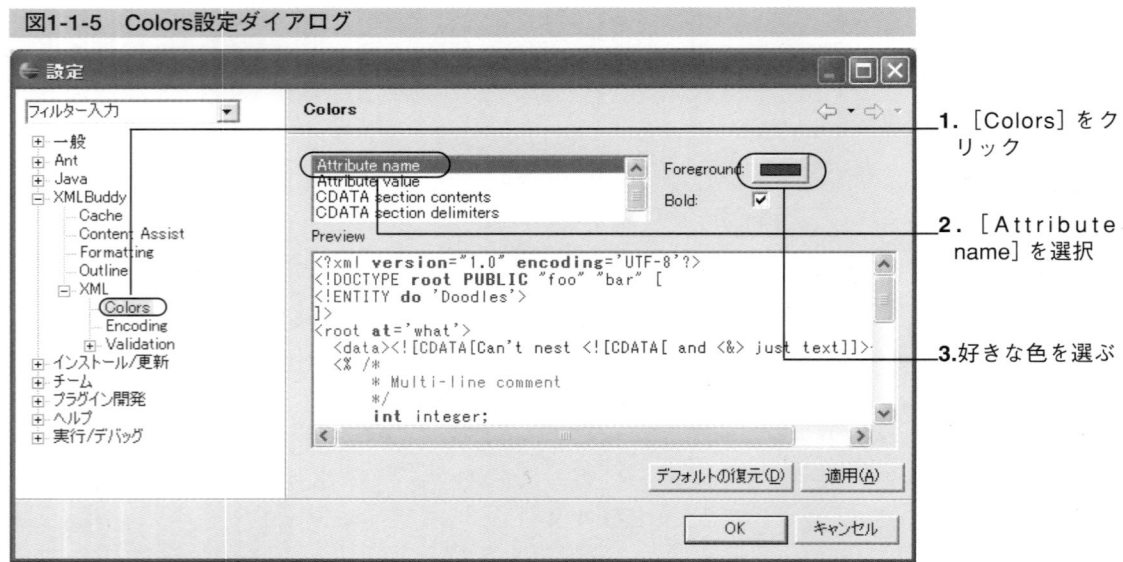

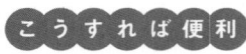
現在の設定内容はEclipseの［ファイル］→［エクスポート］メニューからファイルに書き出せます。

Ⅰ-2 simBioの入手

次に、simBioをインターネットから入手してEclipseにJavaプロジェクトとして設定します。

●Ⅰ-2-(1) CVS経由でソースコードを入手する

simBioはインターネット・サイトの「**SourceForge**」(http://sourceforge.net/)[※8]で開発が進められているので、EclipseからSourceForgeの**CVS**[※9]に接続し、simBioのソースコードを入手します。

1. Eclipseの［ウィンドウ］→［パースペクティブを開く］→［その他］メニューを選択します（図**1-2-1**）。

※8 SourceForge
SourceForgeは、オープンソース・ソフトウェアの開発者に総合的かつ容易にプロジェクト管理を行う環境をWebベースで提供する無料のサービスです。日本語版の「SourceForge.jp」もあります。

※9 CVS
CVSとは、ソースコードの変更履歴を管理するシステムです。コードの変更を保存していて、変更箇所を確認したり、元に戻したりといった操作を容易にしてくれます。

図**1-2-1** パースペクティブを開く

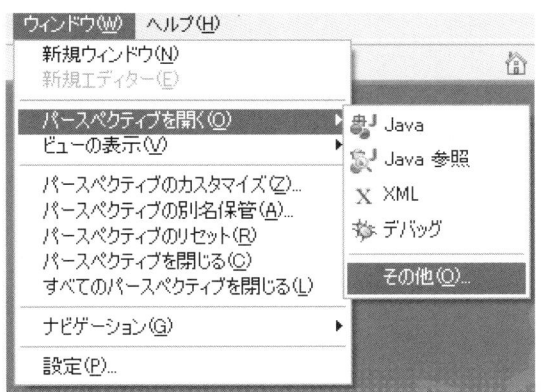

2. パースペクティブの選択ダイアログで［CVSリポジトリー・エクスプローラー］を選択し、［OK］をクリックします（図**1-2-2**）。

図**1-2-2** パースペクティブの選択

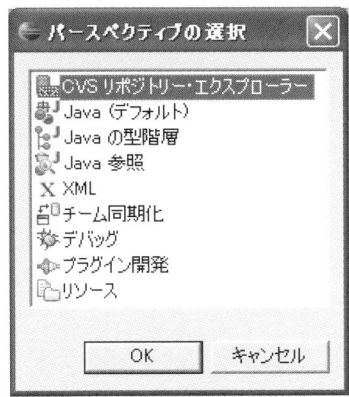

「SourceForge」への接続方法

ファイヤーウォールの設定によっては、そのままでは「SourceForge」のCVSに接続できない環境もあります。「SourceForge」の手引きを読んで、httpプロキシ接続を試すか、次のソースパッケージを用いた設定方法に従ってください。

図1-2-3 新規ロケーションの登録

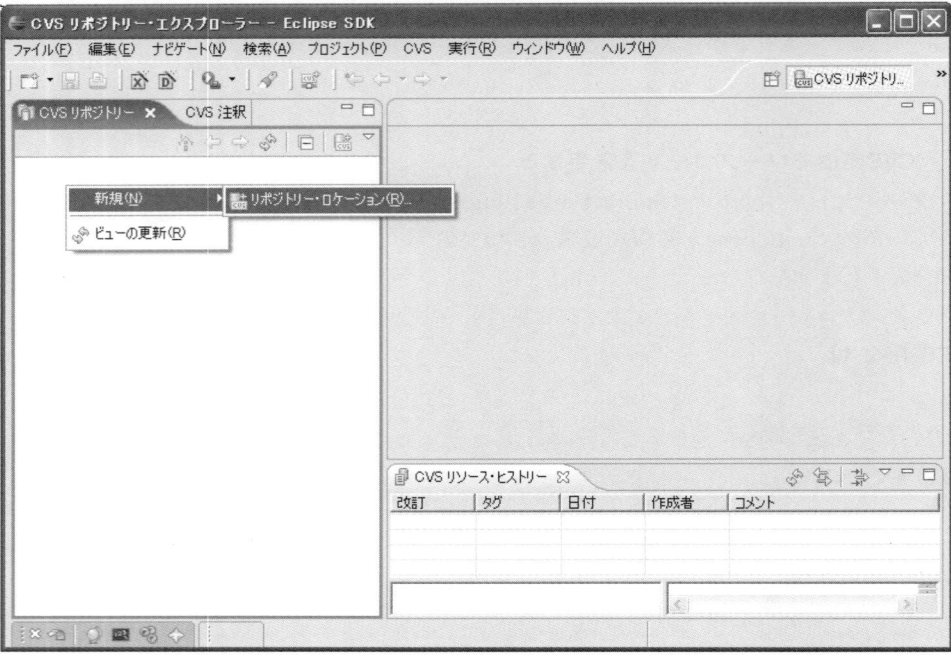

図1-2-4 SourceForge.netのCVSに接続

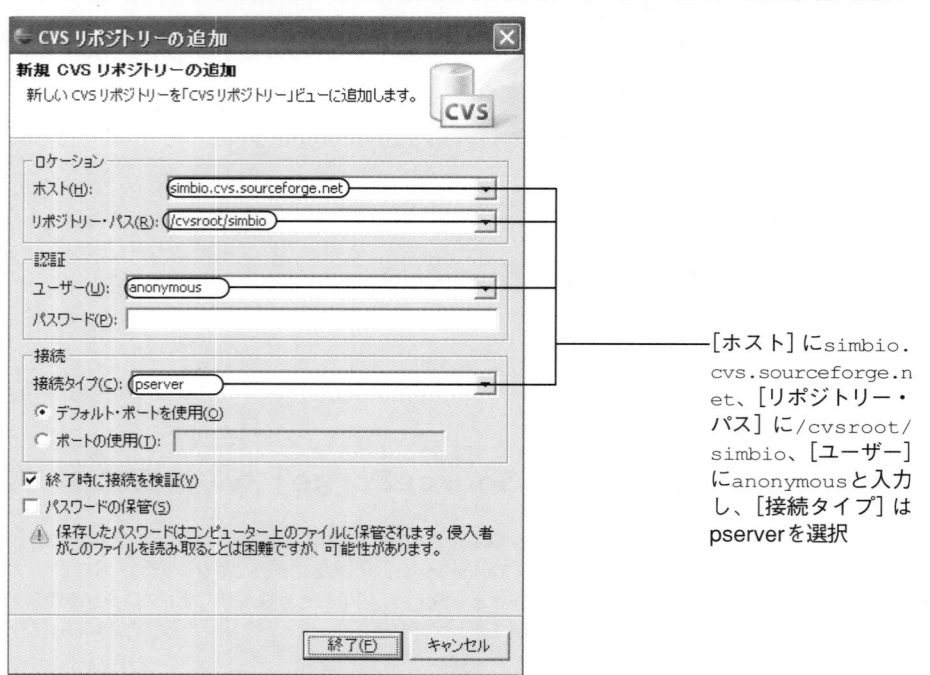

[ホスト]にsimbio.cvs.sourceforge.net、[リポジトリ・パス]に/cvsroot/simbio、[ユーザー]にanonymousと入力し、[接続タイプ]はpserverを選択

3. CVSリポジトリービューの空白の領域で右クリックし、[新規]→[リポジトリー・ロケーション]をクリックします（**図1-2-3**）。
4. [ホスト]欄に`simbio.cvs.sourceforge.net`、[リポジトリー・パス]に`/cvsroot/simbio`、[ユーザー]に`anonymous`と入力し、接続タイプはpserverを選択して、[終了]をクリックします（**図1-2-4**）。
5. うまく接続できると、CVSリポジトリービューにロケーション[※10]が現れ、[HEAD]を開くと5つのフォルダが見えます（**図1-2-5**）。

※10 ロケーション 変更履歴が保存されている場所を意味します。上で設定したサーバーのアドレス、フォルダ、ユーザ名、接続法全てをまとめてロケーションと呼びます。

図1-2-5 SourceForge.netのCVS

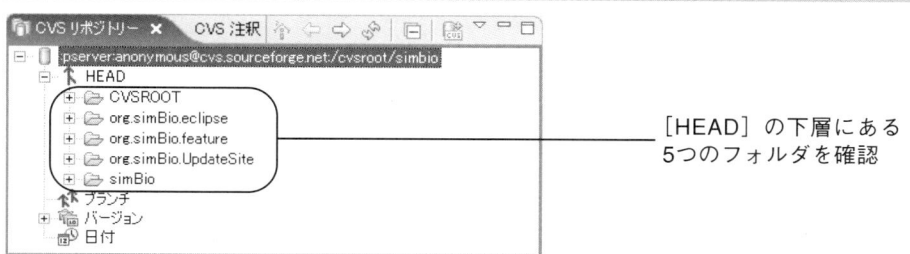

[HEAD]の下層にある5つのフォルダを確認

6. [バージョン]→[simBio]を開き、[simBio v_0-3-02]を選択し、右クリックします（**図1-2-6**）。
7. ポップアップメニューから[チェックアウト]をクリックすると、コードの取り込みが始まります（**図1-2-6**）。

図1-2-6 simBioのCVSリポジトリー

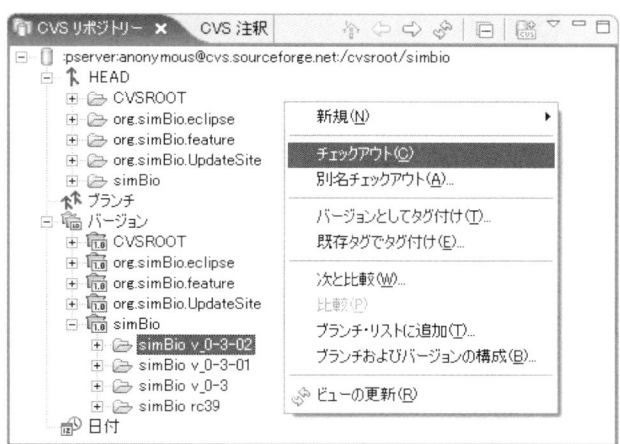

HEADとバージョン

HEADが最新のソースコードで、不具合の修正や新機能の追加等が行われており、常に新しくなっています。機能が安定してパッケージとして公開する度にバージョン番号が付けられるので、このチュートリアルでは0.3.02バージョンに基づいて説明します。

●● I－2－(2) ソースパッケージを用いた設定方法

1. EclipseからCVSに接続できないときは、WebブラウザからSourceForgeのsimBioプロジェクト（http://sourceforge.net/projects/simbio）にアクセスし、simBio-0.3.02.src.zipをダウンロードして、Eclipseのワークスペースフォルダに展開してください。
2. simBio-0.3.02.srcというフォルダ名をCVSから取り込んだときと同じsimBioに変更しておきます（**図1-2-7**）。

図1-2-7　workspaceフォルダ

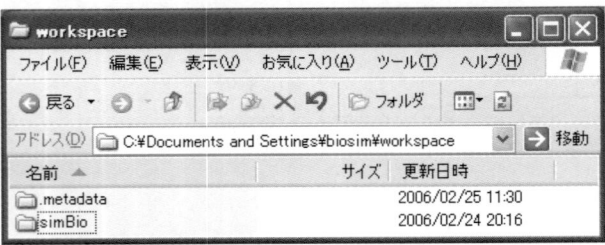

3. メニューから［ファイル］→［新規］→［プロジェクト］を選択します（**図1-2-8**）。

図1-2-8　新規プロジェクト作成メニュー

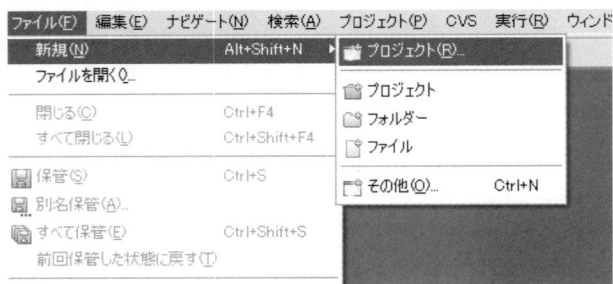

4. 新規プロジェクトダイアログで［Javaプロジェクト］を選択し、［次へ］をクリックします（**図1-2-9**）。
5. ［プロジェクト名］ボックスに展開したフォルダ名と同じsimBioと入力し、［終了］を選択するとプロジェクトが作成されます（**図1-2-10**）。

図1-2-9　新規Javaプロジェクトダイアログ

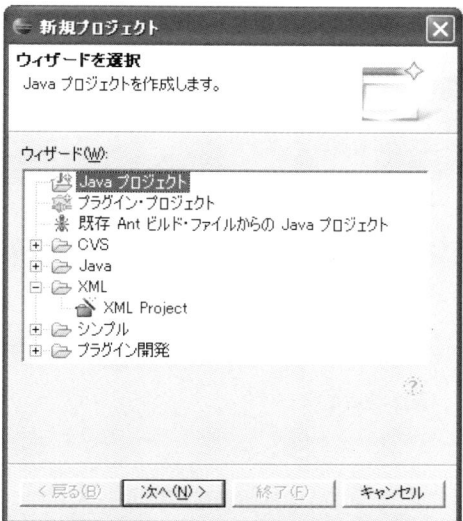

図1-2-10　simBioプロジェクトを作成

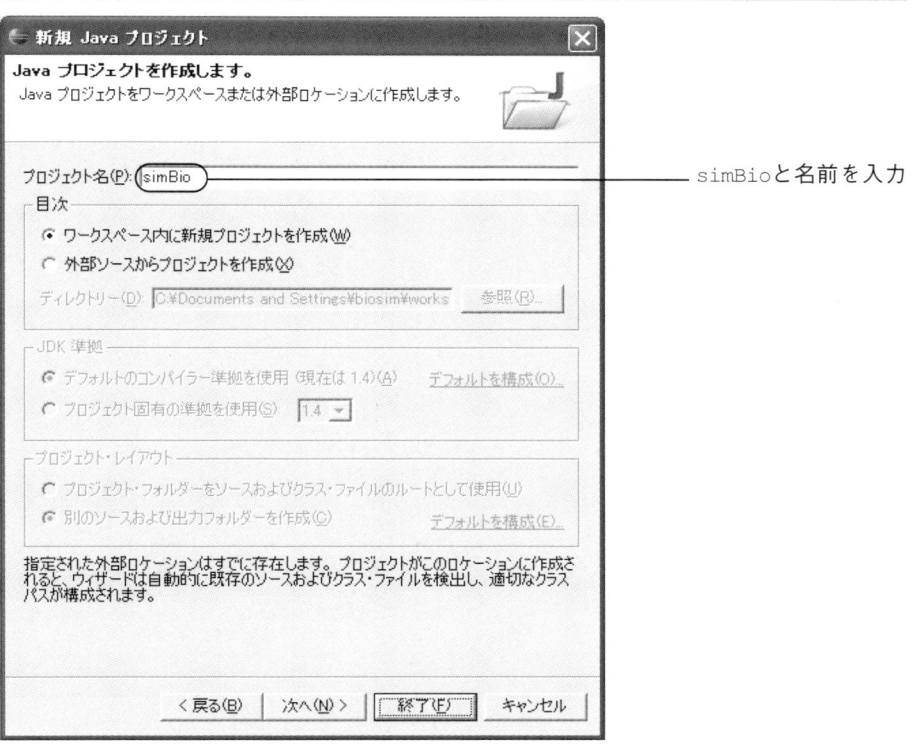

simBioと名前を入力

> **ここは要注意**
> ## 展開するフォルダを確認
> Eclipseが展開されたsimBioプロジェクトを認識しないときはフォルダを確認してください。初期設定ではEclipseのワークスペースフォルダはC:¥Documents and Settings¥ユーザー名¥workspaceです。C:¥Documents and Settings¥ユーザー名¥workspace¥simBio¥.projectとなるように展開してください。

I－2－(3) Javaパースペクティブでsimbioの確認

取り込みが終わったら、[ウィンドウ] → [パースペクティブを開く] → [その他] を選択し、ダイアログで [Java] を選択し、[OK] をクリックします。

“Eclipse 3.1へようこそ”の画面が現れているときは、右上の後ろ向きの矢印をクリックして、[ワークベンチ] にジャンプしてください。

パッケージ・エクスプローラービューにsimBioプロジェクトが表示されます。これでEclipseにsimBioがプロジェクトとして設定されました(**図1-2-11**)。

図1-2-11　simBioプロジェクト

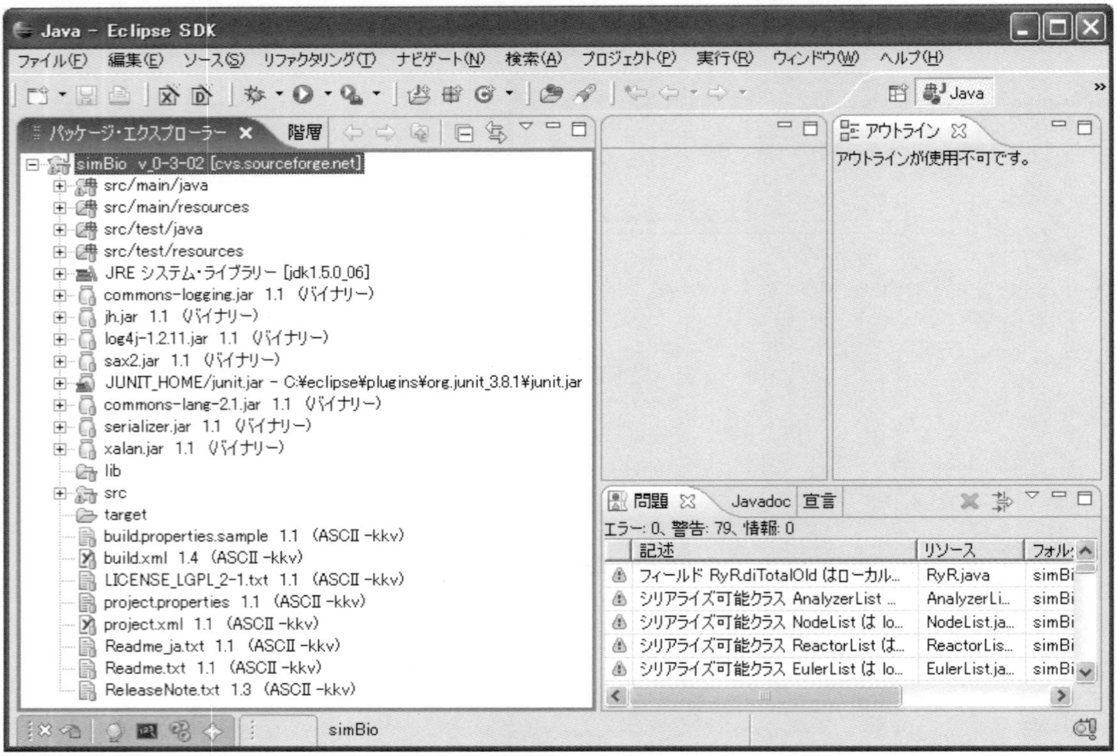

> **こうすれば便利**
> Eclipseの使い方は [ヘルプ] メニューからガイドを参照できます。ドラッグ＆ドロップすると、ビューをいろいろな場所に配置できます。

エラーについて

パッケージ・エクスプローラービューのプロジェクトに赤い×印がついている場合はエラーが生じています。[ウィンドウ] → [ビューの表示] → [問題] をクリックして問題ビューでエラー内容を確認してください。

ライブラリー

エラーが多数発生しているときは、必要なライブラリを認識できているか確認してください。simBioプロジェクトを選択し、マウスの右クリックでメニューを開き、[プロパティー] → [Javaのビルド・パス] → [ライブラリー] タブを選択します。表示される各ライブラリ(jarファイル群)をいったん削除してから[JARの追加]を選択して、libフォルダに含まれている各ライブラリをすべて選択しなおしてください(図1-2-12)。黄色い！印は警告です。問題ビューを表示させて内容を確認してください。"simBio-0.3.02.src.zip" の場合79項目程度警告を知らせてきますが、動作に支障はありません。

図1-2-12 ビルド・パスにライブラリ(jarファイル)を設定

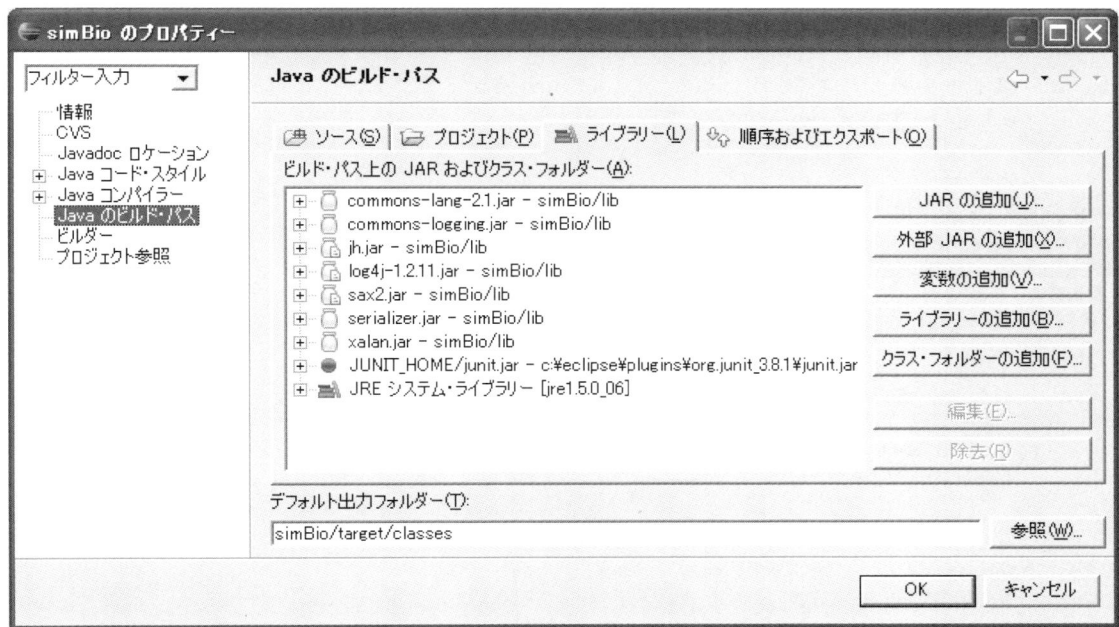

I－3 Eclipseプラグインのインストール

Eclipseのパッケージ・エクスプローラービューで、マウスの右クリックメニューからモデルの実行、XMLファイルの生成を行うためのプラグインを更新サイトからインストールします。Eclipse 3.1.2での手順は次のとおりです。

1. Eclipseのメニューから［ヘルプ］→［ソフトウェア更新］→［検索とインストール］を選択します。
2. ［インストールする新規フィーチャーを検索］をチェックし、［次へ］をクリックします。
3. ［新規リモート・サイト］をクリックします。
4. 新規更新サイトダイアログの［名前:］欄にsimBio等好きな名前を、［URL:］欄にアドレスhttp://www.sim-bio.org/eclipse/update/を入力し、［OK］をクリックします（**図1-3-1**）。

図1-3-1　simBio用eclipseプラグイン更新サイト

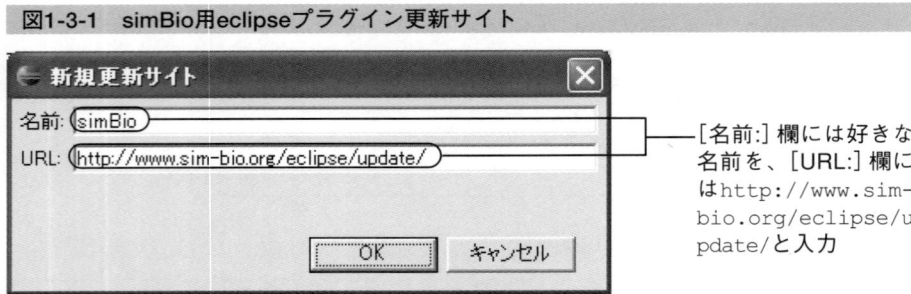

［名前:］欄には好きな名前を、［URL:］欄にはhttp://www.sim-bio.org/eclipse/update/と入力

5. インストールダイアログが現れるので、［simBio］をチェックし、［次へ］をクリックします（**図1-3-2**）。

図1-3-2　インストールダイアログ

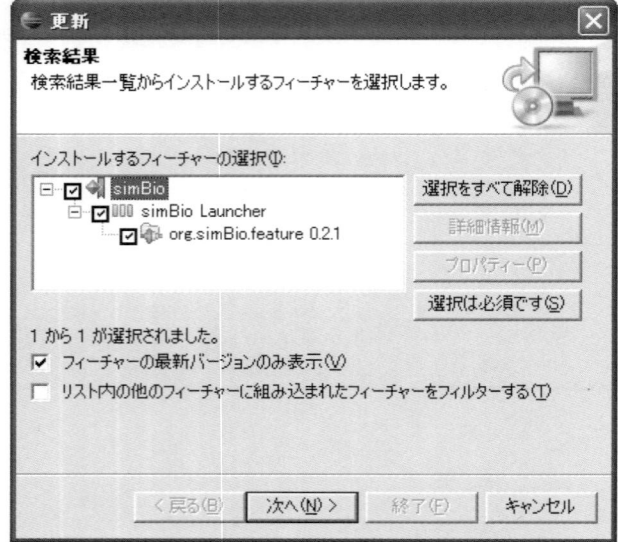

6. ［使用条件の条項に同意します］をチェックし、［次へ］をクリックします。

7.［終了］をクリックします。
8.検査ダイアログが出現しますが、［すべてインストール］をクリックします（図1-3-3）。

図1-3-3 検査ダイアログ

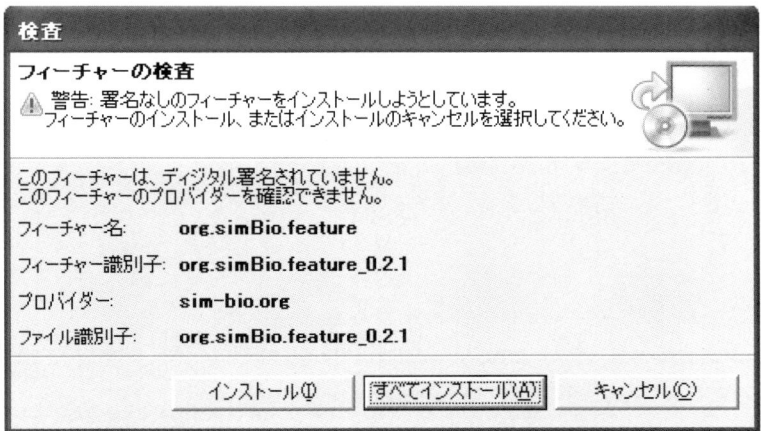

9.インストール/更新ダイアログが出現するので、［はい］もしくは［変更を適用］をクリックします。

 「UpdateSite」に接続できないときは

ファイヤーウォールの設定によっては、そのままでは「UpdateSite」に接続できない環境もあります。［ウィンドウ］→［設定］→［インストール/更新］を開き、プロキシー設定欄の［HTTPプロキシー接続を使用可能にする］にチェックを入れ、ご自分のネットワーク環境に合わせてアドレスとポートを設定してください。接続できないときは、次のzipパックを用いたインストールを行ってください。

● I－3－(1) zipパックからインストール

Eclipseから更新サイトに接続できないときは、WebブラウザからSourceForgeのsimBioダウンロードページにアクセスし、simBio.Eclipse.Plug-in-0.2.1.bin.zipをダウンロードして、Eclipseフォルダ(c:¥eclipse)に展開してください。次の2つのフォルダが作成されファイルが展開されます。
- C:¥eclipse¥features¥org.simBio.feature_0.2.1
- C:¥eclipse¥plugins¥org.simBio.eclipse_0.2.1

Ⅱ. モデルの実行

この章で行うこと…
- ●GUIからパラメータを変えてみる（Ⅱ-1）
- ●XMLからパラメータを変更する（Ⅱ-2）
- ●XMLを修正し、機能を追加・削除する（Ⅱ-3）
- ●グラフ表示を変えてみる（Ⅱ-4）

Ⅱ-1　GUIからパラメータを変えてみる

ここでは、simBioのGUIを使ってKyotoモデル（matsuoka_et_al_2003モデル）を実行し、各パラメータを変更する方法について説明します。

● Ⅱ-1-（1）GUIで実行

モデルを実行するには、Eclipseのパッケージ・エクスプローラービュー上で、simBioプロジェクトにある**src/xml/matsuoka_et_al_2003/model.xml**[1]を選択し、右クリックします。そして、ポップアップしたメニューの［simBio］→［Run on GUI］をクリックします（図2-1-1）。

[1] src/xml/matsuoka_et_al_2003/model.xml
以降、Eclipseのプロジェクトのファイルやフォルダを指定するときは、階層を「/」で区切って示します。

図2-1-1　GUIの実行

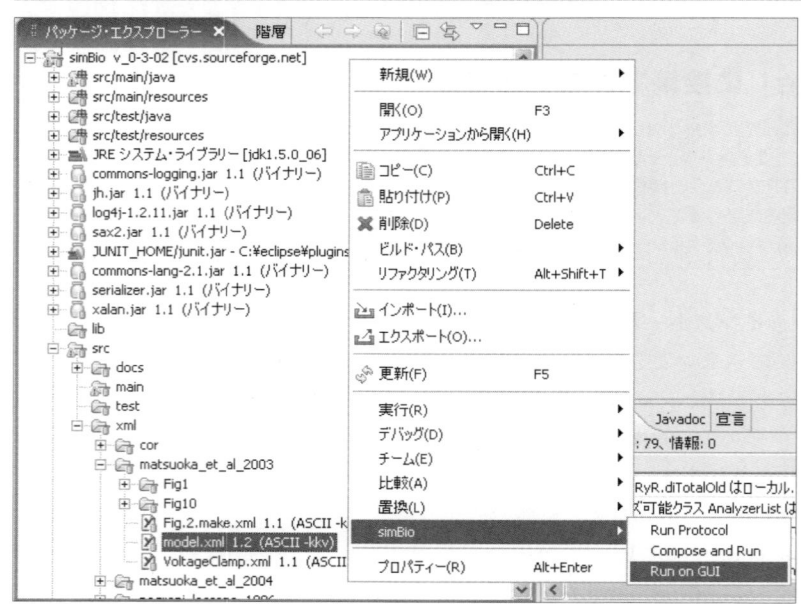

simBioの**GUI**[2]が起動し、モデルが読み込まれます。メニューの［Model］→［Start］をクリックすると、matsuoka_et_al_2003モデルがsimBio上で実行され、図2-1-2のような曲線が描かれます。

[2] GUI
グラフィカル・ユーザー・インターフェイス（Graphical User Interface）の略。情報の表示にグラフィックを多用し、基礎的な操作をマウスなどによって行うことができるユーザインターフェースのこと。

図2-1-2 matsuoka_et_al_2003モデルのシミュレーション結果

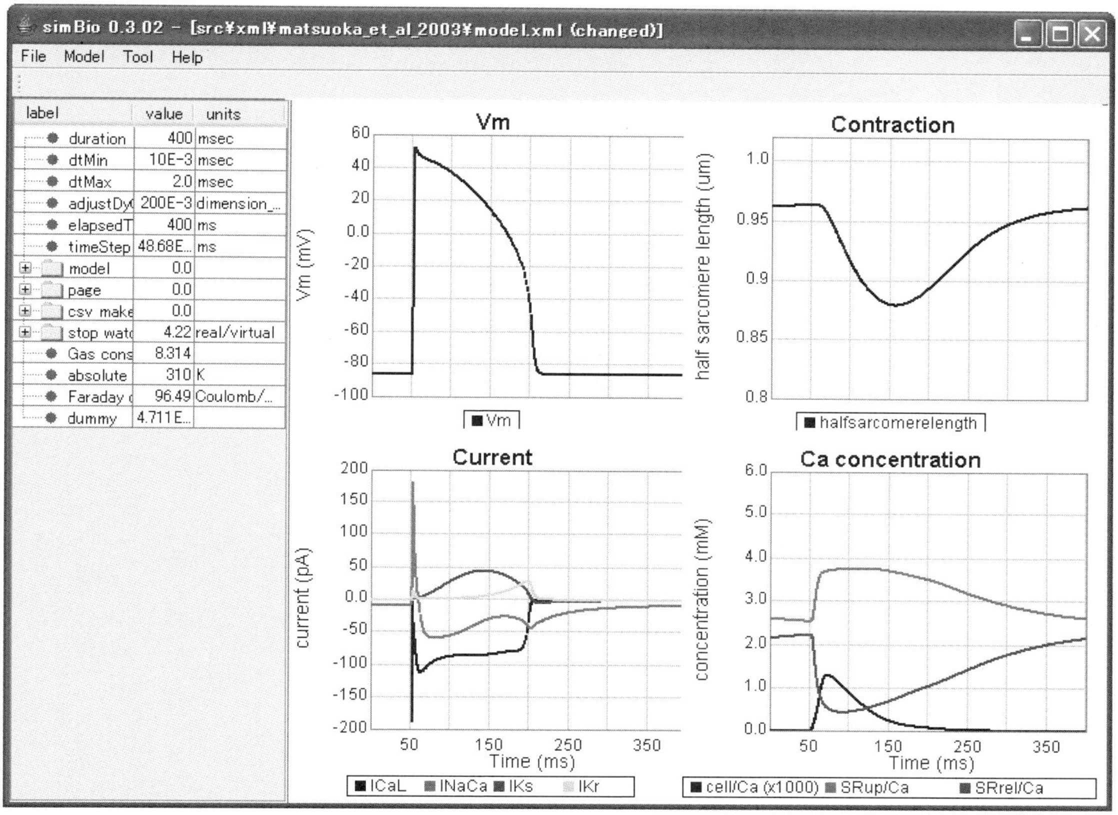

● ● II-1-(2) GUIの画面構成

　GUIの左にはパラメータ・ツリー・テーブルが、右には心筋細胞の活動を示すグラフが表示されます。

　グラフの横軸は時間(ms)であり、左上のグラフには活動電位を、左下にはL型Ca電流(ICaL)、Na/Ca交換電流(INaCa)、遅延整流K電流の速い成分(IKs)と遅い成分(IKr)を、右下には細胞質Ca濃度(cell/Ca)、筋小胞体Ca取り込み部位のCa濃度(SRup/Ca)、Ca放出部位のCa濃度(SRrel/Ca)を、右上には半筋節長(halfsarcomerelength)を示しています。

ポップアップメニューに [simBio] が出てこなければ

simBioプラグインがインストールされていないとポップアップメニューに [simBio] は出てきません。そのときは、simBioプロジェクトのsrc/main/javaフォルダにあるorg.simBioパッケージのRunGUI.javaを選択し、Eclipseのメニュー、[実行] → [構成および実行] をクリックします。構成および実行ダイアログで [新規] をクリックし、[引数] タブの [プログラム引数] にsrc¥xml¥matsuoka_et_al_2003¥model.xmlと入力、[実行] をクリックするとGUIが起動し、モデルを読み込みます。

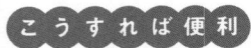 一度実行すると起動構成を保存しますので、2回目からはクールバーから実行できます（図2-1-3）。もしくはメニューの［実行］から［前回の起動を実行］できます（図2-1-4）。

図2-1-3　クールバーから前回の構成で起動

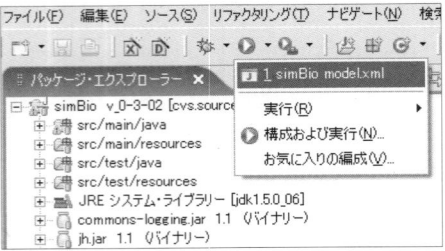

図2-1-4　メニューから前回の起動を実行

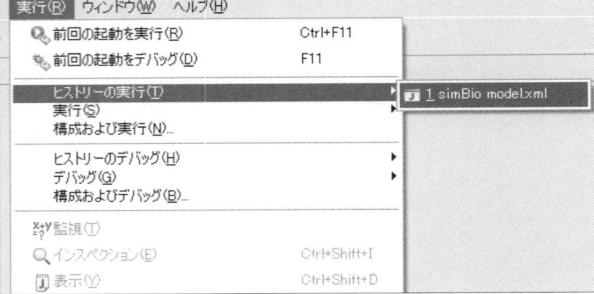

 ### simBio GUIの設定情報

GUIの位置や大きさなどはWindowsの場合、C:¥Documents and Settings¥ユーザ名¥Application Data¥simBioに保存されています。設定をリセットするときは、このフォルダ内にあるファイルを削除します。

 ### グラフが表示されないときは

ノートパソコンなどの場合、モデルを読み込んだときGUI画面いっぱいにパラメータ・ツリー・テーブルが広がって、グラフが見えないことがあります。そのまま［Start］するとエラーが起きて、以後反応しなくなってしまいます。そんなときは、［Start］する前に、テーブルの右端をドラッグして左によせて、グラフ領域を表示させてください。もしくは、GUIをいったん終了し、Eclipseのメニューから［実行］→［構成および実行］をクリックします。構成および実行ダイアログで［引数］タブの［プログラム引数］に記述されているsrc¥xml¥matsuoka_et_al_2003¥model.xmlを削除し、［実行］をクリックします。GUIが起動するので、［File］→［Open］をクリックし、src¥xml¥matsuoka_et_al_2003¥model.xmlを開いてください。それでもグラフ領域が表示されない場合、上記の設定ファイルを削除します。

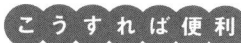 初期状態では、ツールバーは空欄になっています。[Tool] → [Option] から編集してください。詳しくは、[Help] から、[GUI] → [Menu] → [Tool] → [Option ... Show toolbar maintainance dialog] を参照してください（図2-1-5）。

図2-1-5　Helpで見るツールバーの編集方法

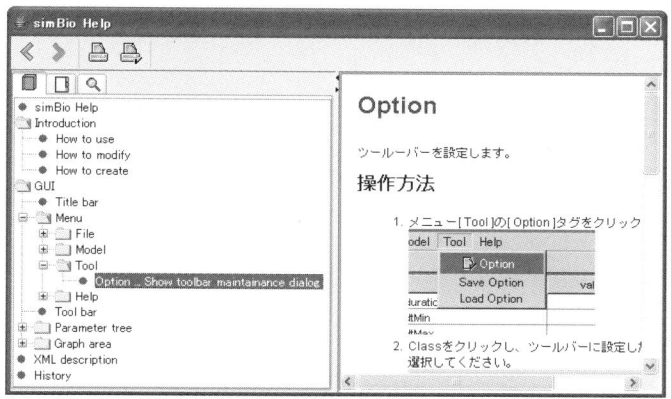

●●● II-1-(3)　心室筋細胞

　心臓は全身に血液を送るポンプの役割を果たします。すなわち、心室筋細胞の機能は収縮することであると言えます。ペースメーカ細胞を起源とする活動電位が心臓全体に広がって収縮を引き起こします。

　図2-1-6のような筋細胞が心室を構成します。図では左下から伸びてきているガラス電極から刺激を与え、細胞を興奮させ、収縮させています。

図2-1-6　単離心室筋細胞

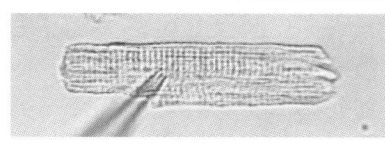

　心筋細胞が収縮するとき、図2-1-7に示す要素が相互作用します。

　細胞の内外ではイオン濃度差が存在するため、静止時の細胞膜電位は-90 mV程度に保たれています。この状態を分極していると表現します。細胞内電位が浅くなる方向に変化することを脱分極と言い、脱分極した電位が元の電位に戻ることを再分極と言います。

　細胞膜上にはイオンを受動的に通過させるチャネル、エネルギーを用いて積極的に能動輸送を行うポンプやトランスポータが存在し、イオンを選択的に通過させます。電荷をもつイオンの移動は、電流を発生させ、膜電位やイオン濃度に影

図2-1-7 心筋細胞の模式図

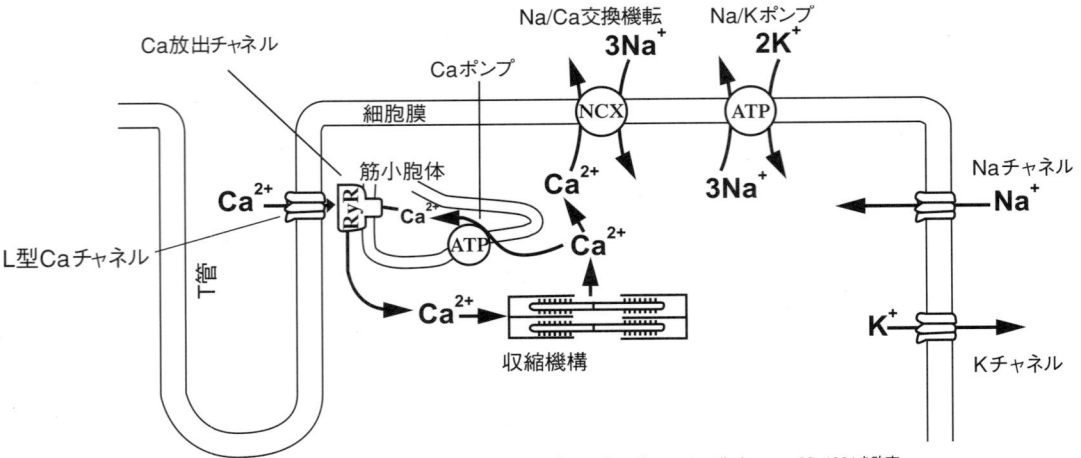

Dr. D.M. Bers: Excitation-contraction coupling and cardiac contractile force, p. 38, 1991を改変

響を及ぼします。また、チャネルには電位やイオン濃度に依存する開閉機構があり、イオンの透過性が変化します。

イオンが細胞膜を通過することによって膜電位が一過性に脱分極し、再分極する電位変化が活動電位です。その形状は細胞の種類によって異なります。matsuoka_et_al_2003モデルでは、50 msの時点で刺激電流を与えており、Na^+チャネルが開いて脱分極します。次いでK^+チャネルが開いて再分極し、活動電位が形成されます。

細胞膜が脱分極するとT管に存在するL型Ca^{2+}チャネルが開いてCa^{2+}が細胞内に流入します。L型Ca^{2+}チャネルから流入したCa^{2+}はその近傍に存在する筋小胞体のCa^{2+}放出チャネルを開いて、筋小胞体からCa^{2+}を放出させます。そして、細胞質のCa^{2+}濃度($[Ca^{2+}]_i$)が一気に上昇します。放出されたCa^{2+}は収縮機構を形成するトロポニンに作用し、収縮を引き起こします。細胞内のCa^{2+}はCa^{2+}ポンプによって筋小胞体に再び蓄えられると同時に、細胞膜のNa^+/Ca^{2+}交換機転によって細胞外に排出され、恒常性を保っています。この$[Ca^{2+}]_i$の一過性上昇をCa^{2+}トランジェントと呼びます。

●●●● II-1-(3) パラメータを変更する

どのような刺激が与えられているか確認するには、画面左のパラメータ・ツリー・テーブルの**model/current clamp**[※3]を開きます。

model/current clamp/amplitudeにあるように、-4,000 pAの刺激を400 ms(interval)毎に、50 ms(onset)から52 ms(offset)の間与えています。ここで、例えば「-4.0E3」

※3 model/current clamp
以後、パラメータを指定する場合も、「/」で区切って表記します。

> **こうすれば便利**
> テーブルの横幅はテーブルとグラフの仕切りを、テーブルの列幅は[label]、[value]、[units]と表示されている列の仕切りをマウスでドラッグして適宜変更できます。

図2-1-8 パラメータの変更

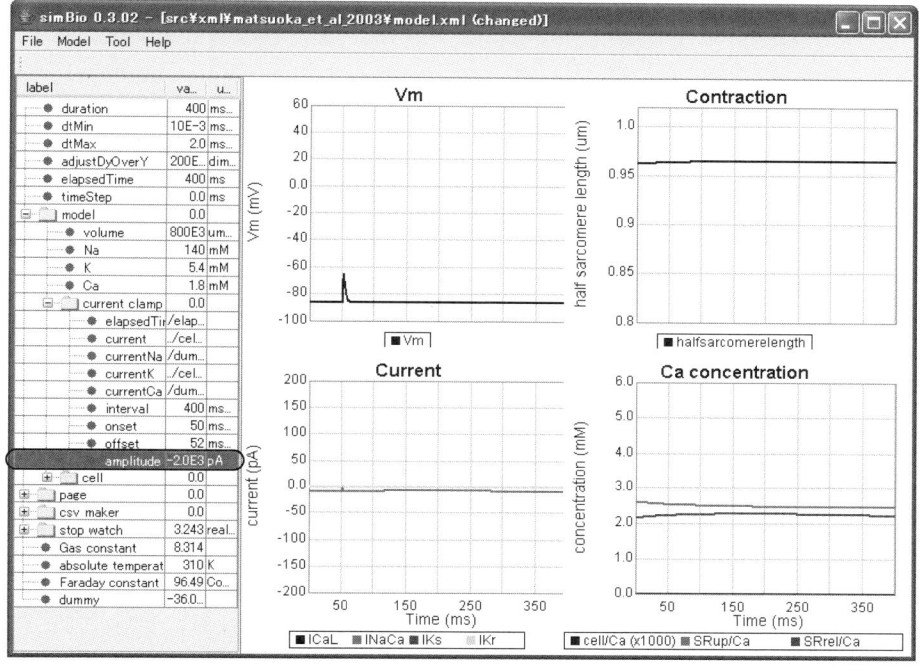

（3桁毎の指数形式で表されます）と表示されている欄をクリックし-4000を-2000に変更してEnterキーを押すと、刺激の大きさを-2,000 pAに変更できます。

この状態で［Start］すると、50 msのところに小さな上向きの短い振れが観測されるだけで、活動電位は発生しません（図2-1-8）。

さらに、グラフの表示形式を変更して、活動電位が発生する閾値[※4]を確認します。まず［File］メニューから［Reload］を選択し、初期状態のsrc/xml/matsuoka_et_al_2003/model.xmlを再度読み込みます。パラメータpage/maxの値を変更するため、400と表示されている欄をクリックし、4000と入力してEnterキーを押します。一番上にあるdurationパラメータで設定される計算時間を4000に変更して［Start］をクリックすると、活動電位が10回連続発生している様子を観測できます（図2-1-9）。

400に設定されているmodel/current clamp/intervalを800にすれば刺激間隔が長くなります。200にすれば間隔が短くなり、収縮・弛緩が間に合わなくなります。onsetとoffsetはタイミングで、刺激電流は刺激周期の50 msにオン、52 msにオフになります。

ここでamplitudeを-2400に変更して［Start］をクリックすると、図2-1-10に示すように、いわゆるall or none、刺激が閾値を超えると活動電位が発生するが、超えなければ発生しないという現象を観測できます。

次いでamplitudeを-4000に戻して［Start］をクリックすると、右上グラフで収縮が徐々に大きくなる陽性階段現象を観測できます（図2-1-11）。

※4 閾値
活動電位が発生する最小の値を言います。

図2-1-9　活動電位が10回連続で発生

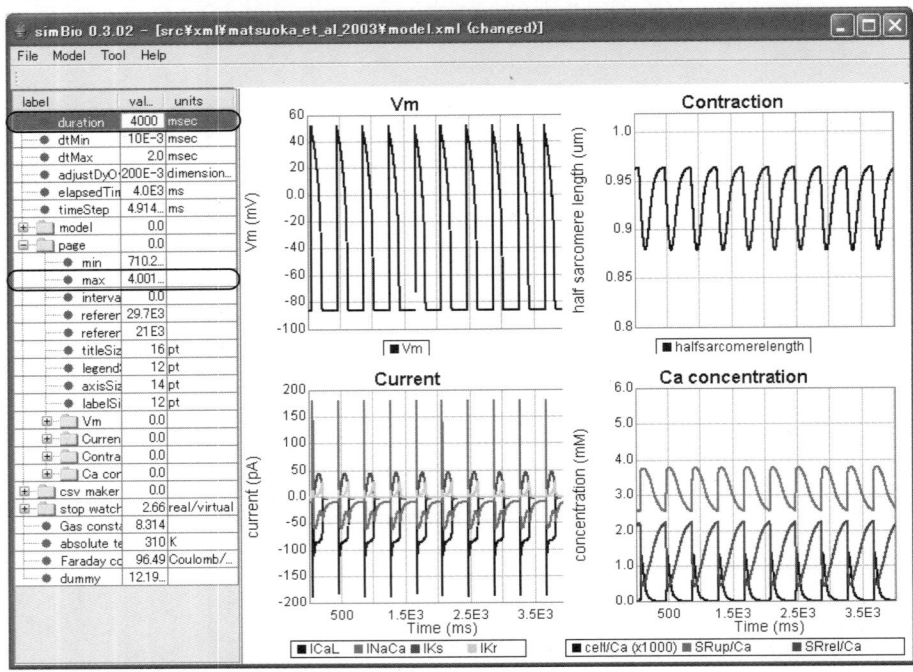

図2-1-10　All or None

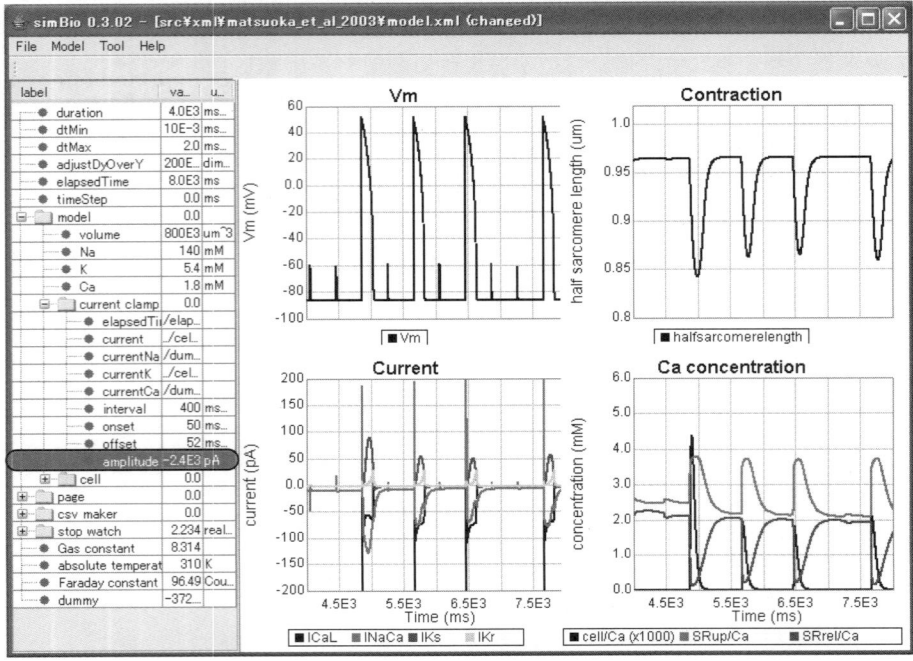

図2-1-11　陽性階段現象

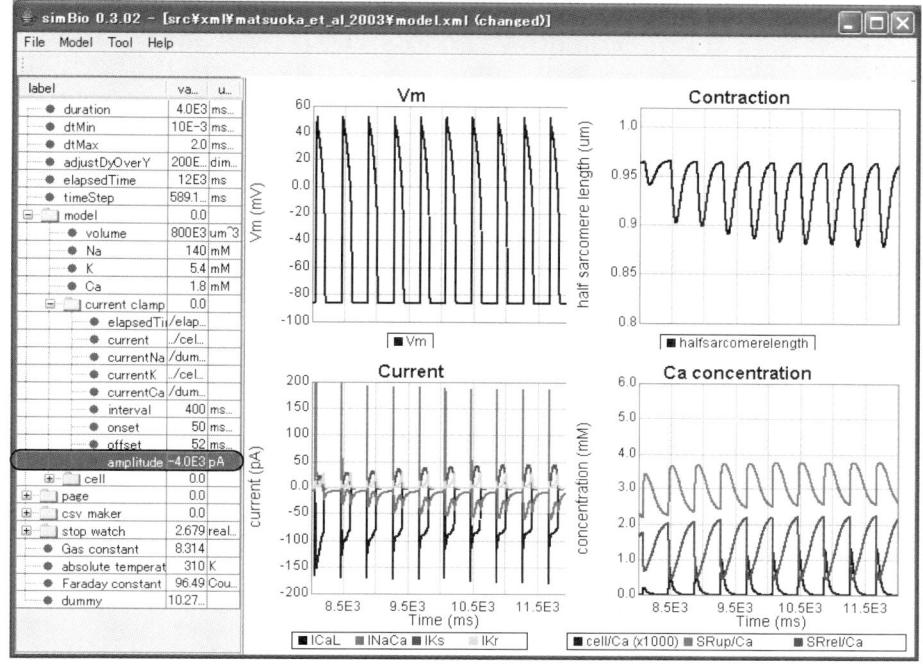

●●●● Ⅱ-1-（4）　モデル構造：機能要素と変数

　simBioでは、機能要素(Reactor)と変数(Node)を組み合わせて数理モデルを表現します。

　機能要素(Reactor)とは、生物学的に他と区分できる単一機能を意味し、様々な変数と数式で表現されます。そして複数の機能要素を組み合わせて、より複雑な機能要素を構成します。変数(Node)は様々な機能要素から参照されます。

　matsuoka_et_al_2003モデルを構成している機能要素と変数は、パラメータ・ツリー・テーブルのmodel以下を開くと確認できます。modelには変数として細胞外液の体積(volume)とイオン濃度(Na、K、Ca)、機能要素として刺激電極(current clamp)と細胞(cell)が記載されています。

　そして、細胞を開くと、変数(volume、membrane capacitance、Vm、Na、K、Ca、CaTotal、ATP)と機能要素(ATP産生系、Ca結合蛋白、筋収縮モデル、Negroni＆Lascanoモデル(1996)、18種類の細胞膜電流系、筋小胞体、筋小胞体上の

計算結果の保存

他のモデルを開くときやGUIを終了するとき、計算結果をXMLファイルに書き込むか訊ねるダイアログが出現します。元のXMLファイルをそのまま残しておきたいときは［いいえ］を選択してください。計算結果やパラメータ変更結果を保存したいときはメニューの［File］→［Save As］を使って、別の名前で保存してください。

4種類の電流系）で細胞が構成されていることがわかります。

　ここに設定されている数値を変更することで、様々な条件をモデルに設定できます。例えば、細胞外液を変えてみましょう。model/Kは細胞外液のカリウムイオン濃度を表しています。5.4 mMを2.7 mMに変えると、下図のように静止膜電位が−100 mVよりも過分極します（図2-1-12）。逆に10 mMにしたときはどうなるでしょうか。電流の大きさなど、変化を見てください。

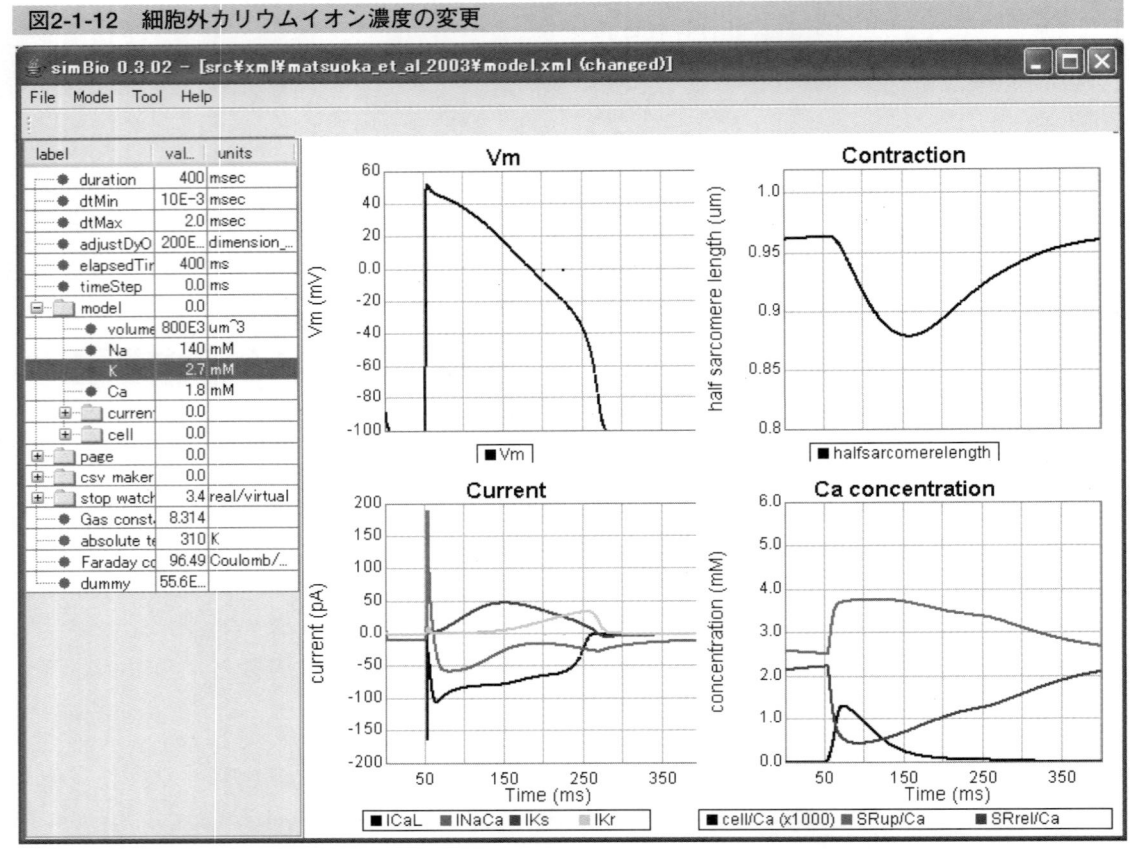

図2-1-12　細胞外カリウムイオン濃度の変更

　同様に、細胞外のNaやCaも変更できます。さらにほかの部分も自分で変えてみて、実験で知られている現象が再現できるかどうか試してみましょう。

　GUIの［File］→［open］でsrc/xml/sarai_et_al_2003/model.xmlを選択し、［開く］をクリックするとペースメーカ細胞モデルが読み込まれます。［Start］で実行すると周期的な自発活動電位が見られます（図2-1-13）。細胞外液のカリウム濃度であるmodel/Kを変えて、ペースメーカ細胞の活動を観察しましょう。

図2-1-13 ペースメーカ細胞モデル

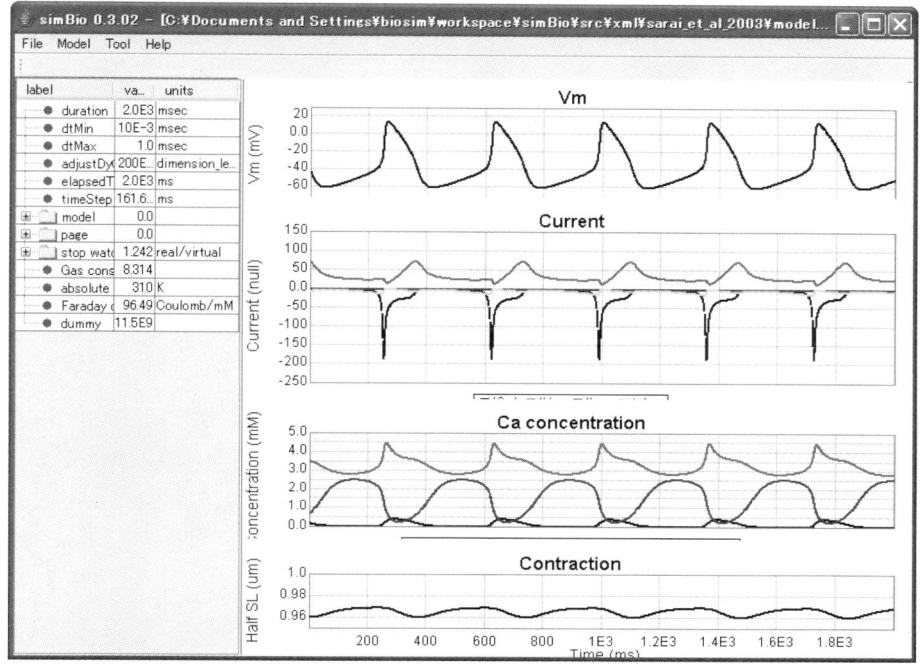

Ⅱ－2　XMLからパラメータを変更する

simBioでは機能要素の計算式をJava形式で記述し、変数の初期値とモデル構造をXML形式で記述します。この節では、XMLファイルを編集してパラメータを変更する方法を説明します。

● Ⅱ－2－(1)　XMLとは

XMLとは、データをテキスト形式で表現する方法の1つで、ウェブページの記述をはじめ、プログラム間でデータをやり取りする手法として広く用いられています。matsuoka_et_al_2003/model.xmlのXMLは、次のような構造をしています（図2-2-1）。

図2-2-1　model.xmlの基本構造

```
<?xml version="1.0" encoding="UTF-8"?>
<!-- Comments are enclosed like this. -->
<conductor name="simulation">
  <parameter name="elapsedTime" initial_value="0.0" units="ms"
    className="org.simBio.core.Parameter" />
</conductor>
```

まず、1行目は、このテキストファイルがXMLバージョン1.0形式であることと、エンコードがUTF-8であることを示しています。2行目は「コメント」で<!-- と --> の間にはコメントを記述できます。

このXML文書は、次のようなデータを表現しています（図2-2-2）。

図2-2-2　XML文書は木構造データを表す

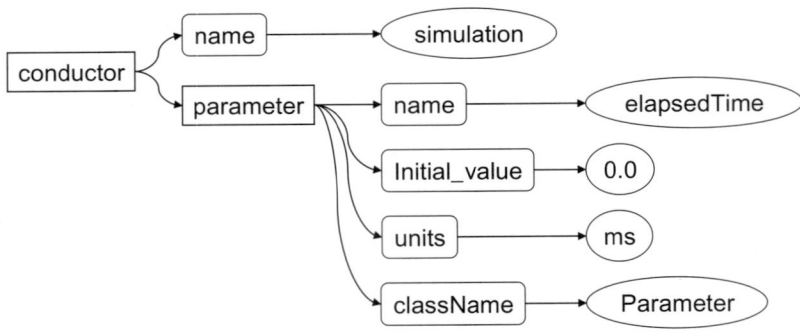

　XML文書の基本となる情報単位を「要素」と呼び、3行目から6行目が子要素を持つconductor要素であり、4行目から5行目は子要素を持たないparameter要素です。

　XMLでは入れ子形式でデータを記述していきます。＜ と ＞で囲まれた文字列が開始タグで、要素の名前をとってconductorタグなどと呼ばれます。＜／ と ＞で囲まれた文字列は終了タグで、その間に子要素を記述していきます。従って、3行目の開始タグと6行目の終了タグの間にあるparameter要素は、conductorの子要素となります。

　開始タグの次に記述されているnameは「属性」と呼ばれ、より詳細な情報を提供し、続けて記述されているsimulationが「属性値」です。プログラムに対して、conductor要素のname属性の属性値はsimulationであると設定しています。属性と属性値の間は＝で繋げ、属性値は " で囲みます。

　子要素を持たない空要素は＜ と /＞で囲まれます。4行目から5行目のparameterタグは子要素を持っていません。name属性の属性値に「elapsedTime」、initial_value属性の属性値に「0.0」、units属性の属性値に「ms」、className属性の属性値に「org.simBio.core.Parameter」が設定されています。

　このように、ある要素に対して複数の子要素を接続するデータ構造を木構造と言い、親を持たない要素をその木構造のルートと言います。XML文書は木構造データをテキストで表現し、プログラムはテキストを木構造データとして解釈します[※5]。

※5　XML用語
詳しくは「XML用語辞典」（http://www.atmarkit.co.jp/fxml/dictionary/indexpage/xmlindex.html）などを参照してください。

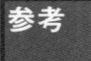 **インスタンスとは**

コンピュータのメモリ上におけるプログラムの構造。全てのプログラムは処理に要する領域をコンピュータのメモリ上に確保します。Javaではクラスを雛形にしてその処理に必要なメモリ領域を確保します。確保された処理領域の構造を人間にわかりやすい形で示すものがインスタンス図です。

● ● Ⅱ－2－（2） simBioによるXMLの解釈

さきほど述べたように、simBioでは数理モデルの計算式をJavaで記述し、それらの組み合わせ方と初期値をXMLに記述します。

図2-2-1のXML文書は、図2-2-3に示すインスタンスに変換されます。

図2-2-3　simBioが作成するインスタンス

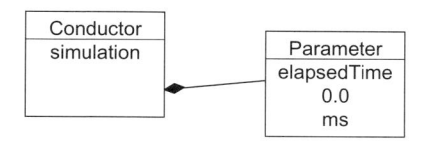

```
┌──────────┐         ┌──────────┐
│ Conductor│◆───────│ Parameter│
│ simulation│         │ elapsedTime│
│          │         │    0.0   │
└──────────┘         │    ms    │
                     └──────────┘
```

　simBioは上に記したname、initial_value、units、それにclassName属性を認識します。simBioでは1つのJavaクラスに1つの機能要素を記述し、className属性値に完全修飾クラス名[※6]を記述することで、XMLタグとクラスを関連付けます。

　従って、simBioはXML文書の1要素に対して、それに関連付けられたクラスのインスタンスを1つ作成し、XML文書に1:1対応する木構造インスタンスをメモリ上に作成します。simBioでは機能要素を表すクラスをReactor、変数をNodeと呼びますので、モデルXMLを読み込むと、ReactorとNodeのツリーができあがります。ファイルシステムに準えると、Reactorはフォルダに、Nodeはファイルに相当します。

　simBioはモデルの要素を名前で区別しますので、name属性は必ず設定します。また、XML文書で始めて登場したタグにはclassName属性を必ず設定しますが、2回目以降は省略可能です。さらに必要なものには初期値と単位を設定します。

> **参考　基本要素**
>
> conductor、parameter、variable、link、componentといったsimBioの基本要素は あらかじめクラスに関連付けられているのでclassName属性は不要です。

● Ⅱ－2－（3）　モデルXMLを変更する

　simBio GUIに表示されているモデルパラメータは、モデルXMLと1:1に対応していますので、XMLを直接編集してパラメータの値を変更できます。さらに、特定のイオンチャネルやトランスポータなどの機能を追加、削除するときもXMLを編集します。ここではペースメーカ細胞モデルを例に、Eclipseを使ったXMLの編集について説明します。

　XMLファイルを自由に編集するために、まず自分専用のJavaプロジェクトを作成し、次いでsimBioプロジェクトから元になるXMLをコピーして編集します。

①専用プロジェクトの作成

1．Ⅰ－2節ソースパックを用いた設定方法と同様Eclipseのメニューから［ファイル］→［新規］→［プロジェクト］をクリックします。
2．新規プロジェクトダイアログで［Javaプロジェクト］を選択し、［次へ］をクリ

※6　完全修飾クラス名
Javaではプログラムを「クラス」という単位で作成し、1つのファイルに1つのクラスを記述します。関連のあるクラスをまとめてパッケージという単位で管理し、実際にはフォルダが作成されます。パッケージとクラスはフォルダとファイルに対応しますが、パッケージの階層とクラス名は（ドット）で区切って記述します。違うパッケージに存在する同じ名前のクラスを区別するために完全なパッケージ名から開始したクラス名を完全修飾クラス名と呼びます。

ックします。

3. プロジェクト名ボックスに適当な名前を入れ（ここではtutorialと入力します）、［終了］をクリックすると、tutorialプロジェクトが作成されます。
4. simBioの機能を利用できるように設定するため、tutorialを右クリックして、［プロパティー］をクリックします。
5. ［Javaのビルド・パス］を選択し［プロジェクト］タブを開き［追加］をクリックします。
6. 必要なプロジェクトの選択ダイアログでsimBioにチェックを入れ、［OK］をクリックすると、ビルド・パスにsimBioプロジェクトが追加されます（図2-2-4）。
7. ［OK］をクリックして、simBioにビルド・パスを通します。

図2-2-4 ビルド・パス

② xmlの複製

1. tutorialプロジェクトのsrcフォルダを右クリックして［新規］→［フォルダー］をクリックし、［フォルダー名］にxmlと入力し、xmlフォルダを作成します。
2. simBioプロジェクトのsrc/xml/sarai_et_al_2003フォルダを、右クリックしてコピーします。
3. 作成したtutorial/src/xmlフォルダを右クリックして貼り付けを選択すると、sarai_et_al_2003フォルダが複製されます（図2-2-5）。

図2-2-5 tutorialプロジェクト

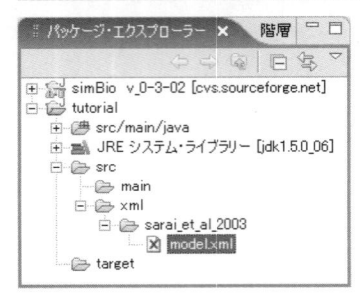

> **こうすれば便利**
>
> マウスを用いるよりも、キーボードショートカットを用いたほうが素早く編集できます。Windowsの場合、フォルダを選択した状態で、[Ctrl] キーと [C] キーを同時に押すと、コピーできます。貼り付けは [Ctrl] キーと [V] キーを同時に押します。

③ K濃度を変更する

tutorial/src/xml/sarai_et_al_2003/model.xmlをダブルクリックして開きます。細胞外液のK$^+$濃度はsimulation/model/K[※7]に設定されているので、5.4 mMから15.0 mMに変更します（図2-2-6）。

※7 simulation/model/K XMLbuddyはアウトラインビューで、タグと最初の属性値を表示します。simBioはモデルXMLの中で要素を指定するときname属性値を用いますので、以後は、name属性値を「/」で区切って要素を指定します。アウトラインビューでsimulation/model/Kをクリックすると、エディター上でも同じ箇所に移動します。

図2-2-6 XML上で外液K濃度を変更

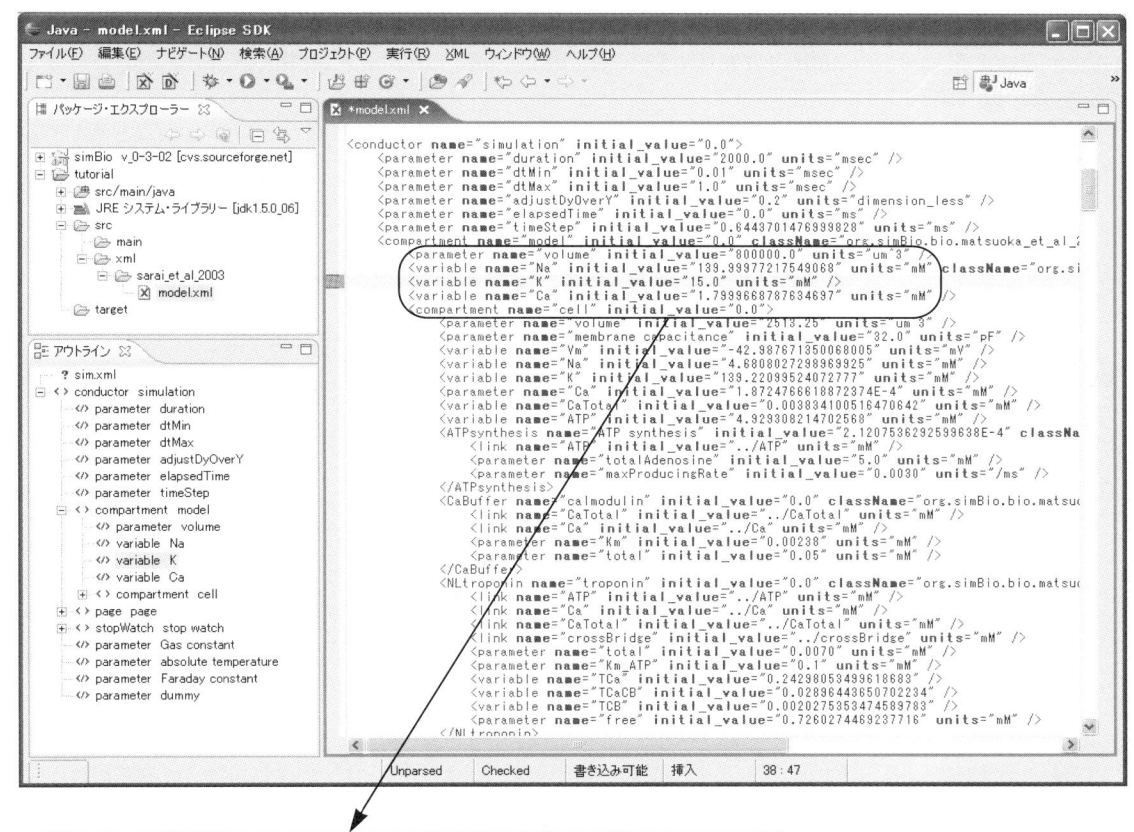

initial_valueの属性値を15.0に書き換える

メニューから［ファイル］→［保管］をクリックし、変更を保存します。

> **こうすれば便利**　Windowsの場合、[Ctrl]キーと[S]キーを同時に押すと、編集したファイルを保存できます。

　model.xmlを右クリックして、ポップアップメニューの［simBio］→［Run on GUI］をクリックしてGUIで開きます。
　パラメータの［model］を開くと、細胞外液のK濃度が5.4 mMから15.0 mMに変更されていることがわかります。この状態で実行すると、GUIでパラメータを変えたときと同様のシミュレーションを行えます（図2-2-7）。

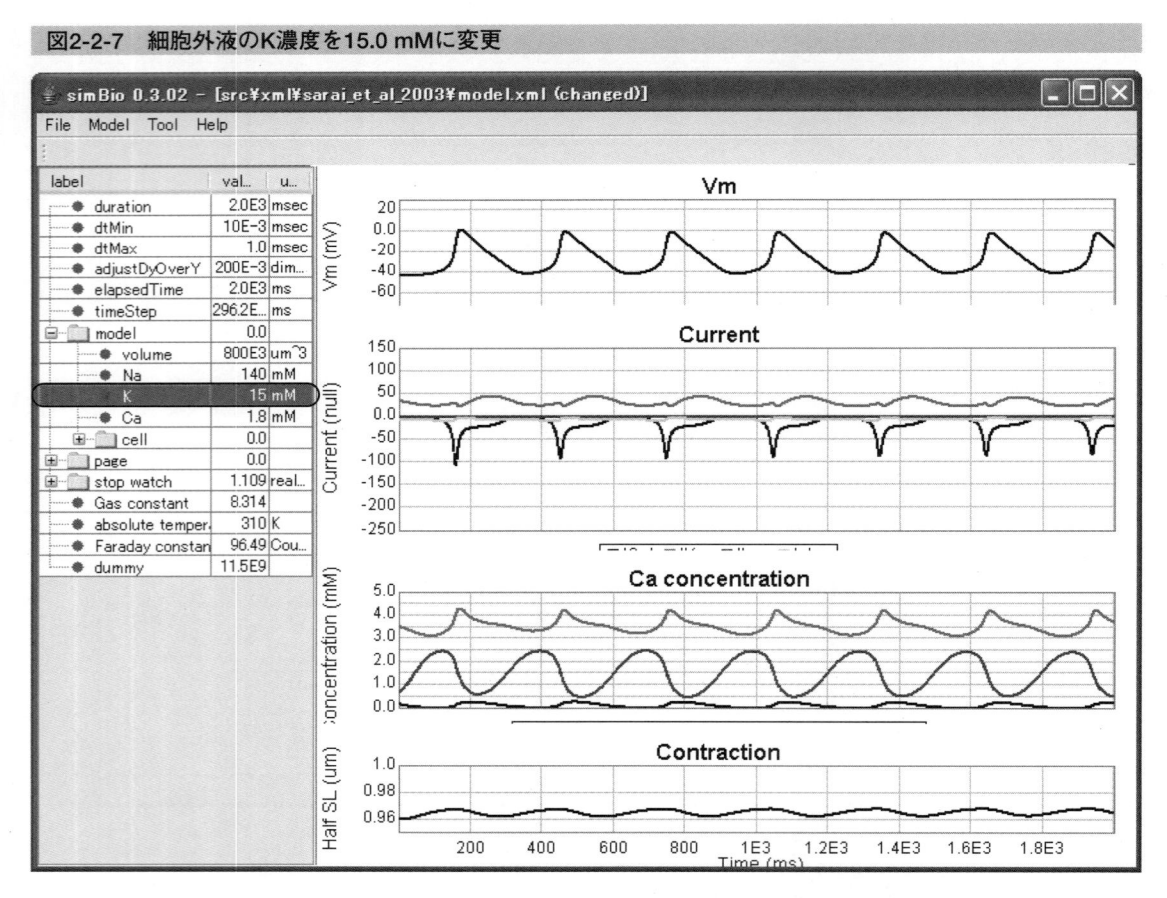

図2-2-7　細胞外液のK濃度を15.0 mMに変更

その結果、細胞外液中のK濃度が5.4 mMの場合（図2-2-8）と比較すると、15.0 mMの場合では静止膜電位が浅くなり、脱分極の度合いも小さくなっていることがわかります。

図2-2-8 変更前

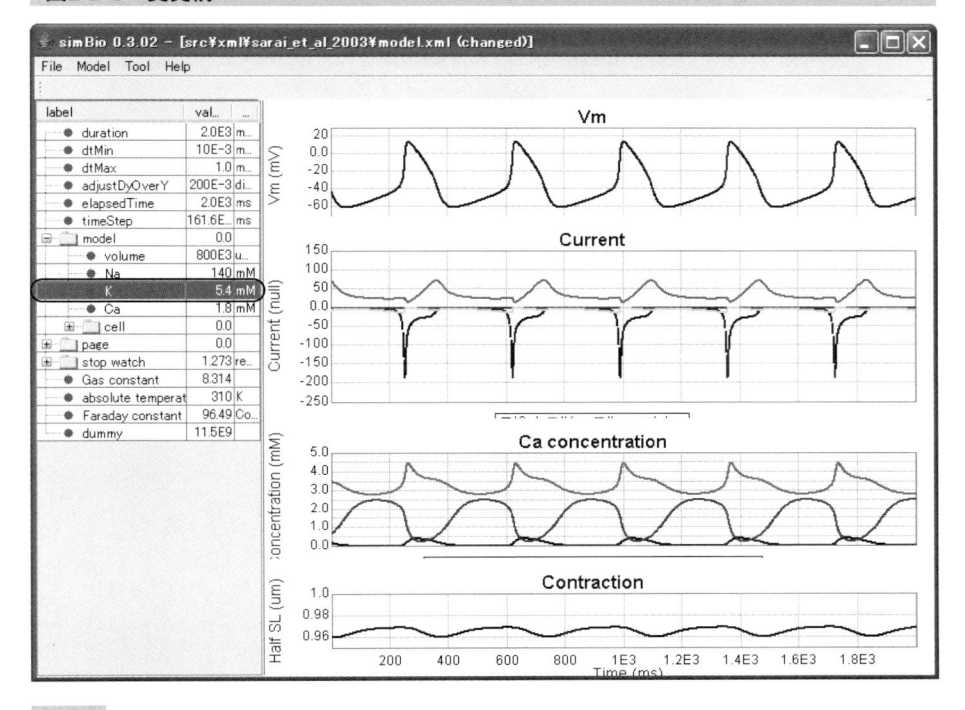

II−3 XMLを修正し、機能を追加・削除する

この節では、ペースメーカ細胞モデルを例に、機能要素の記述について説明します。

● II−3−(1) 機能要素

機能要素を編集する前にまず、さきほど編集したtutorial/src/xml/sarai_et_al_2003/model.xmlを初期状態に戻しておきます。右クリックして、ポップアップメニューから［置換］→［ローカル・ヒストリー］を選択します（図2-3-1）。

ローカル・ヒストリーから置換ダイアログで最も古いファイルを選択し、［置換］をクリックするとファイルが置き換えられます。これでsimBioプロジェクトからコピーした直後の状態に戻ります。

ファイルが置換されないときは

Eclipseの認識している状態とXMLbuddyが編集している状態の整合性がとれてない場合、エラーが発生することがあります。編集中のファイルを全て保存して閉じてからtutorialプロジェクトを右クリックし、［更新］を実行してEclipseに現在の状態を反映させてから［置換］を実行してみてください。それでもエラーが発生するときはEclipseを再起動してみます。

図2-3-1 ローカル・ヒストリーから置換

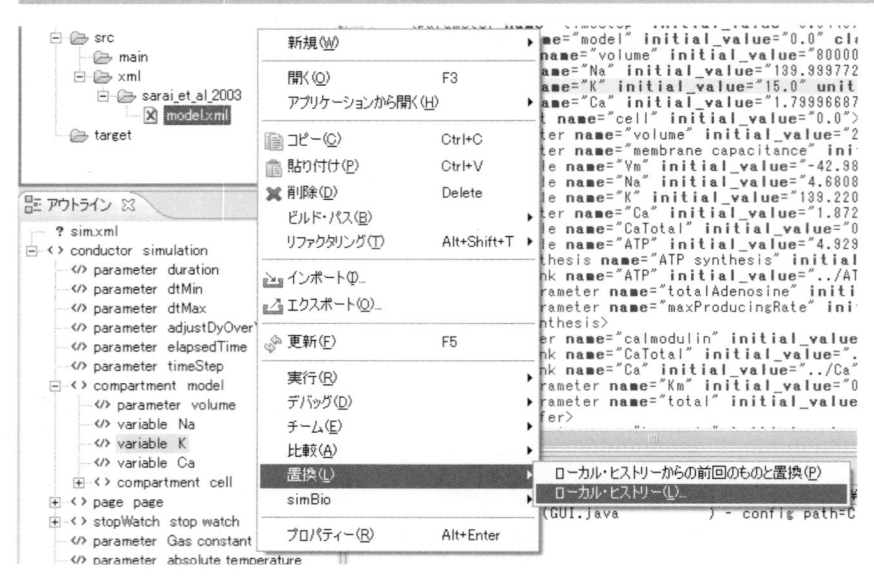

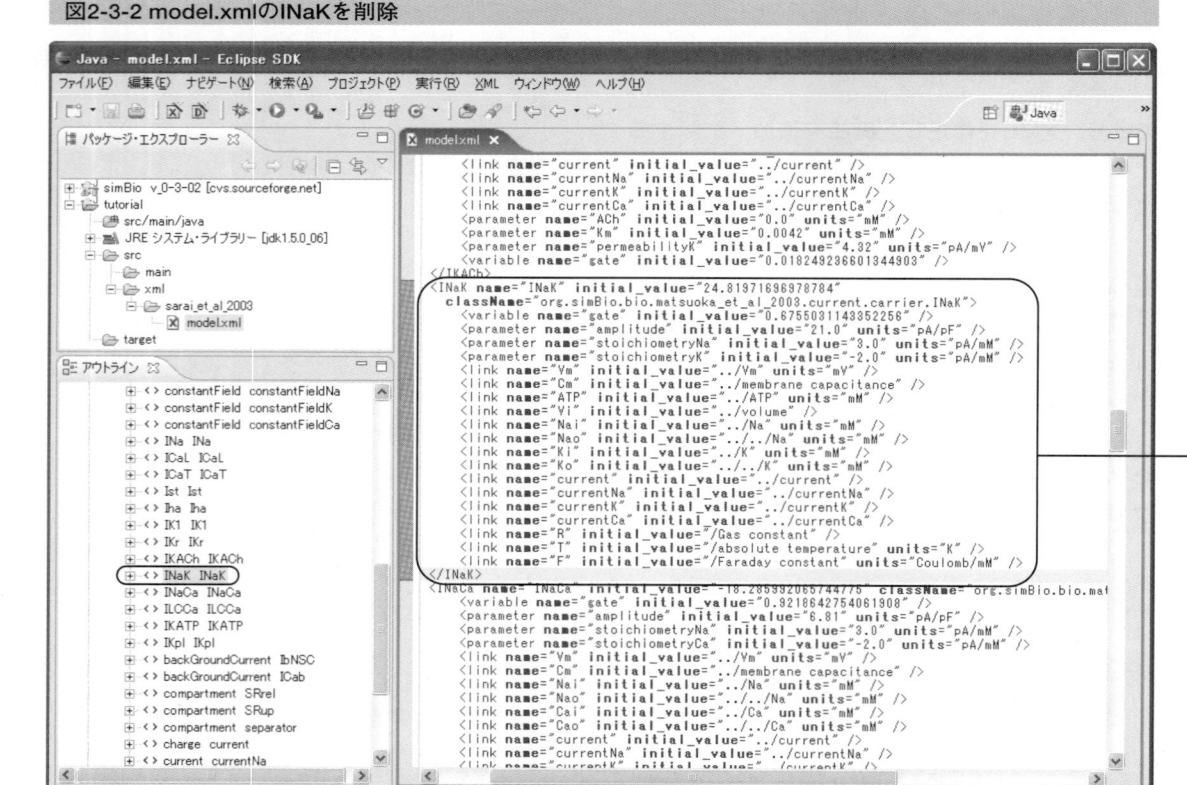

図2-3-2 model.xmlのINaKを削除

II-3 XMLを修正し、機能を追加・削除する

II. モデルの実行

図2-3-3 Na/Kポンプ削除後

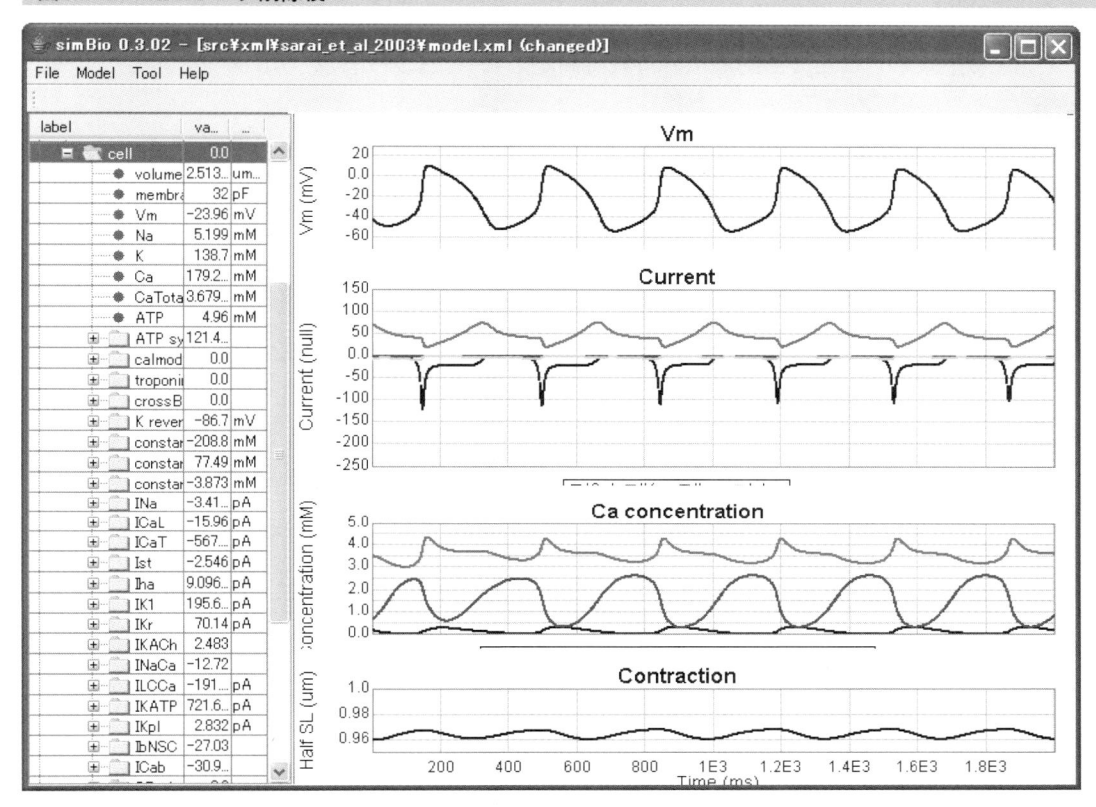

```xml
<INaK name="INaK" initial_value="24.81971696978784"
  className="org.simBio.bio.matsuoka_et_al_2003.current.carrier.INaK">
    <variable name="gate" initial_value="0.6755031143352256" />
    <parameter name="amplitude" initial_value="21.0" units="pA/pF" />
    <parameter name="stoichiometryNa" initial_value="3.0" units="pA/mM" />
    <parameter name="stoichiometryK" initial_value="-2.0" units="pA/mM" />
    <link name="Vm" initial_value="../Vm" units="mV" />
    <link name="Cm" initial_value="../membrane capacitance" />
    <link name="ATP" initial_value="../ATP" units="mM" />
    <link name="Vi" initial_value="../volume" />
    <link name="Nai" initial_value="../Na" units="mM" />
    <link name="Nao" initial_value="../../Na" units="mM" />
    <link name="Ki" initial_value="../K" units="mM" />
    <link name="Ko" initial_value="../../K" units="mM" />
    <link name="current" initial_value="../current" />
    <link name="currentNa" initial_value="../currentNa" />
    <link name="currentK" initial_value="../currentK" />
    <link name="currentCa" initial_value="../currentCa" />
    <link name="R" initial_value="/Gas constant" />
    <link name="T" initial_value="/absolute temperature" units="K" />
    <link name="F" initial_value="/Faraday constant" units="Coulomb/mM" />
</INaK>
```

INaKタグで囲まれる部分を全て削除

sarai_et_al_2003/model.xmlを開き、アウトラインビューで、simulation/model/cell/INaKをクリックします（図2-3-2）。INaK要素で、Na/KポンプReactorを組み込むよう定義しているので、INaKタグで囲まれてる部分を全て削除して、変更を保存します。

ポップアップメニューの［simBio］→［Run on GUI］からGUIで実行します。パ

ラメータ・ツリー・テーブルで確認すると、一覧からmodel/cell/INaKの項が消えています。実行してシミュレーションの結果をINaKが存在する場合と比較してみると、INaKを削除したことで活動電位の持続時間が延長したことがわかります（図2-3-3）。

逆に、simBioプロジェクトのsrc/xml/sarai_et_al_2003/model.xmlからINaKに関する記述（図2-3-2で示した部分）をコピーしてきて挿入することで、Na/Kポンプ機能を復元できます（図2-3-4）。

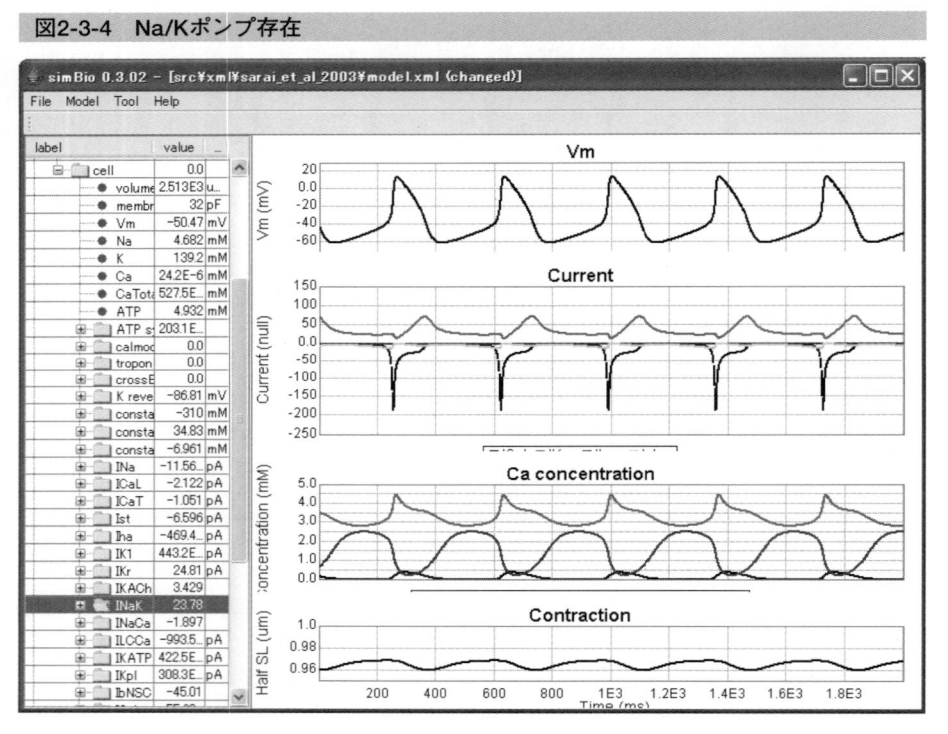

図2-3-4　Na/Kポンプ存在

種々のチャネルやトランスポータ機能を記述したXMLを追加・削除することによって、これらの機能の存在、非存在下におけるシミュレーションを行えます。

II−4　グラフ表示を変えてみる

グラフを見やすくするために、GUIやXMLでパラメータを変化させて、グラフの表示を変更する方法について説明します[※8]。

● II−4−(1)　グラフ表示設定パラメータ

グラフ表示に関するパラメータは、モデルXMLのpage以下の階層にあります。GUI画面左上にあるVmグラフを例にして、個々のパラメータについて説明します。
「丸つき数字」で示したパラメータは、グラフの表示領域にかかわる変数です。

※8
パラメータの各部についてのより詳しい説明は、GUIの[Help]メニューからも参照できます（図2-4-1）。

図2-4-1 グラフ表示設定のHelp

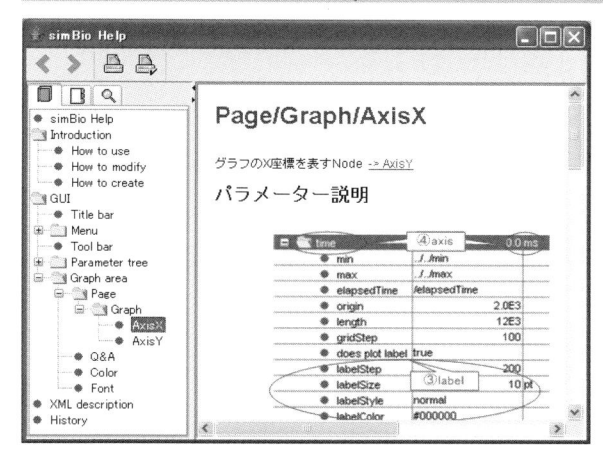

この変数を変化させると、図2-4-2で示したグラフの対応するサイズが変わります。また、「かっこつき数字」で示したパラメータはグラフ軸の最小値と最大値などを決めており、この範囲内の波形が表示されます。

①各パラメータについて

page	グラフ表示領域
⑴ min	x軸の最小値
⑵ max	x軸の最大値
⑶ interval	表示間隔時間（次の表示までの時間）(ms)
⑷ reference width	グラフ表示領域の幅 referenceWidthの値29,700（単位は0.01 mm。すなわち29.7 cm）、referenceHeightの値21,000（=21 cm）はA4サイズです。ここでは、横向きにしたA4サイズの紙をイメージしてグラフを書いていきます。
⑸ reference Height	グラフ表示領域の高さ
⑹ titleSize	グラフの上に表示されるグラフ名のフォントサイズ
⑺ legendSize	グラフの下に表示される凡例のフォントサイズ
⑻ axisSize	x軸、y軸タイトルのフォントサイズ
⑼ labelSize	軸に表示される数値のフォントサイズ
page / Vm	グラフの名前
⑽ target 1、target 2 ..	グラフに表示する変数名 target 1からtarget nまで表示可能で、8個まで順に色付けされます（黒、赤、青、緑、水色、ピンク、黄、ベージュ）9個以上表示するときは再度黒から使用されます

page / Vm / Vm		Vmグラフのy軸タイトル
⑪ Vm / Vm / origin		イメージした紙におけるy軸の開始位置 上端が開始点0です。単位はreferenceWidthと同じ0.01 mmです。
⑫ Vm / Vm / length		イメージした紙におけるy軸の長さ(0.01 mm)
⑬ Vm / Vm / min		y軸の最小値
⑭ Vm / Vm / max		y軸の最大値
page / Vm / Time		Vmグラフのx軸タイトル
⑮ Vm / Time / origin		イメージした紙におけるx軸の開始位置
⑯ Vm / Time / length		イメージした紙におけるx軸の長さ(0.01 mm)
⑰ Vm / Time / does plot label		軸ラベルの記入の有無を設定 `true`と入れれば記入し、`false`ならばしません。
grid step		垂直or水平方向の罫線間隔
label step		軸のラベル記入間隔
pattern		ラベル表示フォーマットの設定(例：0.0#とすると小数点下1桁までに揃えます)

図2-4-2　パラメータの説明

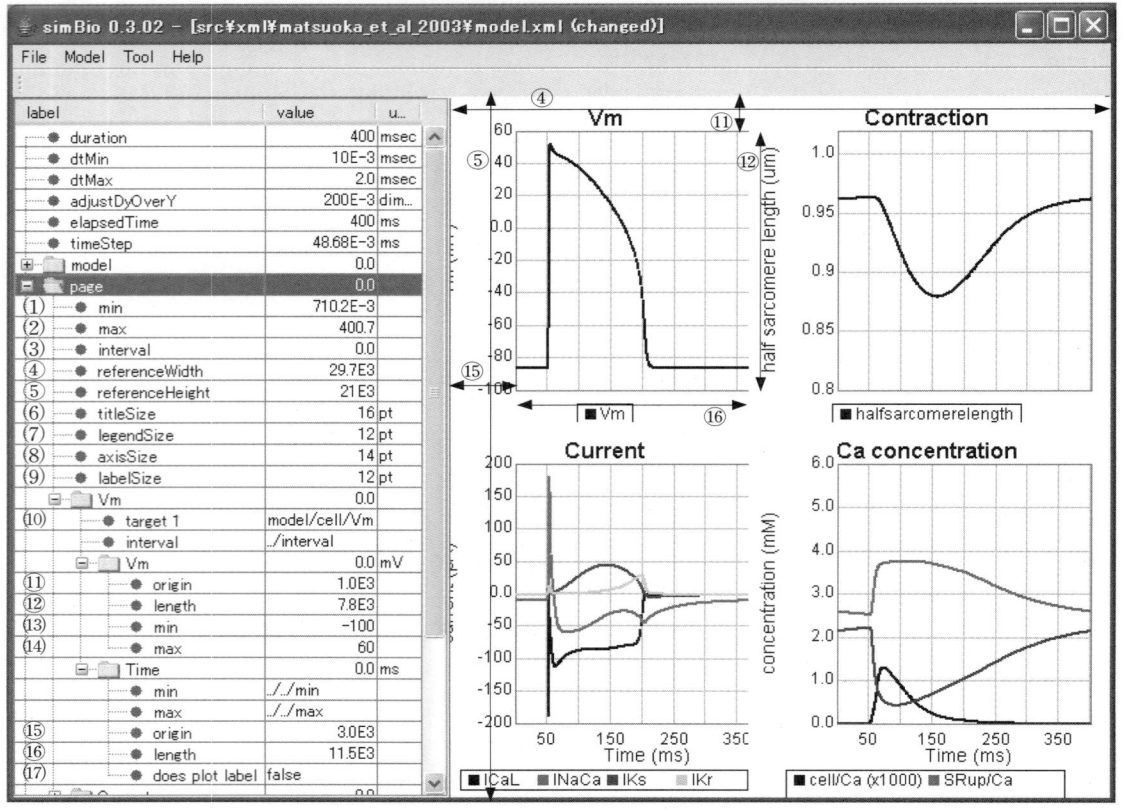

●Ⅱ−4−（2） グラフとXMLファイル中の変数との対応

下図にmatsuoka_et_al_2003/model.xmlのプログラムの一部を抜粋しました。XMLの数字を変えてもグラフの表示は変化します（図2-4-3）。

図2-4-3　モデルXMLのグラフ設定部分

```
<page name="page" className="org.simBio.sim.analyzer.graph.Viewer">
(1) <parameter name="min" initial_value="0.0" />
(2) <parameter name="max" initial_value="400" />
(3) <parameter name="interval" initial_value="0.0" />
(4) <parameter name="referenceWidth" initial_value="29700.0" />
(5) <parameter name="referenceHeight" initial_value="21000.0" />
(6) <parameter name="titleSize" initial_value="16.0" units="pt" />
(7) <parameter name="legendSize" initial_value="12.0" units="pt" />
(8) <parameter name="axisSize" initial_value="14.0" units="pt" />
(9) <parameter name="labelSize" initial_value="12.0" units="pt" />
    <graph name="Vm" className="org.simBio.sim.analyzer.graph.Graph">
(10)    <link name="target 1" initial_value="model/cell/Vm" />
        <link name="interval" initial_value="../interval" />
        <axisY name="Vm" units="mV" className="org.simBio.sim.analyzer.graph.AxisY">
(11)        <parameter name="origin" initial_value="1000.0" />
(12)        <parameter name="length" initial_value="7800.0" />
(13)        <parameter name="min" initial_value="-100.0" />
(14)        <parameter name="max" initial_value="60.0" />
        </axisY>
        <axisX name="Time" units="ms" className="org.simBio.sim.analyzer.graph.AxisX">
            <link name="min" initial_value="../../min" />
            <link name="max" initial_value="../../max" />
(15)        <parameter name="origin" initial_value="3000.0" />
(16)        <parameter name="length" initial_value="11500.0" />
(17)        <component name="does plot label" initial_value="false" />
        </axisX>
    </graph>
```

参考　個別グラフの設定と共通の設定

y軸の最小・最大値のように、個別の設定を用いるときとは違い、x軸の最小・最大値のように、各グラフで共通の設定を用いるとき、pageの子要素として設定しています。

III. 論文の図を再現

この章で行うこと…
- ●論文の図をGUIグラフに表示する（III-1）
- ●作図用CSVデータを作る（III-2）
- ●パラメータ依存性を図示する（III-3）
- ●パラメータ依存性の調べ方（III-4）
- ●モデル変更用プロトコル（III-5）

III-1　論文の図をGUIグラフに表示する

この節では、Matsuokaら(2003)論文のFig. 2, 3, 6をGUIグラフ上に再現します。

●III-1-(1)　Fig. 2

図3-1-1　target 2から4を削除

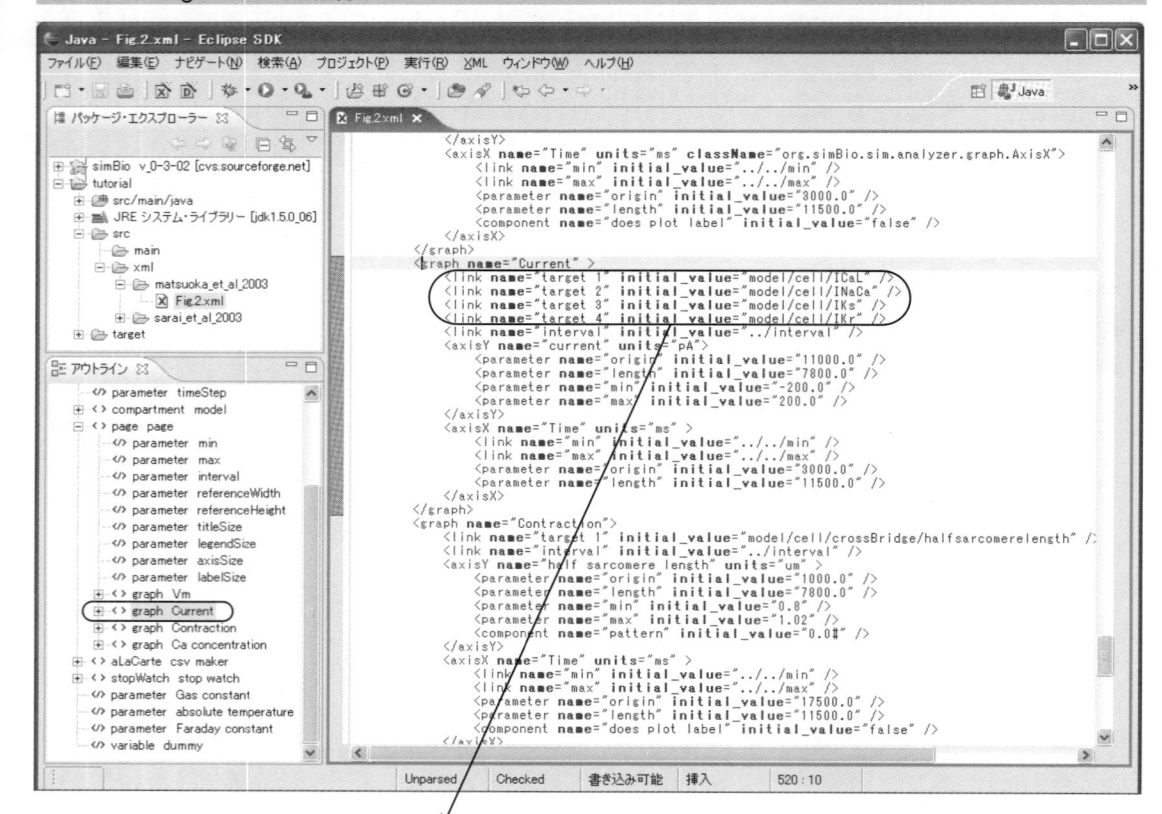

```
<link name="target 1" initial_value="model/cell/ICaL" />
<link name="target 2" initial_value="model/cell/INaCa" />
<link name="target 3" initial_value="model/cell/IKs" />
<link name="target 4" initial_value="model/cell/IKr" />
```

target 2から、target 4までを削除

46

src/xml/matsuoka_et_al_2003/model.xmlを実行したときのグラフ表示は、Fig. 2に似ています。これを完全に一致させるために、XMLを編集します。

　まず、Ⅱ章で作成したtutorialプロジェクトにsrc/xml/matsuoka_et_al_2003フォルダをコピーし、model.xmlだけを残して他を削除します。model.xmlを右クリックして、ポップアップメニューから［リファクタリング］→［名前変更］を選択し、Fig.2.xmlに変更しておきます。

　作成したFig.2.xmlをダブルクリックして、エディタで開きます。GUIグラフ領域左下に表示されるCurrentグラフの設定内容を編集するため、アウトラインビューでsimulation/page/Currentを選択します（図3-1-1）。

　model.xmlを実行したときに表示されている4つの電流系はtarget 1から、target 4までの4行で設定されています。このように、グラフに表示する対象はtarget 1からtarget nまで任意の個数を設定できます。target 1を例に説明すると、link要素はinitial_value属性値の**model/cell/ICaL**[※1]をtarget 1として参照するよう設定します。

```
<link name="target 1" initial_value="model/cell/ICaL" />
```

　Fig. 2ではI_{CaL}だけが表示されているので、target 2から、target 4までの3行を削除します。Fig.2.xmlを保存し実行すると、Fig. 2と同じくI_{CaL}だけが表示されるようになります（図3-1-2）。

図3-1-2　ICaLだけを表示

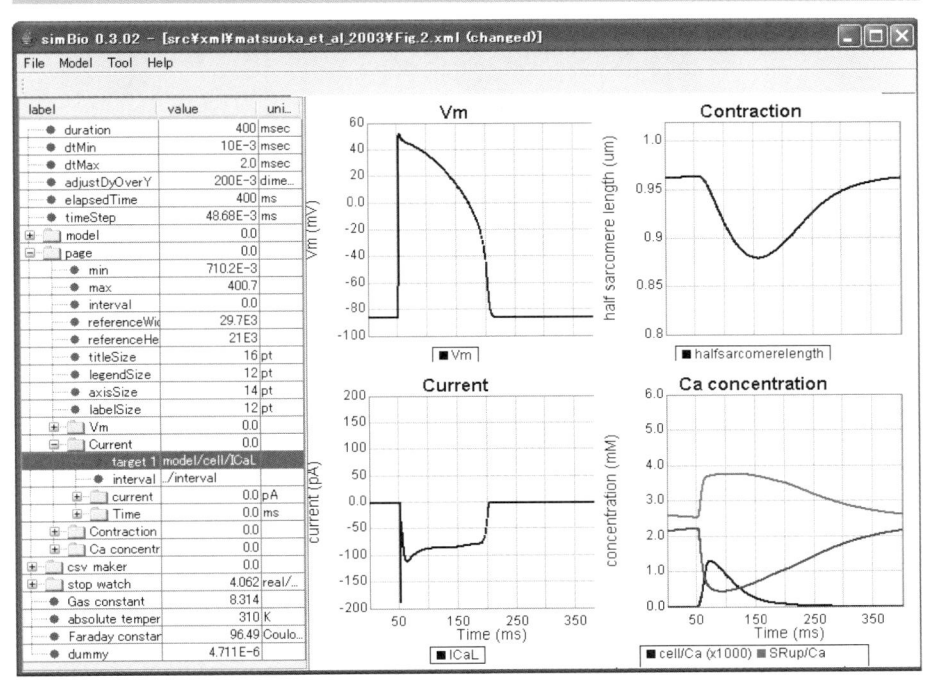

※1　グラフ表示対象のリンク基準位置
グラフ表示対象をリンクするときだけは、pageと同じレベルから記述を開始します。そのため`model/cell/ICaL`と記述します。それ以外は、`Current/Time/min`のようにlinkが記述されている位置を基準に記述します。"../../min"は階層を2つ遡ったところにあるmin、すなわちpage/minを指します。

Ⅲ・論文の図を再現

Ⅲ-1　論文の図をGUIグラフに表示する

次に、収縮のグラフとCa濃度のグラフの上下を入れ替えます。simulation/page/Contraction/half sarcomere length/originが収縮グラフY軸のグラフ表示領域内における開始位置を設定しています。よって、その値（initial_value属性値の1000.0）をその下のsimulation/page/Ca concentration/concentration/originの値（11000.0）と入れ替えると、上下のグラフを入れ替えることができます。

これで、Ca濃度グラフが上になるので、x軸ラベルを表示しないように設定します。simulation/page/Contraction/Timeで、収縮グラフのX軸を設定しています。ここに含まれている行

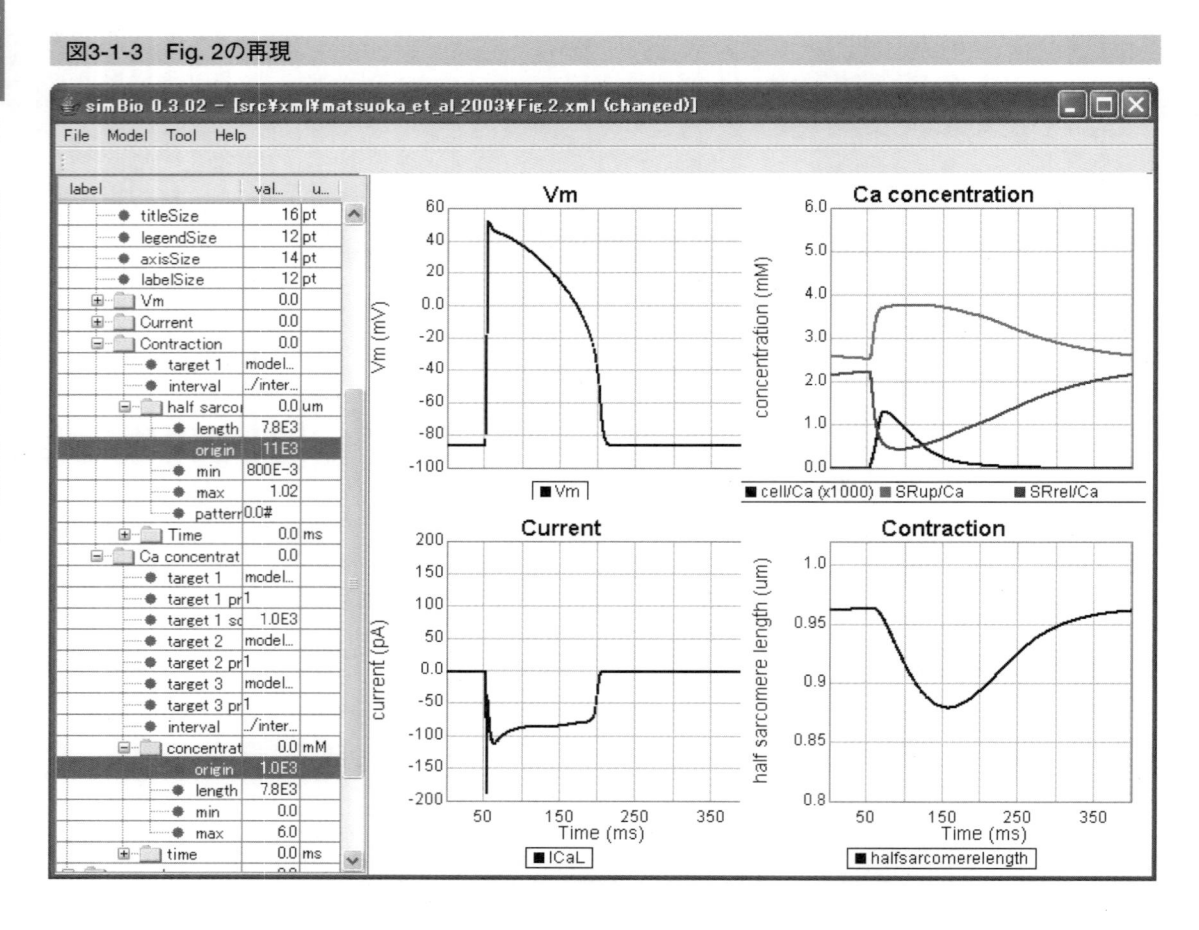

```
<component name="does plot label" initial_value="false" />
```

が軸ラベルを表示しないように設定しているので、これをsimulation/page/Ca concentration/Timeの子要素に移動します。これでFig.2.xmlを保存し実行してみると、Fig. 2がほぼ再現できました。あとは、それぞれのY軸の最大値、最小値を調整すれば、論文と同じ図が再現できます（図3-1-3）。

図3-1-3　Fig. 2の再現

●●Ⅲ-1-(2) Fig. 3

Fig. 2を表示させたXMLを元に、Fig. 3を表示させるXMLを作成します。Fig.2.xmlをコピーし、同じ場所に貼り付けます。すると、ファイル名の入力を促すダイアログが出現するので、Fig.3.xmlと入力します（**図3-1-4**）。

図3-1-4　名前の競合ダイアログ

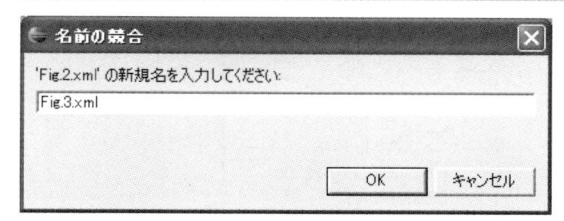

まず、左下のグラフに表示されているI_{CaL}をI_{K1}に変更するには、simulation/page/Current/target 1のリンク先をmodel/cell/ICaLからIK1、すなわちmodel/cell/IK1に、次のように変更します。

```
<link name="target 1" initial_value="model/cell/IK1" />
```

このまま実行するとI_{K1}がグラフの表示範囲から出てしまうので、表示範囲を調節します。simulation/page/Current/current/minが最小値、maxが最大値を設定しているので、最小値を0、最大値を1050に設定します（**図3-1-5**）。

図3-1-5　I_{K1}グラフ設定用XML

```
<graph name="Current" >
    <link name="target 1" initial_value="model/cell/IK1" />
    <link name="interval" initial_value="../interval" />
    <axisY name="current" units="pA">
        <parameter name="origin" initial_value="11000.0" />
        <parameter name="length" initial_value="7800.0" />
        <parameter name="min" initial_value="0" />
        <parameter name="max" initial_value="1050" />
    </axisY>
    <axisX name="Time" units="ms" >
        <link name="min" initial_value="../../min" />
        <link name="max" initial_value="../../max" />
        <parameter name="origin" initial_value="3000.0" />
        <parameter name="length" initial_value="11500.0" />
    </axisX>
</graph>
```

これでFig. 3の左の列が再現できました（**図3-1-6**）。

図3-1-6　I_{K1}グラフ

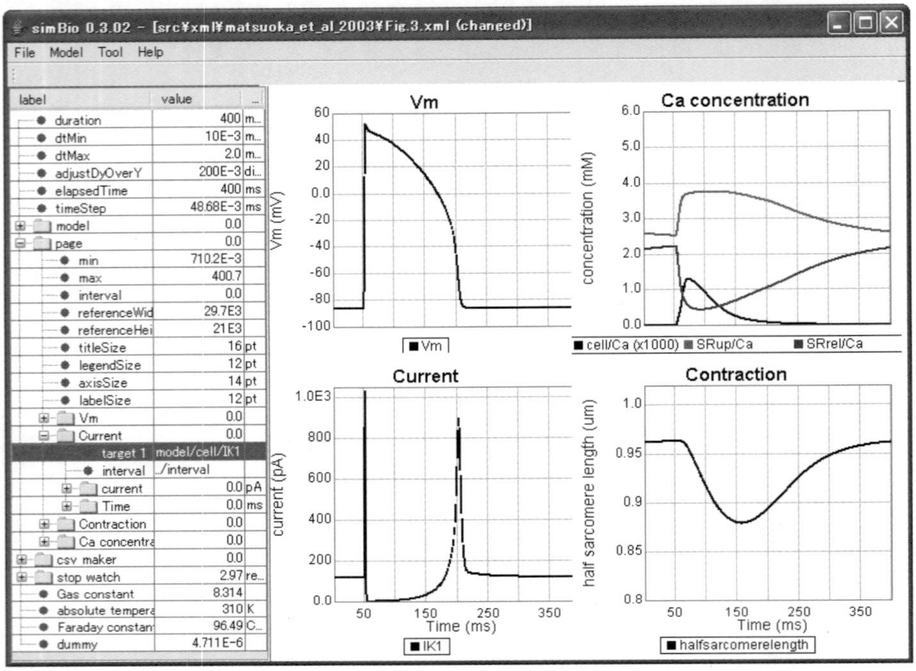

次に、右上のCa濃度グラフをI_{CaL}のグラフに変更します。target 1だけ残して、表示対象をmodel/cell/ICaLにします。そして、graphの名前(name属性値)を`ICaL`に変更し、axisYの名前も`ICaL`[※2]に、単位(units属性値)を`pA`に変更します[※3]。

simulation/page/ICaL/ICaL/lengthで設定しているグラフの高さを小さくします。これで実行すると、グリッドが細かすぎるので、グリッド間隔とラベル表示間隔を設定します。最終的に、I_{CaL}グラフの設定は下記のようになりました(**図3-1-7**)。

simBioのGUIメニューから［File］→［Reload］をクリックして変更後のFig.3.xmlを再読込し、実行すると図3-1-8のようにICaLが表示されます。

※2　名前の競合
graphとaxisYに同じ名前を用いていますが、階層が異なるときは同じ名前を使えます。同じ階層に同じ名前は存在できません。これは、フォルダ名とファイル名の関係と同じです。仮に重複すると、どちらか片方は無視されてしまい、GUIからファイルが保存できなくなります。

※3　名前の整合性
これらの名前は、ほかの場所からlinkで参照されていないので、自由に変更できます。しかし、参照されている場合は名前の変更を避けるか、参照元も同じように変更しなければなりません。

図3-1-7　I_{CaL}グラフ設定用XML

```
<graph name="ICaL" >
    <link name="target 1" initial_value="model/cell/ICaL" />
    <link name="interval" initial_value="../interval" />
    <axisY name="ICaL" units="pA" >
        <parameter name="origin" initial_value="1000.0" />
        <parameter name="length" initial_value="3000.0" />
        <parameter name="min" initial_value="-150" />
        <parameter name="max" initial_value="0" />
        <parameter name="gridStep" initial_value="100" />
        <parameter name="labelStep" initial_value="100" />
    </axisY>
    <axisX name="Time" units="ms" >
        <link name="min" initial_value="../../min" />
        <link name="max" initial_value="../../max" />
        <parameter name="origin" initial_value="17500.0" />
        <parameter name="length" initial_value="11500.0" />
        <component name="does plot label" initial_value="false" />
    </axisX>
</graph>
```

図3-1-8 I_{CaL}グラフの追加

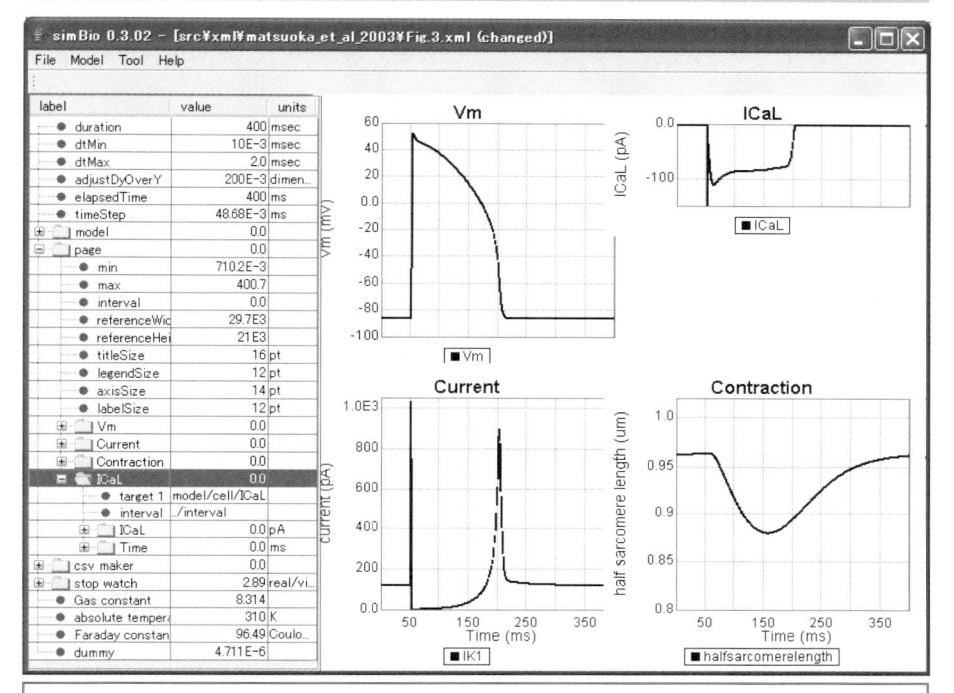

> **再読込**
>
> XMLファイルだけを変更したときは、simBioのGUIメニューから[File]→[Reload]で再読込できますが、後の章で出てくるようにJavaファイルを変更したときは、必ずsimBioのGUIを一旦終了して、再起動します。

続けて、I_{CaL}グラフの下にI_{Ks}グラフを表示させます。I_{CaL}グラフを設定しているXMLをコピーして、貼り付け、複製します。graphとaxisYの名前をIKsに変更し、target 1をmodel/cell/IKs、Y軸の開始位置を5200、長さを2200、最大値を100、最小値を-10に変更します(図3-1-9)。

図3-1-9 I_{Ks}グラフ設定用XML

```xml
<graph name="IKs" >
    <link name="target 1" initial_value="model/cell/IKs" />
    <link name="interval" initial_value="../interval" />
    <axisY name="IKs" units="pA" >
        <parameter name="origin" initial_value="5200.0" />
        <parameter name="length" initial_value="2200.0" />
        <parameter name="min" initial_value="-10" />
        <parameter name="max" initial_value="100" />
        <parameter name="gridStep" initial_value="100" />
        <parameter name="labelStep" initial_value="100" />
    </axisY>
    <axisX name="Time" units="ms" >
        <link name="min" initial_value="../../min" />
        <link name="max" initial_value="../../max" />
        <parameter name="origin" initial_value="17500.0" />
        <parameter name="length" initial_value="11500.0" />
        <component name="does plot label" initial_value="false" />
    </axisX>
</graph>
```

できあがったFig.3.xmlを実行すると、次のようになります（図3-1-10）。
同様に、電流グラフを追加していけばFig. 3を再現できます。

図3-1-10　I_{Ks}グラフの追加

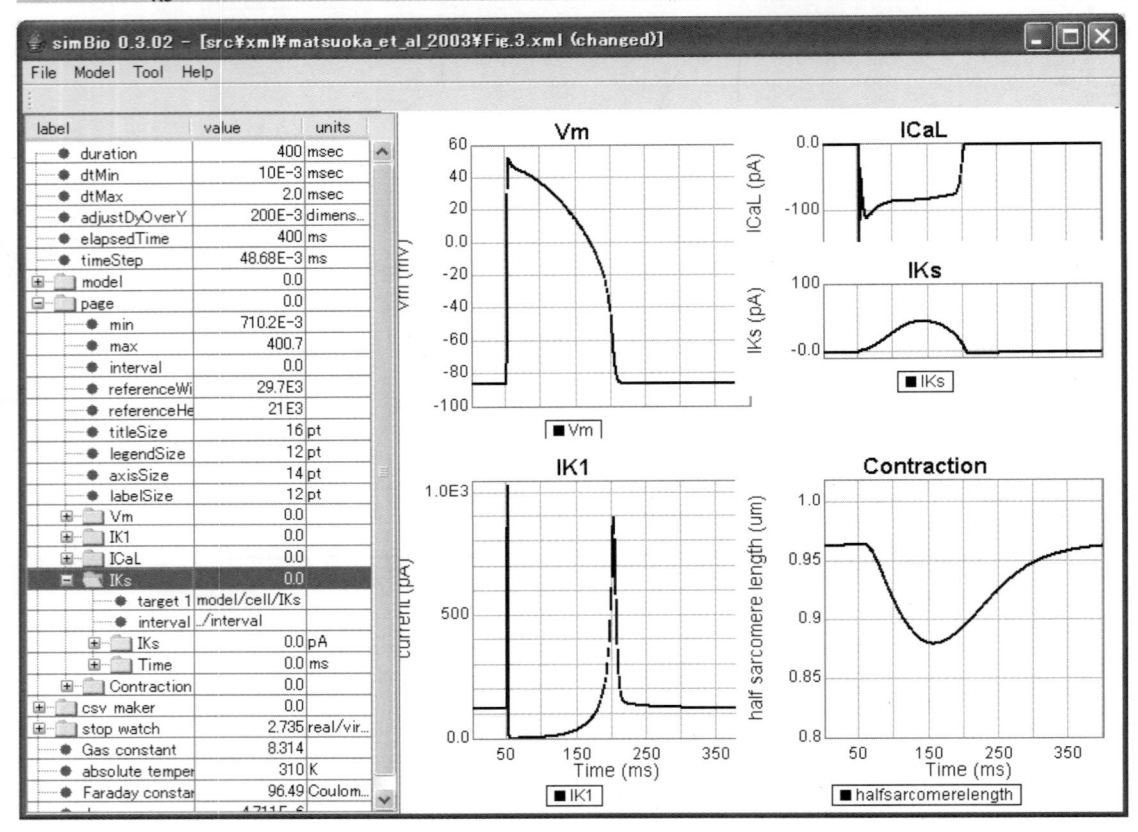

●●●Ⅲ－1－(3) Fig. 6

　Matsuokaら(2003)のFig. 6では、I_{to}を100倍したときとControlとで膜電位とI_{CaL}を比較しています。同様に、1つのグラフに同時に表示させて比較できるようにします。まず、Fig.2.xmlをFig.6.xmlとしてコピーしておきます。
　2つの状態のモデルを同時に計算するように、model要素全体をコピーして複製します。

```
<compartment name="model"
  className="org.simBio.bio.matsuoka_et_al_2003.Compartment">
```
からpageの前の
```
</compartment>
```
までを複製し、複製したほうの名前をmodelからControlに変更します。

アウトラインビューでmodelと同じレベルにControlが並んで表示されるのを確認できます（図3-1-11）。

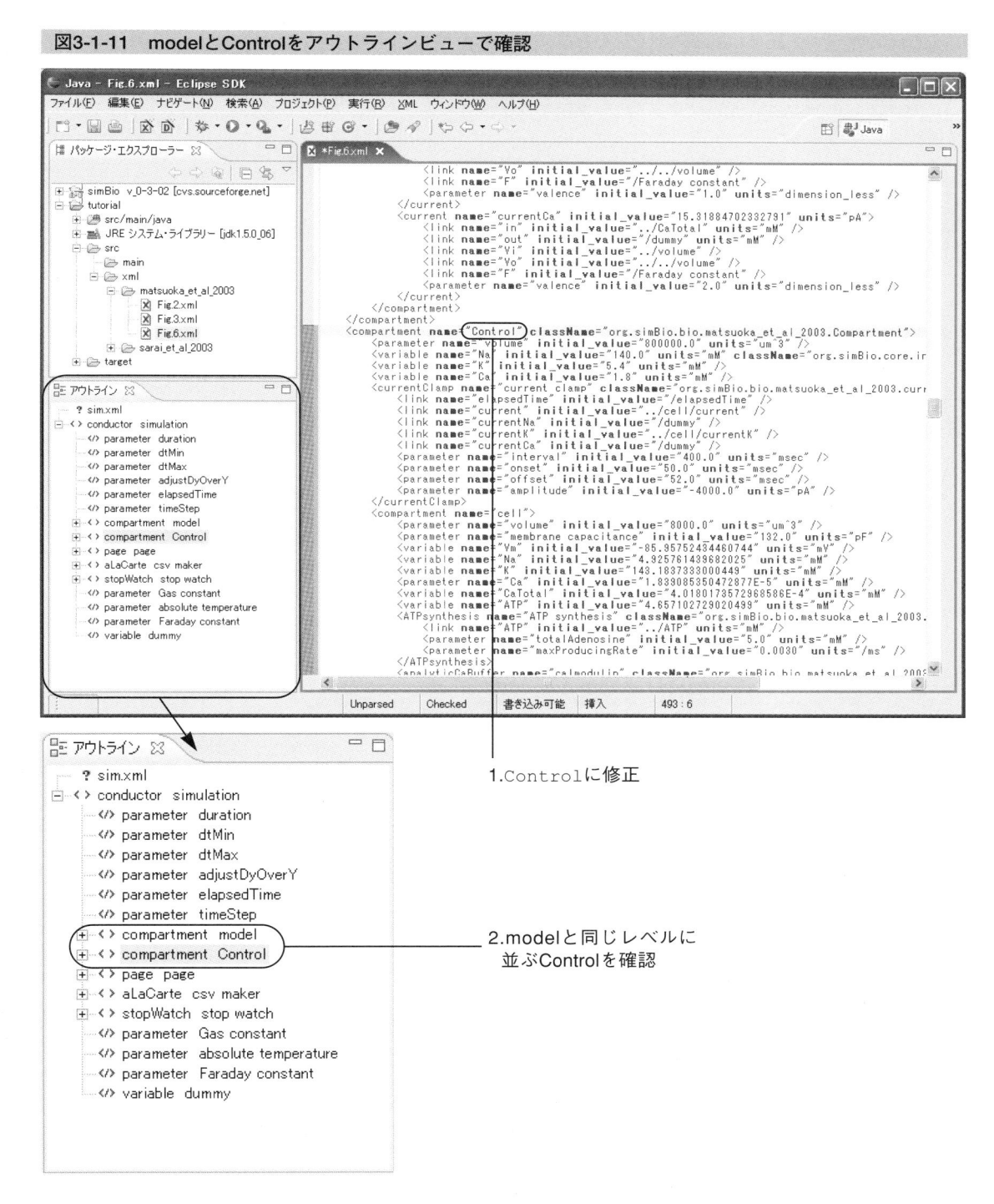

図3-1-11　modelとControlをアウトラインビューで確認

1. Controlに修正

2. modelと同じレベルに並ぶControlを確認

I_{to}を100倍にするため、大きさを設定しているパラメータmodel/cell/Ito/permeabilityKの値0.033を100倍の3.3に変更します。Controlと変更後の膜電位を同じグラフに表示するため、page/Vm/target 1をコピーしてtarget 2を作成し、target 1の値をControl/cell/Vmに変更します。target 1のレジェンドにControlと表示させるため、次の行を挿入しておきます。

```
<component name="target 1 prefix" initial_value="2" />
```

> **参考　凡例に表示する名前**
> target 1 prefixを2に設定すると、表示している対象の2つ上まで遡って名前を表示します。

page/Currentも target 1を Control/cell/ICaLに変更し、target 2にmodel/cell/ICaL、target 3にmodel/cell/Itoを設定します（**図3-1-12**）。

図3-1-12　I_{CaL}とI_{to}グラフ設定用XML

```xml
<graph name="Current" >
    <link name="target 1" initial_value="Control/cell/ICaL" />
    <component name="target 1 prefix" initial_value="2" />
    <link name="target 2" initial_value="model/cell/ICaL" />
    <link name="target 3" initial_value="model/cell/Ito" />
    <link name="interval" initial_value="../interval" />
    <axisY name="current" units="pA">
        <parameter name="origin" initial_value="11000.0" />
        <parameter name="length" initial_value="7800.0" />
        <parameter name="min" initial_value="-500.0" />
        <parameter name="max" initial_value="500.0" />
    </axisY>
    <axisX name="Time" units="ms" >
        <link name="min" initial_value="../../min" />
        <link name="max" initial_value="../../max" />
        <parameter name="origin" initial_value="3000.0" />
        <parameter name="length" initial_value="11500.0" />
    </axisX>
</graph>
```

レジェンドにContorolと表示させるためのタグを挿入し、target 1のinitial_value値を変更、さらにtarget 2と3を設定する

y軸のminとmaxのinitial_value値を-500と500に書き換える

最後にy軸の最大、最小を論文のFig. 6と同じく500と-500に設定し、できあがったFig.6.xmlを実行するとGUI上で2つの結果を比較できます（**図3-1-13**）。
Controlとmodelを別のグラフに表示させれば、Fig. 6を再現できます。

Ⅲ-2　作図用CSVデータを作る

Matsuokaら(2003)の図は、**CSV形式**[※4]で出力したデータをSigma Plotというアプリケーションで読み込んで、作成しています。この節では、CSV形式で出力する方法を解説します。

※4　CSV形式
CSV形式とは、データをコンマで区切ったテキストで記述する形式。表計算ソフトを始め多くのアプリケーションで読み込むことができます。

● Ⅲ-2-(1)　GUIから出力

CSV形式でデータを取り出す手法は、2つあります。simBioのGUIはグラフ表

図3-1-13 I_{to}の大きさによるI_{CaL}変化を比較

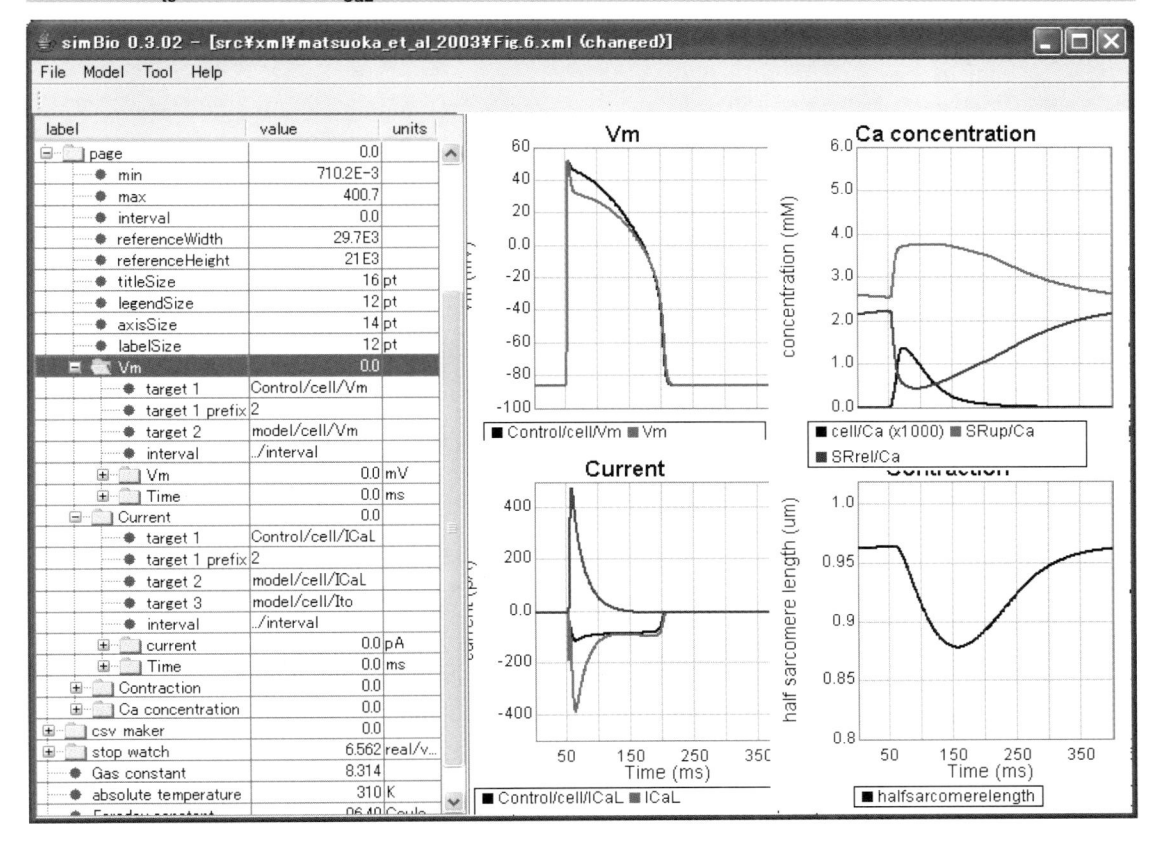

示された対象をCSV形式で書き出す機能を備えています。従って、グラフ表示するように設定したうえでシミュレーションを実行すれば、メニューの［File］→［Export to CSV］で書き出せます[※5]。

※5
書き出すデータの設定方法については、simBio GUIの［Help］を参照してください。

● III−2−(2) CSV Makerで出力

もう１つは、CSV形式でデータを書き出す機能要素をXMLファイルに追加する方法です。以下の節で行っているように、モデルに様々なパラメータを与えて、自動実行し結果を集計するとき、画面表示に時間がかかるGUIは使わないので、こちらの方法を用います。ここでは、この機能を使って、論文のFig. 8A用データを作成します。

参考　解析用機能要素

simBioのモデルXMLには、生体機能要素(Reactor)のほか、シミュレート結果を出力したり解析する機能要素(Analyzer)が記述できます。グラフ表示やCSV出力は解析用機能要素(Analyzer)です。

simBioのxml/matsuoka_et_al_2003/model.xmlには、あらかじめ"csv maker"が組み込まれています。以下にその設定ファイルを示します(**図3-2-1**)。

図3-2-1　CSV形式データ出力設定用XML

```xml
<aLaCarte name="csv maker" className="org.simBio.sim.analyzer.csv.ALaCarte">
  <!-- ファイルネーム。同名のfileが既に存在するときは古いfileの名前を*.bak*.csvに変更します。
       フォルダを含むときは先にフォルダを作成しておく事。 -->
  <component name="fileName" initial_value="ventricularCell.csv"/>
  <!-- 記録対象。任意の数だけ記述できる。 -->
  <link name="target 1" initial_value="/model/cell/Vm"/>
  <link name="target 2" initial_value="/model/cell/Na"/>
  <link name="target 3" initial_value="/model/cell/K"/>
  <!-- スイッチ。記録しないときはfalseに設定する。省略時はtrue = 記録する。 -->
  <component name="isActive" initial_value="false"/>
  <!-- 計算を開始してから記録を開始するまでの待ち時間。省略時は0 -->
  <parameter name="onset" initial_value="0" units="ms"/>
  <!-- 計算を開始してから記録を終了するまでの時間。省略時は/elapsedTime + /duration -->
  <parameter name="offset" initial_value="1000" units="ms"/>
  <!-- 記録間隔。省略時は0 -->
  <parameter name="interval" initial_value="0.5" units="ms"/>
  <!-- 経過時間を知るために必須。 -->
  <link name="elapsedTime" initial_value="/elapsedTime"/>
</aLaCarte>
```

XMLのコメント(<!-- と --> で囲まれた部分)には、説明が記述してあります。Fig. 8A用のCSVファイルを作成するため、まず、simBio/src/xml/matsuoka_et_al_2003/model.xmlをtutorialプロジェクトにFig.8A.xmlとしてコピーしておきます。IK1の値を書き出すために、csv maker/target 2を/model/cell/IK1に変更し、target 3は不要なので削除します。作成されたファイルを判別しやすくするため、fileNameの値をtarget/Figs/8A/x1.csvに変更し、記録機能を有効にするため、isActiveをtrueに設定します(**図3-2-2**)。

図3-2-2　I$_{K1}$出力設定用XML

```xml
<aLaCarte name="csv maker" className="org.simBio.sim.analyzer.csv.ALaCarte">
  <!-- ファイルネーム。同名のfileが既に存在するときは古いfileの名前を*.bak*.csvに変更します。
       フォルダを含むときは先にフォルダを作成しておく事。 -->
  <component name="fileName" initial_value="target/Figs/8A/x1.csv"/>
  <!-- 記録対象。任意の数だけ記述できる。 -->
  <link name="target 1" initial_value="/model/cell/Vm"/>
  <link name="target 2" initial_value="/model/cell/IK1"/>
  <!-- スイッチ。記録しないときはfalseに設定する。省略時はtrue = 記録する。 -->
  <component name="isActive" initial_value="true"/>
  <!-- 計算を開始してから記録を開始するまでの待ち時間。省略時は0 -->
  <parameter name="onset" initial_value="0" units="ms"/>
  <!-- 計算を開始してから記録を終了するまでの時間。省略時は/elapsedTime + /duration -->
  <parameter name="offset" initial_value="1000" units="ms"/>
  <!-- 記録間隔。省略時は0 -->
  <parameter name="interval" initial_value="0.5" units="ms"/>
  <!-- 経過時間を知るために必須。 -->
  <link name="elapsedTime" initial_value="/elapsedTime"/>
</aLaCarte>
```

できあがったFig.8A.xmlを右クリックし、これまでと同じく[simBio]→[Run on GUI]で起動し、シミュレーションを実行します。終了後、tutorialプロジェクトを選択し、右クリックメニューから[更新]を行うと、x1.csvが target/Figs/8Aフォルダに作成されています。これを右クリックし、[アプリケーションから開く]

→［システム・エディター］をクリックすると、メモ帳やMicrosoft Excelなど、CSVファイルに関連付けられたアプリケーションで開かれます（図3-2-3）。ここではExcelを使用します。

図3-2-3　作成されたCSVファイルをシステム・エディターで開く

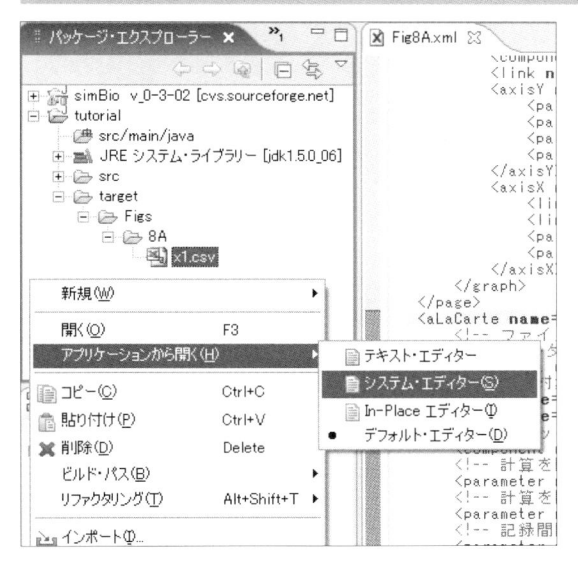

CSVファイルには1列目に経過時間(ms)、2列目に活動電位(mV)、3列目にI_{K1}(pA)が記録されているのがわかります。

図3-2-4　Excelで開いた出力データ

1列目の時間を横軸に、2列目の膜電位を縦軸にして散布図を作成するとFig. 8Aの上図（×1のグラフ）が（図3-2-5）、1列目を横軸に、3列目を縦軸にとるとFig. 8Aの下図が作成できます（図3-2-6）。

I_{K1}の大きさを設定するIK1/permeabilityK/amplitudeを変更し、定常状態に達した後データを書き出すと、Matsuokaら(2003)のFig. 8Aが再現できます。

図3-2-5 活動電位波形

simulation/model/cell/Vm

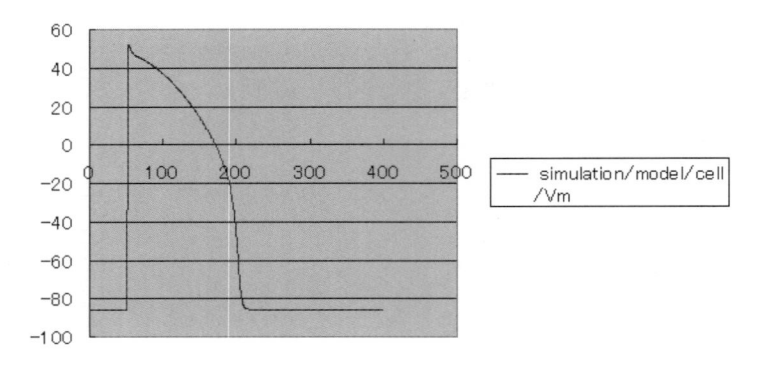

図3-2-6 I_{K1}波形

simulation/model/cell/IK1

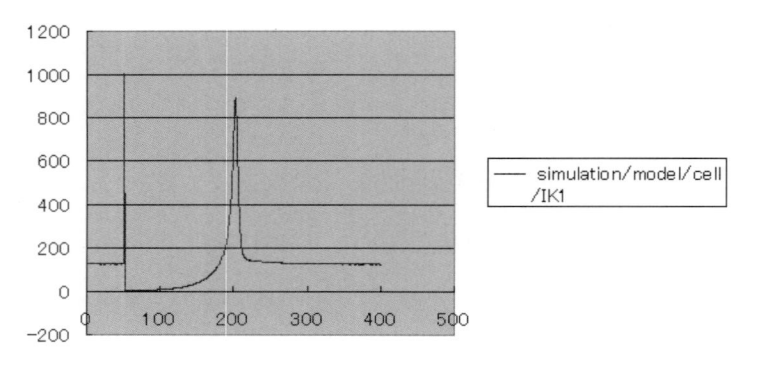

Ⅲ-3 パラメータ依存性を図示する

　パラメータを変更してその効果を調べるとき、手作業では時間がかかります。この節ではパラメータ値を自動的に変更して実行し、パラメータ依存性を調べる方法を解説します。

● Ⅲ-3-(1) Fig. 1A

　Matsuokaら(2003)のFig. 1Aでは、細胞の膜電位を様々な値に固定したときに流れる膜電流を図示しています。simBioでは、モデルを構成している機能要素は各々独立しており相互にリンクすること、例えばmodel/current clamp/currentの値に../cell/currentを設定することで、current clampで計算された電流刺激をcellに与えるよう設定しています。このリンク構造のおかげで、current clampコンポーネントを削除し、voltage clampコンポーネントを挿入すると、同一のモデルに対して刺激様式だけを変更できます。xml/matsuoka_et_al_2003/VoltageClamp.xmlを

simBioで開くと、膜電位固定実験を再現するモデルを実行できます。パラメータ・ツリー・テーブルのmodelを開いてみると、current clampは存在せず、代わりにmodel/cell/voltage clampが挿入されていることが確認できます（図3-3-1）。

図3-3-1　VoltageClamp.xmlのパラメータ・ツリー・テーブル

これを実行すると、Fig. 1Aに示されている曲線のうち、保持電位-40 mVから試験電位0 mVを与えたときの電流変化を観測できます（図3-3-2）。

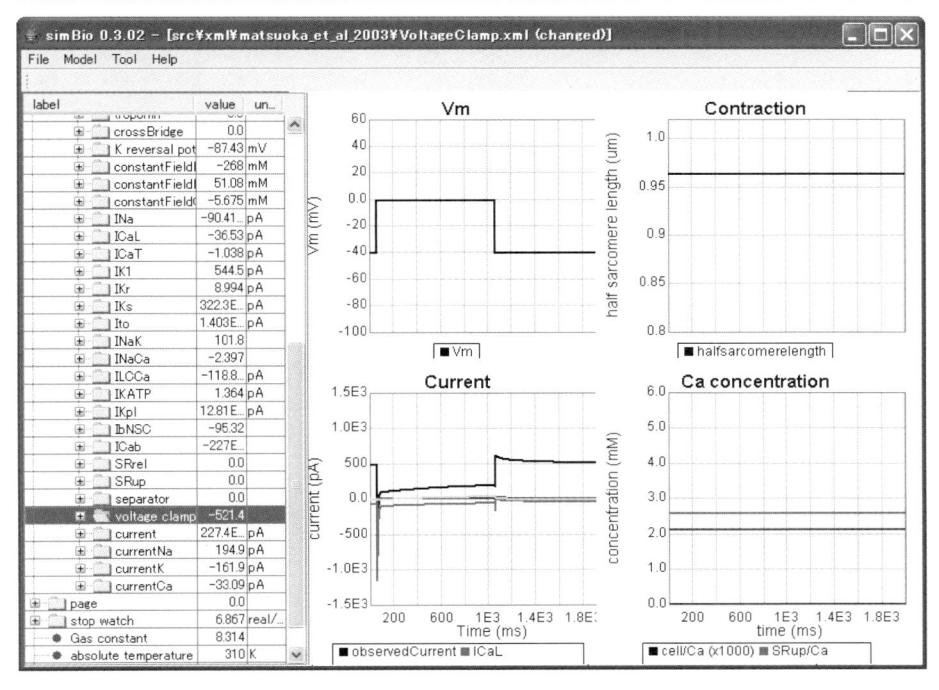

図3-3-2　VoltageClamp.xmlの実行結果

ここで、試験電位を順に-100から+60 mVまで変化させて結果を取得すれば、Fig. 1Aを再現できますが、このような単純作業はコンピュータの得意分野です。そこでsimBioでは、自動的にパラメータを変化させて結果を取得する手段を提供

しています。その取得手順は、xml/matsuoka_et_al_2003/Fig1/protocol_A.xmlに記述されています。

実際に動かすために、protocol_A.xmlとVoltageClamp.xmlをtutorialプロジェクトのsrc/xml/matsuoka_et_al_2003フォルダにコピーします。そして、試験電位を-100〜60 mVの間、10 mV刻みで変化させるため、protocol_A.xmlの、2つ目のexchanger要素のnum属性値が9になっているのを17に変えます（図3-3-3）。

図3-3-3　分割数を17に変更

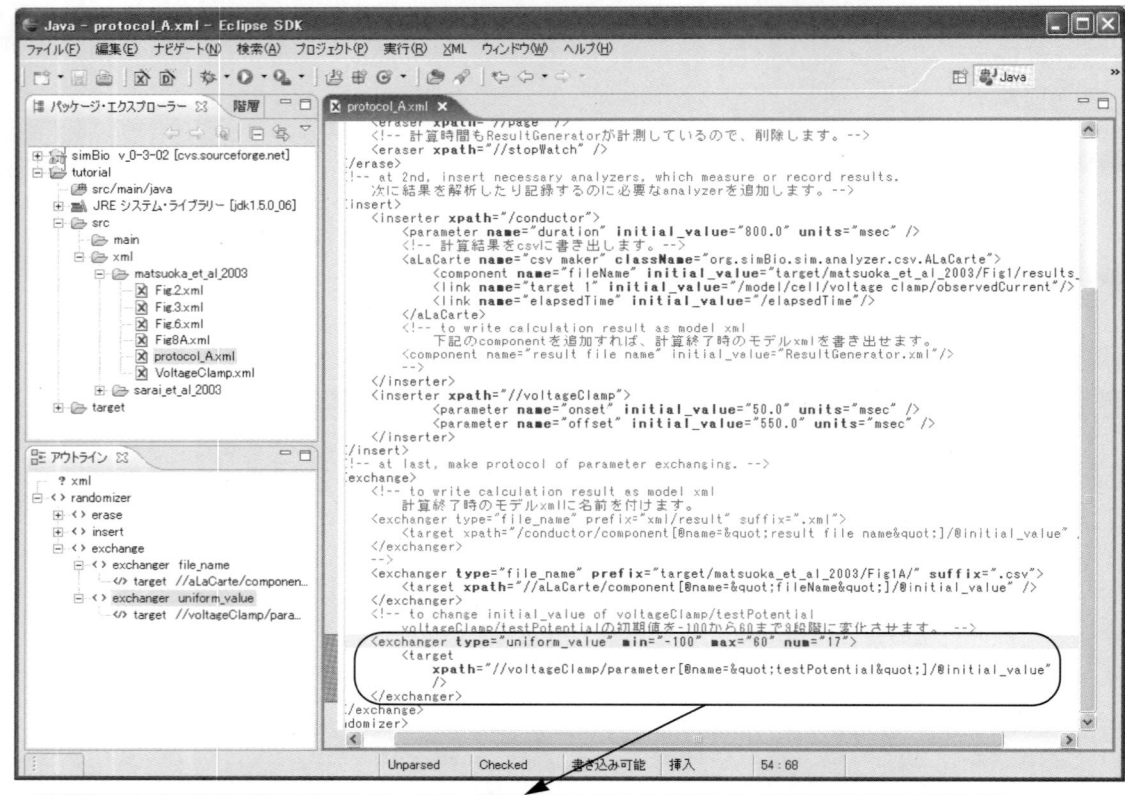

```
<exchanger type="uniform_value" min="-100" max="60" num="17">
    <target
        xpath="//voltageClamp/parameter[@name=&quot;testPotential&quot;]/@initial_value"
    />
</exchanger>
```

num属性値を9から17に変更

Run on GUIとRun Protocol

ここは要注意

[Run on GUI] を選んでしまうと、org.xml.sax.SAXException: The item need 'name'!というエラーが出てしまいます。プロトコルXMLを実行するときは [Run Protocol] をクリックしてください。

次いで、VoltageClamp.xmlとprotocol_A.xmlを同時に選択し、右クリックメニューから［simBio］→［Run Protocol］をクリックすると、自動実行が開始されます[※6]（図3-3-4）。

※6 複数のファイルを選択するにはVoltageClamp.xmlを選択した状態で、［Ctrl］キーを押しながら、protocol_A.xmlをクリックすると、同時に選択できます。

図3-3-4　［Run Protocol］で実行

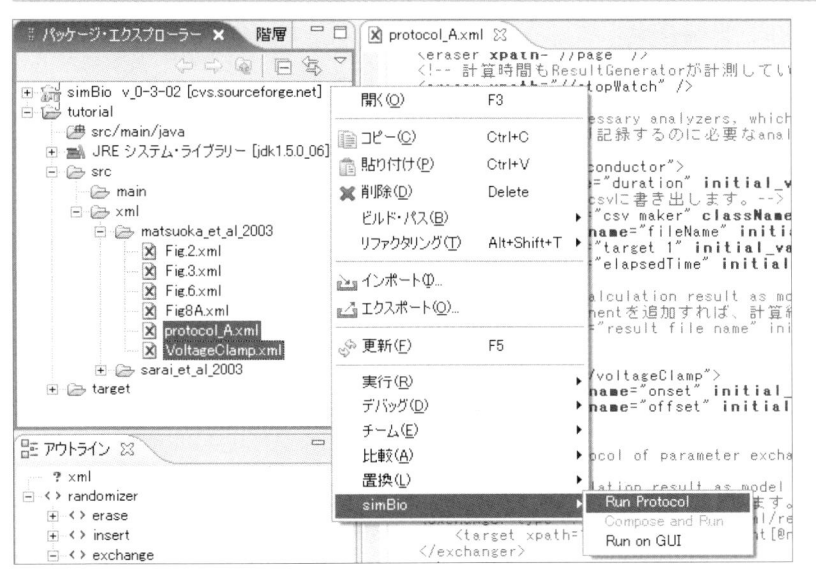

様々なメッセージがコンソールビューに表示されます。最後に

```
INFO [ main] (ResultGenerator.java) ? End, elapsed 0:00:47.407
```

などと表示され終了します。

図3-3-5　計算結果CSVファイル

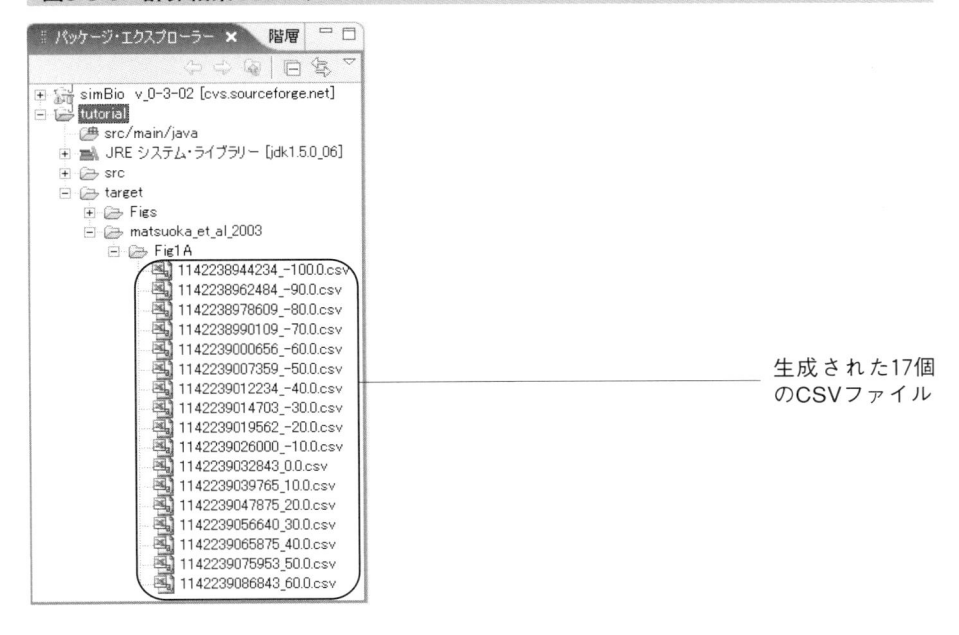

生成された17個のCSVファイル

プロジェクトを右クリックし［更新］すると、target/matsuoka_et_al_2003/Fig1Aフォルダに計算結果CSVファイルが17個できています（**図3-3-5**）。

　計算結果のCSVファイルを開くと、第1列に時間経過(ms)、第2列に総膜電流(pA)が記録されています。Fig. 1Aに描かれているとおりに0 mVから60 mVの結果をまとめると、次のようになります（**図3-3-6**）。

図3-3-6　Fig. 1Aの再現

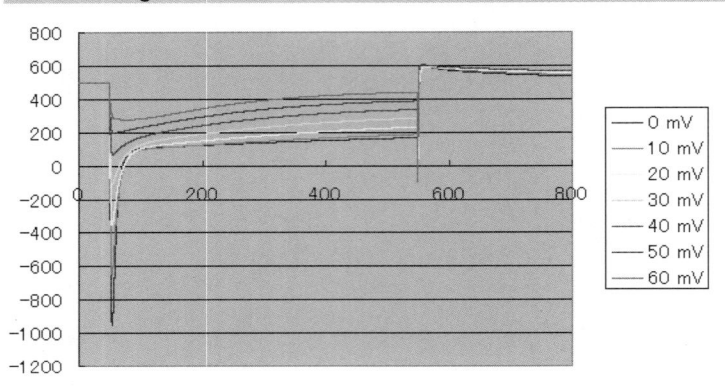

　これはFig. 1Aの一番上のグラフに相当します。同様にして、2番目、3番目の図も作成できます。

●●Ⅲ－3－(2) Fig. 1B

　protocol_B.xmlをtutorialプロジェクトにコピーし、protocol_A.xmlの代わりにprotocol_B.xmlとVoltageClamp.xmlを選択して［Run Protocol］すると、Fig. 1B用のデータがtarget/matsuoka_et_al_2003/Fig1/results.csvとして作成されます。これをExcelで開いて散布図を作成すると、Fig. 1Bを再現できます（**図3-3-7**）。

図3-3-7　ExcelでのFig. 1Bの再現

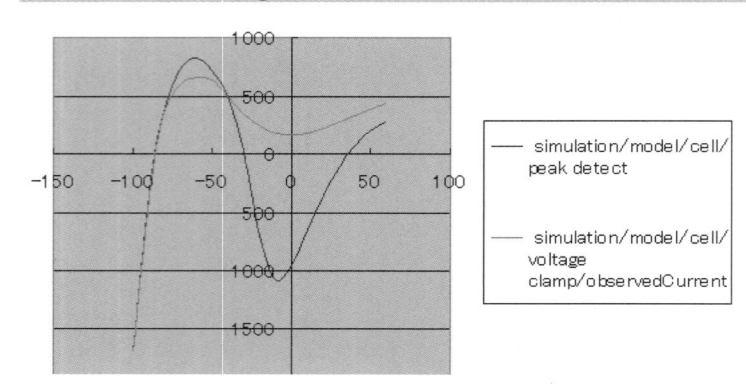

Ⅲ-4　パラメータ依存性の調べ方

この節ではシミュレーションの設定を様々に変更し、自動的に実行するための設定方法を解説します。

●Ⅲ-4-(1)　自動実行用プロトコル

前節では、VoltageClamp.xmlとprotocol_A.xmlを同時に選択し、[Run Protocol]を実行しました。するとsimBioは基本モデルVoltageClamp.xmlに対して、プロトコルprotocol_A.xmlに記述された処理を行います。protocol_A.xmlはコメントを取り除くと、図3-4-1のようになっています。

図3-4-1　protocol_A.xml

```xml
<?xml version="1.0" encoding="UTF-8"?>
<randomizer>
  <erase>
    <eraser xpath="//parameter[@name=&quot;duration&quot;]"/>
    <eraser xpath="//voltageClamp/parameter[@name=&quot;onset&quot;]"/>
    <eraser xpath="//voltageClamp/parameter[@name=&quot;offset&quot;]"/>
    <eraser xpath="//page"/>
  </erase>
  <insert>
    <inserter xpath="/conductor">
      <parameter name="duration" initial_value="800.0" units="msec"/>
      <aLaCarte name="csv maker" className="org.simBio.sim.analyzer.csv.ALaCarte">
        <component name="fileName"
          initial_value="target/matsuoka_et_al_2003/Fig1/results_A.csv"/>
        <link name="target 1" initial_value="/model/cell/voltage clamp/observedCurrent"/>
        <link name="elapsedTime" initial_value="/elapsedTime"/>
      </aLaCarte>
    </inserter>
    <inserter xpath="//voltageClamp">
      <parameter name="onset" initial_value="50.0" units="msec"/>
      <parameter name="offset" initial_value="550.0" units="msec"/>
    </inserter>
  </insert>
  <exchange>
    <exchanger type="file_name" prefix="target/matsuoka_et_al_2003/Fig1A/" suffix=".csv">
      <target xpath="//aLaCarte/component[@name=&quot;fileName&quot;]/@initial_value"/>
    </exchanger>
    <exchanger type="uniform_value" min="-100" max="60" num="17">
      <target xpath="//voltageClamp/parameter[@name=&quot;testPotential&quot;]/@initial_value"/>
    </exchanger>
  </exchange>
</randomizer>
```

プロトコルXMLはルートタグrandomizerで開始します。処理を開始すると、基本モデルに対して、まずerase要素に記述された要素をモデルXMLから削除します。次いで、insert要素に記述された要素をモデルXMLに挿入します。そして、

> **ここは要注意　XPathでの要素の指定**
>
> モデルXMLのなかではlinkするときに、name属性値(duration等)を辿って指定しますが、プロトコルで用いるXPathでは次に説明するようにタグ、属性、そして属性値を辿っていきます。

exchange要素に記述された要素を順に変更したモデルXMLを作成し、シミュレーションを実行します。

① erase

eraser要素のxpath属性で指定された要素をモデルXMLから削除します。

一つ目のeraserでduration要素を削除するのは、initial_value属性値を書き換えたdurationを後のinsertで挿入するためです。続けてonset要素をvoltageClampから削除し、offset要素も削除しています。最後に、グラフ表示機能は不要なので、pageを削除しています。

② insert

inserter要素のxpath属性値で指定されたモデルXML中の要素に、最後の子要素としてinserter要素の子要素を挿入します。

一つ目のinserterでは、挿入場所にconductor要素を指定しています。name属性値で言うと、モデルXMLのsimulationの子要素の末尾に、inserterの子要素であるdurationとcsv makerを挿入します。2番目のinserterでは、voltageClamp要素（name属性値はvoltage clamp）の子要素の末尾に、onsetとoffsetを挿入します。

③ exchange

exchanger要素の子要素であるtargetのxpath属性値で指定されたモデルXMLの箇所を、指定された方法で変化させてシミュレーションを行います。

③−1　file_name exchanger

一つ目のexchanger要素のtargetは、さきほど挿入したaLaCarte（name属性値はcsv maker）のfileNameの値を変更するよう指定しています。typeが"file_name"と指定されていますので、引き続いて設定されているexchangerが設定した値をprefixとsuffixの間に挟んだ文字列を作成してtargetに書き込みます。

③−2　uniform_value exchanger

2番目のexchangerはtypeが"uniform_value"なので、最小値-100から最大値60の間を等間隔に17分割した値を順にvoltageClampのtestPotentialのinitial_value属性値に書き込みます。

③−3　uniform_ratio exchanger

標準ではもう一つ、"uniform_ratio" exchangerがあります。次のXMLでは、標準値の0.9倍、1倍、1.1倍の3通りの値をINaCaのamplitudeパラメータの初期値に書き込みます。

```
<exchanger
  type="uniform_ratio" min="0.9" max="1.1" num="3">
  <target name="NCX"
```

ここは要注意　XMLで " や < を文字として記述するには

XML文書の中では、"は"と記述します。他にもXML文書のなかで特別な意味を持つ記号を単なる文字として記述するときの記述法が定義されています（例えば<は<と記述するなど）。

```
            xpath="//INaCa/parameter[ @name=&quot;amplitude&quot;]/@initial_value"
        />
    </exchanger>
```

③-4　他の変更法を用いるには

uniform_value exchangerの機能は、org.simBio.sim.dm.exchange.UniformValueExchangerが担当しています。これを参考に新たなexchangerクラスを作成し、XMLのtypeにクラス名を指定すれば、様々なパラメータ変更法が使えます。次のクラスとXMLは選択した値を順に設定する例です（図3-4-2）。Javaについては次章で解説します。

図3-4-2　指定した値を順に設定するExchangerクラス

```java
package org.simBio.sim.dm.exchange;

import org.apache.xpath.XPathAPI;
import org.w3c.dom.Node;
/**
 * 指定した値を順に設定するExchanger
 *
 * @author Masanori Kuzumoto
 * @version $Revision: 1.3 $
 */
public class SelectedValuesExchanger extends Exchanger {
    private String[] values;

    void setAttributes(Node exchangerNode) {
        try {
            values = (XPathAPI.selectSingleNode(exchangerNode, "./@values")
                .getNodeValue()).split(",");
            indexIteration_ = values.length;
            numIteration_ = values.length;
        } catch (Exception e) {
            throw new RuntimeException("set comma separated values.", e);
        }
    }

    public void exchange() {
        targetAttribute_.setNodeValue(values[indexIteration_]);
    }
}
```

次の設定例XMLでは、currentClampの刺激間隔を設定しています。

図3-4-3　currentClampの刺激間隔設定用XML

```xml
<exchanger type="org.simBio.sim.dm.exchange.SelectedValuesExchanger"
    values="250, 300, 400, 500, 800, 1000, 2000">
    <target xpath="//currentClamp/parameter[@name=&quot;interval&quot;]/@initial_value" />
</exchanger>
```

●●Ⅲ-4-(2) XMLパス言語(XPath)

XPathは、XML文書の一部分を指定するための言語です。ワールドワイドウェブで利用される技術の標準化をすすめる団体であるWWWコンソーシアム（World Wide Web Consortium、W3C、http://www.w3.org/）から、W3C勧告（Recommendation）として公布されています。

プロトコルXMLではモデルXMLの特定の要素を指定するために、標準技術であ

るXPathを用いています。XPathは次のような記述法を用います。

/	ルート要素に一致します
//NODE	ルート下にある全てのNODE要素に一致します
@ATT	ATT属性に一致します
[@ATT="VAL"]	属性値がVALのATT属性に一致します
NODE[@ATT]	ATT属性を持つNODE要素に一致します

　下のようなXML文書の場合(図3-4-4)、xpath="//variable"と指定すれば、5、6、9、10行目の要素が一致し、xpath="//variable[@name="Na"]"と指定すれば、5、9行目の要素が一致します。xpath="//compartment[@name="cell"]/variable[@name="Na"]"とすると、9行目の要素だけが一致します。xpath="//compartment[@name="cell"]/variable[@name="Na"]/@initial_value"とすると、cellのNaの値を指定できます。

図3-4-4　モデルXMLの例

```
<conductor name="simulation" initial_value="0.0">
  <parameter name="duration" initial_value="2000.0" units="msec" />
  <compartment name="model" initial_value="0.0">
    <parameter name="volume" initial_value="800000.0" units="um^3" />
    <variable name="Na" initial_value="140.0" units="mM" />
    <variable name="K" initial_value="5.4" units="mM" />
    <compartment name="cell" initial_value="0.0">
      <parameter name="volume" initial_value="8000.0" units="um^3" />
      <variable name="Na" initial_value="4.722" units="mM" />
      <variable name="K" initial_value="142.5" units="mM" />
    </compartment>
  </compartment>
</conductor>
```

Ⅲ-5　モデル変更用プロトコル

　Ⅲ-1では基本モデルを複製して、グラフ表示用モデルXMLを作成しましたが、その方法では元になるモデルが変わる度に、一からやり直さなければなりません。この節では基本モデルからの変更点だけを記述する方法を解説します。

参考　XPath 1.0（勧告）

XPath 1.0（勧告）の原文はWWWコンソーシアムのサイト(http://www.w3.org/TR/xpath)で入手可能です。日本語訳は「どら猫本舗のリファレンスカウンター」(http://www.doraneko.org/xml/xpath10/)もしくは、インフォテリア株式会社(http://www.infoteria.com/jp/contents/xml-data/REC-xpath-19991116-jpn.htm)で入手できます。XPathの書き方の基本は「＠IT」に掲載される「XPathの書き方の基本」(http://www.atmarkit.co.jp/fxml/tanpatsu/10xslt/xslt02.html)などの情報があります。

● Ⅲ-5-(1) make.xml

前節で用いた手法を使って、基本モデルからの変更点のみをプロトコルXMLとして記述できます。Ⅲ-1で解説したFig. 2を作成する手順が記述されたプロトコルXML（simBio/src/xml/matsuoka_et_al_2003/Fig.2.make.xml）を下に示します（図3-5-1）。このXMLで［Run Protocol］すると、Fig. 2が再現されます。

図3-5-1　Fig. 2を作成するプロトコルXML

```xml
<?xml version="1.0" encoding="UTF-8"?>
<randomizer>
  <baseModel name="Matsuoka et al. 2003" path="../simBio/src/xml/matsuoka_et_al_2003/model.xml" />
  <erase>
    <eraser xpath="//graph[@name=&quot;Current&quot;]/link[@name=&quot;target 2&quot;]"/>
    <eraser xpath="//graph[@name=&quot;Current&quot;]/link[@name=&quot;target 3&quot;]"/>
    <eraser xpath="//graph[@name=&quot;Current&quot;]/link[@name=&quot;target 4&quot;]"/>
    <eraser
      xpath="//graph[@name=&quot;Contraction&quot;]/axisX/component[@name=&quot;does plot label&quot;]"/>
  </erase>
  <write>
    <writer value="11000.0"
      xpath="//graph[@name=&quot;Contraction&quot;]/axisY/parameter[@name=&quot;origin&quot;]/@initial_value"
      />
    <writer value="1000.0"
      xpath="//graph[@name=&quot;Ca concentration&quot;]/axisY/parameter[@name=&quot;origin&quot;]/@initial_value"
      />
  </write>
  <insert>
    <inserter xpath="//graph[@name=&quot;Ca concentration&quot;]/axisX">
      <component name="does plot label" initial_value="false" />
    </inserter>
  </insert>
  <generate>
    <xml path="target/matsuoka_et_al_2003/Fig.2.xml" launch="org.simBio.Entry" />
  </generate>
</randomizer>
```

① baseModel

baseModel要素のpath属性値に基本モデルXMLを指定します。プロジェクトのルートフォルダ（Eclipse上で実行したときのカレントディレクトリ）からの相対パスでXMLファイルを指定しています。nameにはわかりやすい名前を設定してください。

② write

writer要素のxpath属性値で指定された箇所を書き換えます。1つ目のwriterでは、Contractionグラフのy軸のoriginのinitial_value属性値を11000.0に書き換えています。

③ generate

XML要素のpathで指定されたXMLファイルを作成し、launchで指定されたクラスを実行します。ここでは、target/matsuoka_et_al_2003フォルダにFig.2.xmlを作成し、simBioのGUIを起動させるためにorg.simBio.Entryを指定しています。

> **参考　protocolとmake**
>
> baseModelとwrite機能はprotocol.xmlでも使用できます。

IV. 活動電位モデルの作成

この章で行うこと…
- Hodgkin-Huxleyモデルの概観（IV-1）
- 積分計算（IV-2）
- 機能要素の作成（IV-3）
- 雛形XMLの作成（IV-4）
- モデルXMLの構築（IV-5）

IV-1　Hodgkin-Huxleyモデルの概観

この章ではHodgkinとHuxleyが1952年に発表した最初の活動電位数理モデルを作成します。

● IV-1-(1)　Hodgkin-Huxleyモデル

Hodgkin-Huxleyモデルは、イカの神経細胞で記録された活動電位の数理モデルです。Kyotoモデルをはじめ、活動電位を再現する心筋細胞モデルのほとんどは、Hodgkin-Huxleyモデルの基本構造を発展させて作成されています。Hodgkin-Huxleyモデルに対する理解は、細胞の活動電位を計算する仕組みを理解することにつながります。

●● IV-1-(2)　CellML

最近では論文発表と同時に、数理モデルのプログラムを公開することも多くなっていますので、数理モデルを再現するときは論文に加えてソースファイル等も探して入手しましょう。ここでは、**CellML**（http://www.cellml.org/）[※1]の記述を参考に、Hodgkin-Huxleyモデルを作成します。

CellMLのHodgkin-Huxleyモデルが記述されているページHodgkin Huxley Squid Axon Model 1952（http://www.cellml.org/examples/examples/electrophysiological_models/hh_squid_axon_1952/）を開いてみましょう。

① 等価回路

Hodgkin and Huxley, 1952論文のFig. 1に示されているように、活動電位の発生という細胞活動に関わる細胞内外の電気の流れは図4-1-1のような電気的等価回路で表せます。

細胞内外は脂質で構成された絶縁体である細胞膜に隔てられています。Na$^+$やK$^+$等のイオンが溶けた電解液を隔てているので、コンデンサ（C_m）に相当します。そ

> **参考　Hodgkin-HuxleyモデルのJavaソース**
>
> 例えば、Javaで記述されたHodgkin-HuxleyモデルのソースコードはCell Electrophysiology Simulation Environment（CESE、http://cese.sourceforge.net/）等で見つけられます。

※1　CellMLとは
CellMLとは、XMLをベースとした生体数理モデルの記述法です。実際の計算システムから独立した標準的な記述形式を作り、数理モデルの共有・利用、データベース化を促すことが目的です。同様の試みとしてSystems Biology Markup Language（SBML、http://sbml.org/index.psp）等があります。CellML形式のモデルは、Oxford UniversityのD. Noble教授グループのA. Garny博士が作成したCellML編集・変換ツール Cellular Open Resource（COR、http://cor.physiol.ox.ac.uk/）を用いて、simBio形式に変換できます。

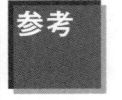

図4-1-1 Hodgkin-Huxleyの膜電位の等価回路

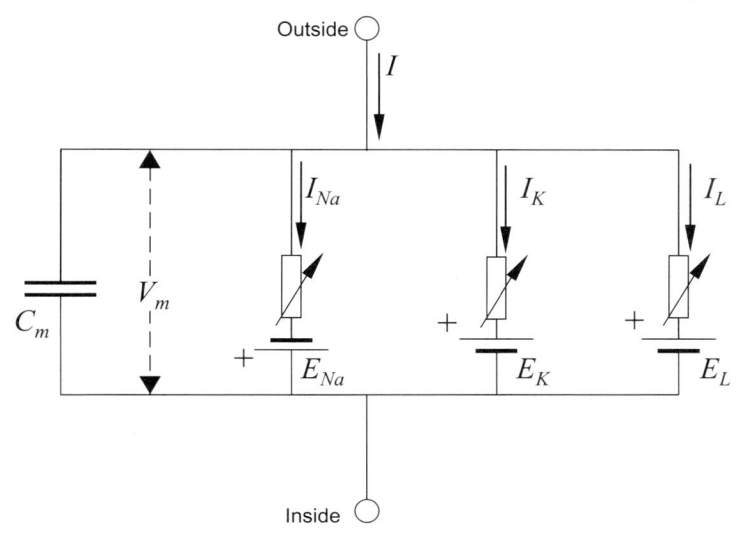

してイオンチャネルは膜電位(V_m)等に応じて開閉し、特定のイオンを通過させるので、可変抵抗に相当します。イオン濃度勾配に基づく電位差(E_{Na}、E_K、E_L)とコンデンサ、それに可変抵抗によって細胞膜を挟んだ電位差V_mが発生すると捉えられます。

Hodgkin-Huxleyモデルでは、Na$^+$チャネル電流(I_{Na})、K$^+$チャネル電流(I_K)、それにCl$^-$等によるリーク電流(I_L)が考慮されます。すなわち、総イオン電流Iは論文の式(1)、(2)から導かれた次の式で表わされます。

$$I = C_m \cdot \frac{dV_m}{dt} + I_{Na} + I_K + I_L$$

イオンXによる電流I_Xは、コンダクタンス(g_X)と膜電位(V_m)、それにイオンの平衡電位(E_X)を用いて次の式で表わされます。

$$I_X = g_X \cdot (V_m - E_X)$$

膜電位を変化させたとき、イオンチャネルの開閉は時間とともに変化します。このチャネルの開閉をopenとcloseの2状態間の遷移として考え、開状態にある確率p($0 \leq p \leq 1$)をゲート変数とすると、コンダクタンス(g)は、その最大値(g_{max})を用いて、

$$g = g_{max} \cdot p$$

と記述できます。このとき、pは開閉の2状態を遷移するので、状態遷移速度αと

図4-1-2 2状態ゲートのモデル図

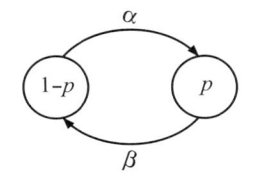

βを用いて、

$$\frac{dp}{dt} = \alpha \cdot (1-p) - \beta \cdot p$$

と記述できます。この状態遷移速度αとβを表わす関数を実験に基づいて決定することで、チャネルの挙動を再現できます（図4-1-2）。

② ネットワーク図

CellMLでは1つの微分方程式を1つのComponentとして記述し、モデルはComponentのネットワークとして表現されます。CellMLで表現されたHodgkin-HuxleyモデルのネットワークはFigure 2に示されています（図4-1-3）。

Na^+チャネルの開閉をmとhの2つのゲートで表わし、K^+チャネルの開閉をnゲートで表わしています。リーク電流はゲートを持たない固定抵抗として表現されています。mゲートの開閉を計算し、その結果を用いて、Na^+電流を計算し、その結果を用いてV_mを計算するというように情報が流れていきます。

IV-2 積分計算

Hodgkin-Huxleyモデルを計算するために、simBioで常微分方程式を解く方法を解説します。

● IV-2-(1) 常微分方程式の数値解法

Hodgkin-Huxleyモデルをはじめ、活動電位を再現する心筋細胞モデルのほとんどは常微分方程式で記述されています。従って、シミュレーションを行うには、常

参考　平衡電位

電池などのように膜を挟んで、イオンXの濃度に差があるとき、濃度勾配に基づく化学的な力は次のNernstの式を用いて電位として表せます。

$$E_X = \frac{R \cdot T}{z \cdot F} \cdot \ln\frac{[X]_o}{[X]_i}$$

膜電位がこれと等しくなると、イオンに働く力が釣り合うのでこれを平衡電位といいます。

参考　コンダクタンス

オームの法則は

$$I = \frac{1}{R} \cdot V$$

と表せます。一般に、イオンチャネルにおける電流の流れやすさは

$$g = \frac{1}{R}$$

とおいたコンダクタンスgを使って表されます。単位はS（シーメンス）を使います。恐らく、横軸にV、縦軸にIをとった電流-電圧曲線で実験結果を表したとき、その傾きがgになるためでしょう。

図4-1-3　CellMLで表現されたHodgkin-Huxleyモデルのネットワーク図

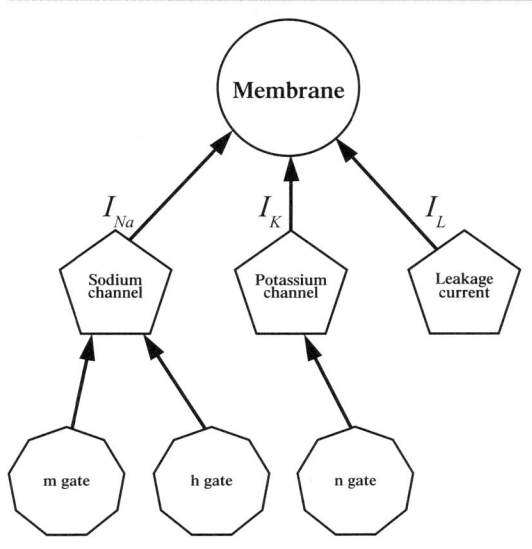

微分方程式を初期値問題として解く必要があります。simBioではそのために、Euler法とRunge-Kutta法を利用できます。

① Euler法

$$\frac{dy}{dt} = f'(y, t)$$

という微分方程式を解くとき、Euler法の公式は次のようになります。

$$y_{i+1} = y_i + f'(y_i, t_i) \cdot dt$$
$$t_{i+1} = t_i + dt$$

例えば、次の導関数と初期値が与えられたとき、

$$\frac{dy}{dt} = 1, t_0 = 0, y_0 = 0$$

$dt = 1$としてy_1の値を求めると、

$$y_1 = y_0 + f'(y_0, t_0) \cdot dt = 0 + 1 \cdot 1 = 1$$

となり、順に$y_{2..n}$の値を求められます。

図4-2-1　Euler法

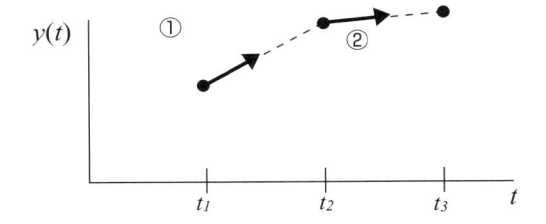

図4-2-1では$y(t_1)$での傾き①を計算し、$y(t_2)$を求め、$y(t_2)$での傾き②を計算し、$y(t_3)$を求めます。MATLAB等の数値計算プログラムと同じく、simBioでも$f'(y, t)$を計算するだけで自動的に次のyの値が得られます。

② Runge-Kutta法

Euler法では、1点での導関数の値から次の点を決定していましたが、Runge-Kutta法では4点での導関数の値を用いることで精度を上げています。

図4-2-2　Runge-Kutta法

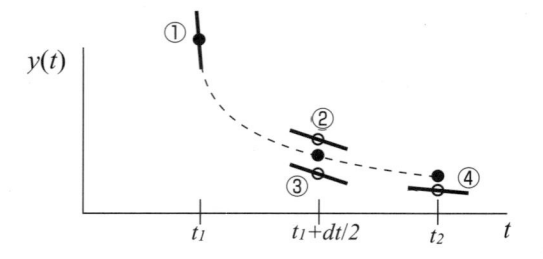

図4-2-2では$y(t_1)$から①、②、③、④での傾きを計算し、$y(t_2)$を求めます。式で記述すると次のようになります。

$$k_1 = dt \cdot f'(t_n, y_n)$$
$$k_2 = dt \cdot f'(t_n + dt/2, y_n + k_1/2)$$
$$k_3 = dt \cdot f'(t_n + dt/2, y_n + k_2/2)$$
$$k_4 = dt \cdot f'(t_n + dt, y_n + k_3)$$
$$y_{n+1} = y_n + k_1/6 + k_2/3 + k_3/3 + k_4/6 + O(dt^5)$$

これにより、同程度の精度を得るためにEuler法よりも大きな時間刻み幅dtで計算できるので、計算時間を短縮できます。

simBioではEuler法と同様$f'(t, y)$を与えることで、4次のRunge-Kutta法を利用できます。

参考　誤差

最後に加算されている$O(dt^5)$は数値演算の誤差を意味します。無限に小さなdtで計算しない限り、真の解と計算結果は一致しません。さらに、コンピュータ内部での数値表現法に由来する誤差もあります。Euler法にももちろん誤差はあり、同じ刻み幅で計算した場合Runge-Kutta法のほうがはるかに小さな誤差で済みます。より少ない計算時間で、より確からしい数値解を得るために他にも様々な積分手法が存在します。

IV-3　機能要素の作成

この節では、Hodgkin-Huxleyモデルの数式をsimBioの機能要素であるReactorで記述します。

● IV-3-(1)　Reactor

CellMLでは1つの微分方程式を1つのComponentとし、Componentを組み合わせてモデルを表現しますが、simBioでは生物学的に意味を持った任意の数の数式セットを1つの機能要素として扱い、Reactorとして記述します。そして、変数を意味するNodeとの相関系としてモデルを図4-3-1のように表現します。

図4-3-1　NodeとReactorの相関図

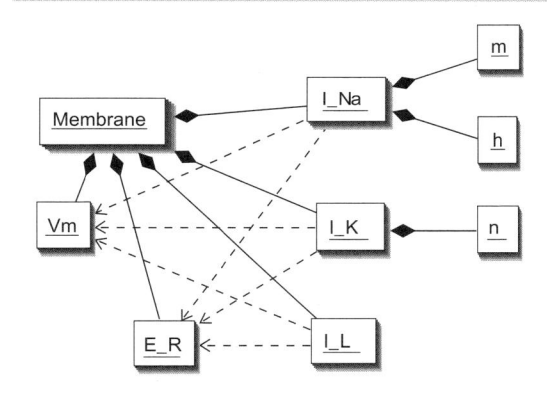

simBioではdy/dtを計算する数式をReactorに記述し、dy/dtの値をNodeに設定することで積分計算を行います。生物学的に意味のある単位でReactorを作成することで、生体におけるネットワークをそのまま数理モデル、さらにはソースコードに写し取ることを可能にしています。

Hodgkin-Huxleyモデルでは、細胞膜(Membrane)にあるNa^+電流(I_Na)、K^+電流(I_K)、リーク電流(I_L)が膜電位(Vm)を介してクロストークを行っていると見なせます。Na^+チャネルはmゲートとhゲートを使って開閉を計算し、V_mと平衡電位(E_R)を参照してNa^+電流を計算します。

そこで、Membrane、I_Na、I_K、I_LをReactorとして、VmをNodeとしてモデルを作成します。

参考　インスタンス図

図4-3-1はオブジェクト指向プログラム設計において広く使われているUnified Modeling Language(UML)のインスタンス図です。モデルを構成するインスタンスの相関を示し、黒菱形は"所有"を、破線矢印は"参照"を意味します。

① Membrane

まず、Membrane Reactorを作成します。tutorialプロジェクトを選択し、右クリックメニューから[新規]→[クラス]をクリックします。新規Javaクラスダイアログの[パッケージ]に`hodgkin_huxley_1952`[※2]、[名前]に`Membrane`と入力します。[スーパークラス]に`org.simBio.core.Reactor`と入力して[終了]をクリックします(図4-3-2)。

※2
Javaは大文字と小文字を区別します。注意してください。

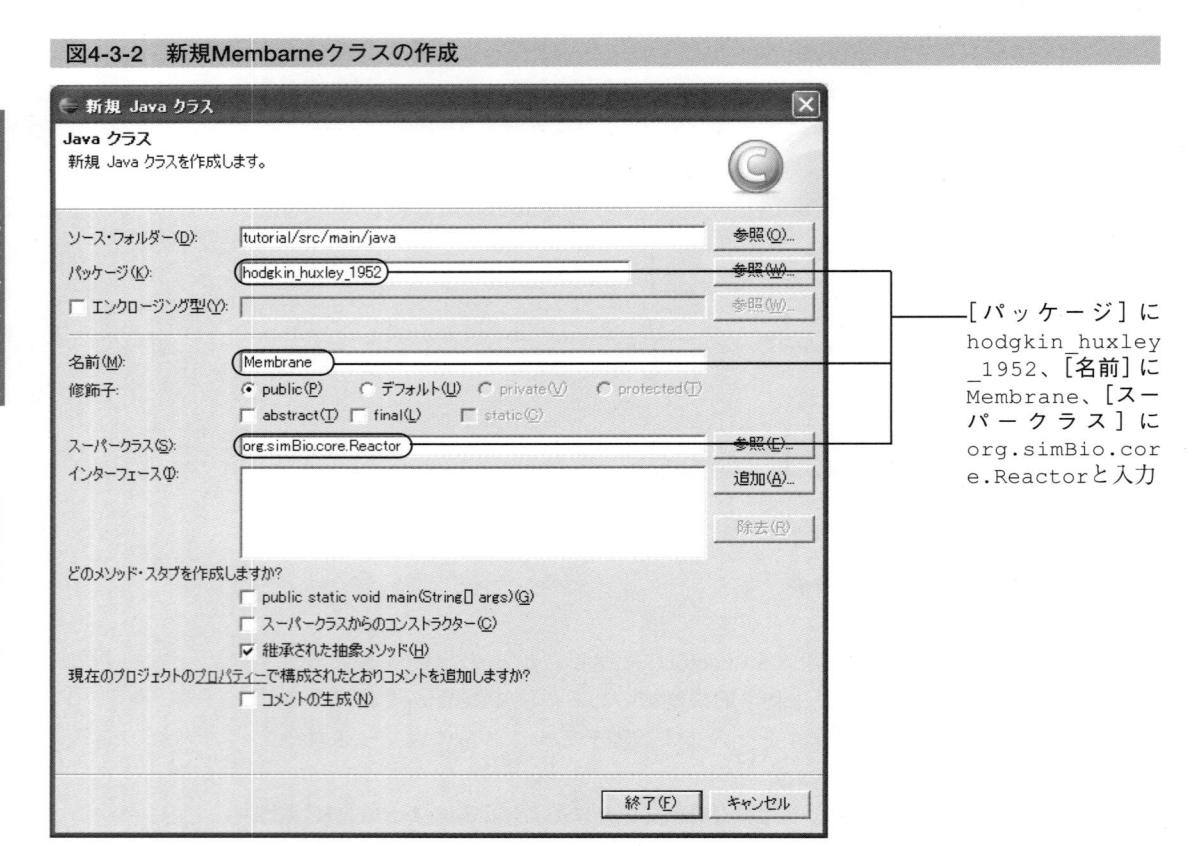

図4-3-2　新規Membarneクラスの作成

[パッケージ]に`hodgkin_huxley_1952`、[名前]に`Membrane`、[スーパークラス]に`org.simBio.core.Reactor`と入力

ソースフォルダsrc/main/javaのhodgkin_huxley_1952パッケージにMembraneクラスが作成され、エディタで開かれます(図4-3-3)。

こうすれば便利

[スーパークラス]に`Reactor`と一部を入力し、[参照]をクリックすると、一致するクラスがスーパークラスの選択ダイアログでリストアップされます。修飾子[-org.simBio.core]となっているものを選択して[OK]をクリックしても、スーパークラスに`org.simBio.core.Reactor`を選択できます。

図4-3-3　生成されたMembrane.java

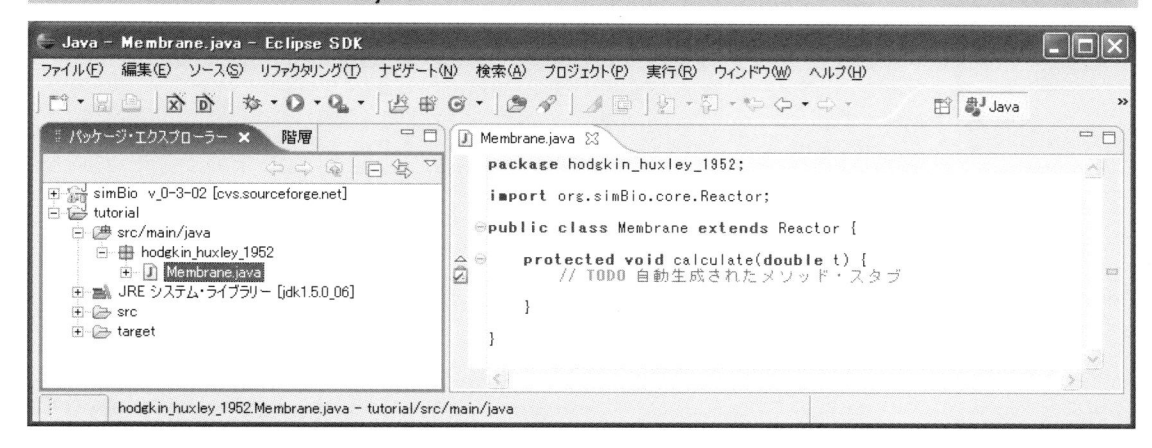

```
package hodgkin_huxley_1952;

import org.simBio.core.Reactor;

public class Membrane extends Reactor {

    protected void calculate(double t) {
        // TODO 自動生成されたメソッド・スタブ
    }
}
```

> **参考**
>
> ## Java言語 コーディング規約
>
> 誰が読んでも理解できるように、標準的な記述法としてJava開発元のSun Microsystems社がCode Conventions for the Java Programming Language （http://java.sun.com/docs/codeconv/）を提案しています。simBioの記述も、できるだけ規約に従っています。日本語の情報はJava言語 コーディング規約（http://www.tcct.zaq.ne.jp/ayato/programming/java/codeconv_jp/index.html）や、オブジェクト倶楽部によるコーディング規約の会（http://www.objectclub.jp/community/codingstandard/）等があります。

①－1　コメント

　Javaクラスファイルでは、C言語と同じく /* と */ で囲まれた部分はコメントとして扱われます。後で見直したときに、プログラムの意味がわかるようにするため、適宜コメントを記入しましょう[※3]。simBioでは、次のように使用条件をコメントとしてファイルの先頭に記述しています[※4]（図4-3-4）。なお、1行だけのコメントは // の後ろに記述できます。

図4-3-4　simBioのコメント

```
/*
 * simBio is a Java package to create biological models.
 * Copyright (C) 2002-2005 Nobuaki Sarai and Contributors.
 *
 * This package is free software; you can redistribute it and/or
 * modify it under the terms of LGPL version 2.1.
 *
 * This package is distributed in the hope that it will be useful,
 * but WITHOUT ANY WARRANTY; without even the implied warranty of
 * MERCHANTABILITY or FITNESS FOR A PARTICULAR PURPOSE.
 *
 * for more information, see http://www.sim-bio.org/
 */
```

※3
逆に、コメントが無くても意味がわかるプログラムは良いプログラムといえます。コメントを入れる前にプログラムをもう一度見直しましょう。

※4　コード・テンプレート
simBioプロジェクトのクラスを作成するとき、新規Javaクラスダイアログの［コメントの生成］をチェックしておきましょう。こうすることで、［ウィンドウ］→設定ダイアログ、［Java］→［コード・スタイル］→［コード・テンプレート］→［コメント］に設定した内容を挿入できます。これで、何度も同じコードを挿入する必要はなくなります。

> **参考　TODO**
>
> Eclipseの機能として、コメントのなかにTODOと記述しておくと、タスクビューに一覧を表示してくれます。覚え書きなどを書いておくと便利です。タスクビューを表示するには、[ウィンドウ]→[ビューの表示]→[基本]→[タスク]を選択します。タスクが多すぎるときは、タスクビューの右上、右から4つ目の[フィルター]で、[選択されたりソースおよびその子]等にチェックを入れて、表示されるタスクを制限すると良いでしょう。

①-2　Javadocコメント

　Javadocコメントとは、リファレンスマニュアルを生成するための特別な形式のコメントで、/** と */ で囲まれます[※5]。Membrane Reactorについての説明を、クラスの宣言文 "public class Membrane extends Reactor{" の直前に次のような形式で記述します（図4-3-5）。

※5 「@IT」の記事「EclipseでJavadocを利用するには」(http://www.atmarkit.co.jp/fjava/javatips/003eclipse001.html)等も参考になります。

図4-3-5　Membrane ReactorのJavadocコメント

```
/**
 * 膜電位(V<sub>m</sub>)の変化を計算する。
 *
 * Created 2006/01/02
 *
 * @author biosim
 * @see <strong>Hodgkin AL, and Huxley AF.</strong> A quantitative description
 *      of membrane current and its application to conduction and excitation in
 *      nerve. <em>J Physiol</em> 117: 500-544, 1952.
 * @version $Revision: 1.4 $
 */
```

　マウスカーソルをクラス名（Membrane）に置いて少し待つと、最終的なJavadocが浮き出て表示されます。クリックすると**Javadoc**ビュー[※6]にも表示されます（図4-3-6）。

　Javadocでは最初の1文に概要を、それ以降に説明を記述します。htmlタグが使用できます。ここではMembraneクラスの役割について、

　　膜電位(V_m)の変化を計算する。

と記述しておきます。

※6　Javadocビュー[ウィンドウ]→[ビューの表示]→[Javadoc]で、Javadocビューを表示できます。

　@authorのように、@が頭に付いている文字列はJavadocタグといい、情報の意味を定義します。@authorタグに続けて、作者名を記入します。@authorなどのJavadocタグはいくつでも記述できます。

> **参考　Javadocによるリファレンスマニュアルの作り方**
>
> Javadocによるリファレンスマニュアルを作るには、プロジェクトを選択して右クリックメニューから[エクスポート]をクリックします。[Javadoc]を選択し、[次へ]をクリックし、オプションを適宜設定します。さらに2回[次へ]をクリックすると、[追加のJavadocオプション]の入力欄がありますので、-encoding UTF-8 と入力してエンコードを設定します。[終了]するとJavadocがdocフォルダに作成されるので、index.htmlをウェブ・ブラウザで開きます。

図4-3-6　Javadoc

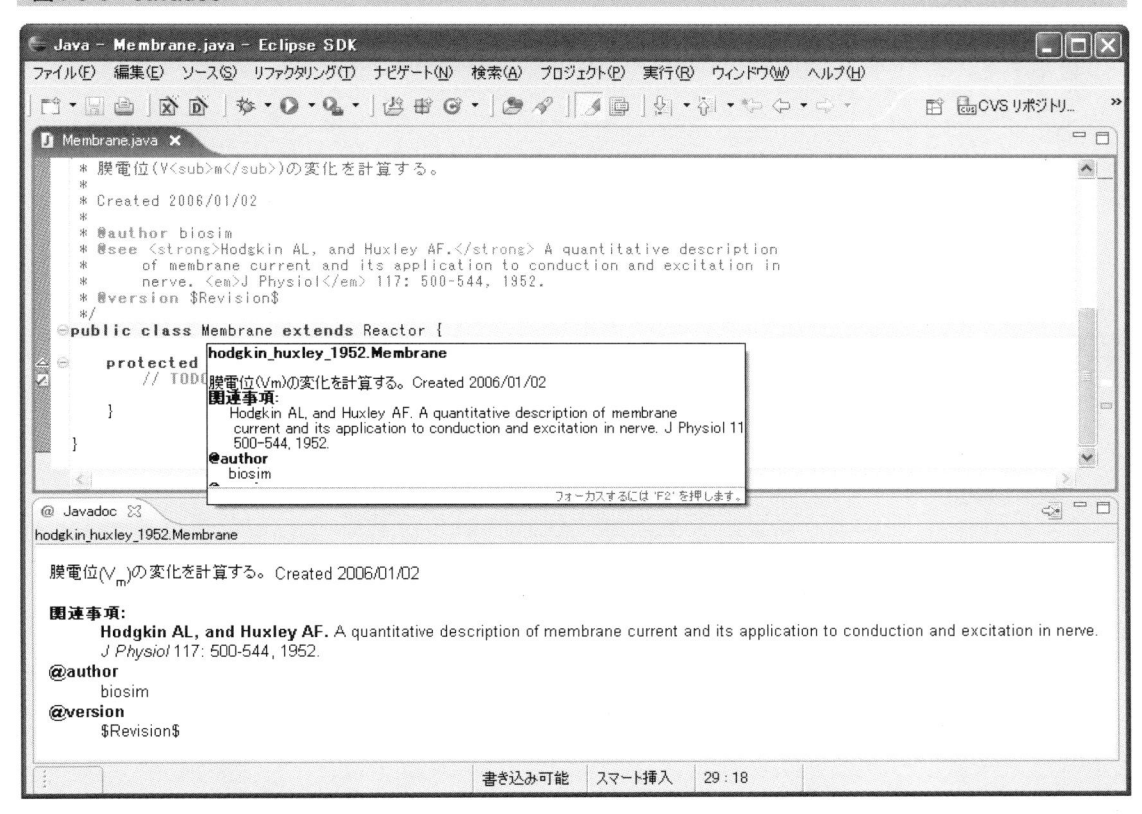

@seeに続けて、関連事項へのリンクを記述してください。ここでは次のように、原著論文を示しておきます。

```
<strong>Hodgkin AL, and Huxley AF.</strong> A
quantitative description of membrane current and its
application to conduction and excitation in nerve.
<em>J Physiol</em> 117: 500-544, 1952.
```

論文に**DOI**[※7]が割り振られているときは、それを

```
<a href="http://dx.doi.org/10.2170/jjphysiol.53.105">
<em>Jpn J Physiol</em> 53: 105-123, 2003</a>
```

のようにリンク先として記述すると良いでしょう。

　@versionタグの後ろには、バージョン番号を記入します。$Revision$としておくと、CVSが改版番号を挿入してくれます（CVSを使わないときは自分で番号を付けます）。

　ソースコードの紫色太字で表示されている単語は、Javaが特別な指令として認識するキーワードです。これらの意味について、次に説明します。

※7　DOIとは The Digital Object Identifier System（http://doi.org/）が提供している固定のID、Digital Object Identifierの略。インターネットにある情報はアドレスが変更されやすいですが、常に同じ対象を見つけられることが保証されています。

JREとJDK

ここは要注意

J2SE Runtime Environment（JRE）にはJavadoc作成機能が含まれていません。上記の方法でJavadocを作成するためにはJ2SE Development Kit（JDK）をインストールして、[ウィンドウ]→[設定]→[Java]→[インストール済みのJRE]を選択します。[検索]をクリックしてEclipseに検索させるか、[追加]をクリックして、JDKがインストールされたフォルダ（c:¥Program Files¥Java¥jdk1.5.0_06等）を選択し、JDKにチェックを入れます（図4-3-7）。

図4-3-7　J2SE Development Kit（JDK）を使用する

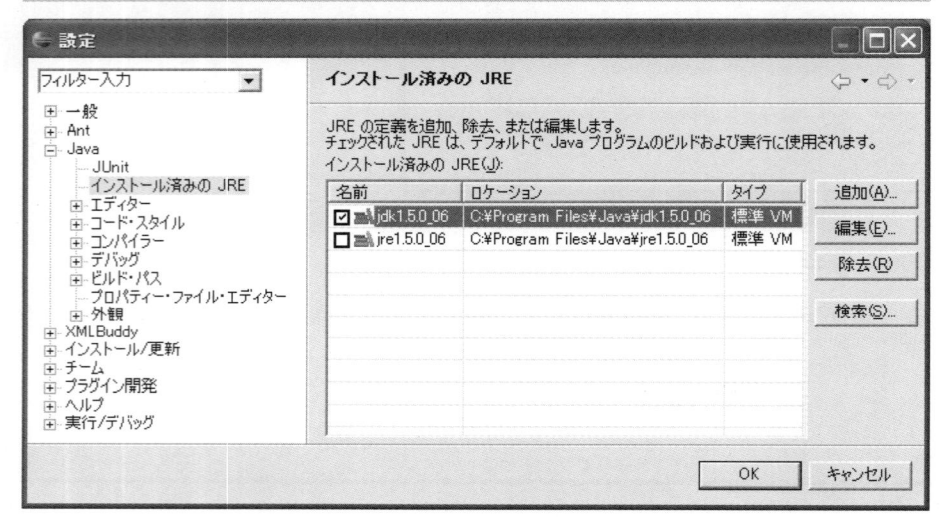

こうすれば便利

ファイルコメントと同様、[ウィンドウ]→設定ダイアログ、[Java]→[コード・スタイル]→[コード・テンプレート]→[コメント]→[型]テンプレートに、次の内容を設定すると自動的に挿入されます。Eclipseが ${file_name} をファイル名に、${date} を作成日に、${user} をログインユーザー名に、$$を$に、${tags} を必要なJavadocタグに置き換えてくれます（図4-3-8）。

図4-3-8　Javadocコメントの自動挿入型のJavadocコメント用テンプレート

```
/**
 * ${file_name}.
 *
 * Created ${date}
 *
 * @author ${user}
 * @see <a href="put URL here">put reference here</a>
 * @version $$Revision$$
 *
 * ${tags}
 */
```

①－3　パッケージ

　Javaプログラムを構成する単位はクラスで、1つのファイルに1つのクラスを記述します。同種のクラスをまとめて管理・分類する為にパッケージという仕組みをJavaは備えています。これはファイルに対するフォルダに相当し、ソースフォルダの下にパッケージフォルダを作成し、クラスファイルを整理します。クラスファイルの先頭に、それが所属するパッケージ名を

`package hodgkin_huxley_ 1952;`

のように記述します[※8]。

　パッケージ名には通常小文字が使われます。また、広く一般公開するパッケージ名は重複を避けるため、Javaの開発元のSun Microsystems社の提案 (http://java.sun.com/docs/books/jls/second_edition/html/packages.doc.html#40169) に従い、自らが所属するドメイン名（sim-bio.orgなど）を逆転させた名前（org.simBio.*など）が使われます。

①－4　インポート

　他のパッケージに記述されているクラスを利用するとき、importを使います。`import org.simBio.core.Reactor;`と記述することで、org.simBio.coreパッケージにあるReactorクラスをこのクラスで使えるようになります。

①－5　クラス宣言

　`class Membrane`がMembraneクラスの宣言です。通常クラス名は大文字ではじめます。この行の「{」から最後の「}」までがクラスの中身です[※9]。simBioからこのクラスを呼び出せるように、`public`宣言をします。さらに、`extends`

※8　行末文字
Java言語ではC言語と同じく、「;」記号が行の終わりを示します。

※9　「{」の対応
Eclipseは括弧の後ろにカーソルを置くと、それと対応する括弧を四角で囲んで示してくれます。

> **参考　simBioのJavadoc**
>
> simBioのJavadocを作成し、Eclipseに登録しておくと、[F1] キーを押したときに開けられるようになります。simBioプロジェクトのbuild.xmlを右クリックし、[アプリケーションから開く] → [Antエディター] で開きます。アウトラインビューで"javadocs_ja"を選択し右クリック、[実行] → [1 Antビルド] をクリックすると、target/docs/ja/apiにJavadocが作成されます。次に、simBioプロジェクトを右クリックして、[プロパティー]を開きます。[Javadocロケーション]を選択し、[参照]からJavadocが作成されたフォルダtarget/docs/ja/apiを、"Javadocロケーション・パス"として選択、[OK]します。こうしておくと、`import org.simBio.core.Reactor;`のReactorにキャレット[※10]を置き、[F1] キーを押せば、ヘルプビューに "org.simBio.core.Reactor'のJavadoc" いう選択肢が現れるようになります。これをクリックすると、ReactorのJavadocが開かれます。文字化けしてるときは、右クリックして [エンコード] → [Unicode (UTF-8)] を選んでください。

※10　キャレット
マウスポインタをカーソルと、文字入力ポインタをキャレットと呼んで区別します。

> **参考　可視性**
>
> 可視性とはどこのクラスから操作可能であるかを意味します。publicはどこからでも操作可能であり、他に継承先のクラスから操作可能であるprotectedと、それ自身のクラス内からだけ操作できるprivate宣言があります。何も記述しなければ、同じパッケージ内から操作できます。

Reactorとすることで積分計算ルーチンからも呼び出されるようになります。extendsは継承を意味し、続けて記述されているReactorクラスの機能を受け継いで、発展させるという意味を持ちます。逆に言うと、MembraneクラスはReactorクラスの機能をすべて持っています。

①-6 メソッド

`protected void calculate(double t)`がメソッドの宣言で、「{」から「}」の中にMembraneクラスで計算するべき微分方程式を記述します。メソッドは、他のプログラミング言語ではサブルーチン、ファンクション、関数などと呼ばれることもあります。可視性をprotectedとしておくと、simBioの積分計算ルーチンから呼び出されます。Javaのメソッドは C言語と同じく返値をもちますので、次のvoidでこのメソッドは値を返さないことを宣言します。calculateがメソッドの名前で、Javaでは小文字で始まる動詞が用いられます。次の括弧の中身、double tは引数と呼び、実数型の値をこのメソッドが受け取ることを示します。受け取った値は変数名tを使って利用します。simBioの積分計算ルーチンは現在時間を引数としてcalculateメソッドを呼び出すので、このメソッドでdy/dtの計算を行います。

①-7 数式の記述

論文の式(1)、(2)から導かれるように、Membraneクラスでは膜を横切る電流の総和から膜電位V_m変化を計算します。

$$I = C_m \cdot \frac{dV_m}{dt} + I_{Na} + I_K + I_L$$

この式でIは外部から与える電流を意味しますので、ここでは刺激電流I_{stim}を与えることにし、他の電流と符号を一致させておきます。そして、左辺にdV_m/dtを移動すると、次の式が導かれます。

$$\frac{dV_m}{dt} = -(I_{Na} + I_K + I_L + I_{stim})/C_m$$

この式をsimBio形式に直した次の式

```
Vm.addDydt(- (I_Na.getValue() + I_K.getValue() + I_L.getValue()
    + I_stim.getValue()) / Cm);
```

を "`// TODO 自動生成されたメソッド・スタブ`" の代わりにcalculateメソッドの「{」と「}」の間に記述します。

VmはNode型の変数を用います。Vm.addDydt(x);は実数xをdV_m/dtに足し合わせるメソッドを呼び出します。simBioが積分計算の1ステップを行う前にdV_m/dtを0にクリアし、すべてのReactorのcalculateを呼び出した後で、V_mの値を更新しますので、これでV_mの積分計算ができます。

I_Na、I_K、I_L、I_stimは後でReactorを作成します。ReactorはNodeを継承しているので、Nodeとしての機能が使えます(但し、addDydtは使えません)。I_Na.getValue()はI_Naの現在値を読み出します。

CmはHodgkin-Huxleyモデルでは論文のTable 3に記載されているように、固定数値になっています。Javaで数値を書き込む方法はいくつかありますが、ここでは

図4-3-9　問題ビュー

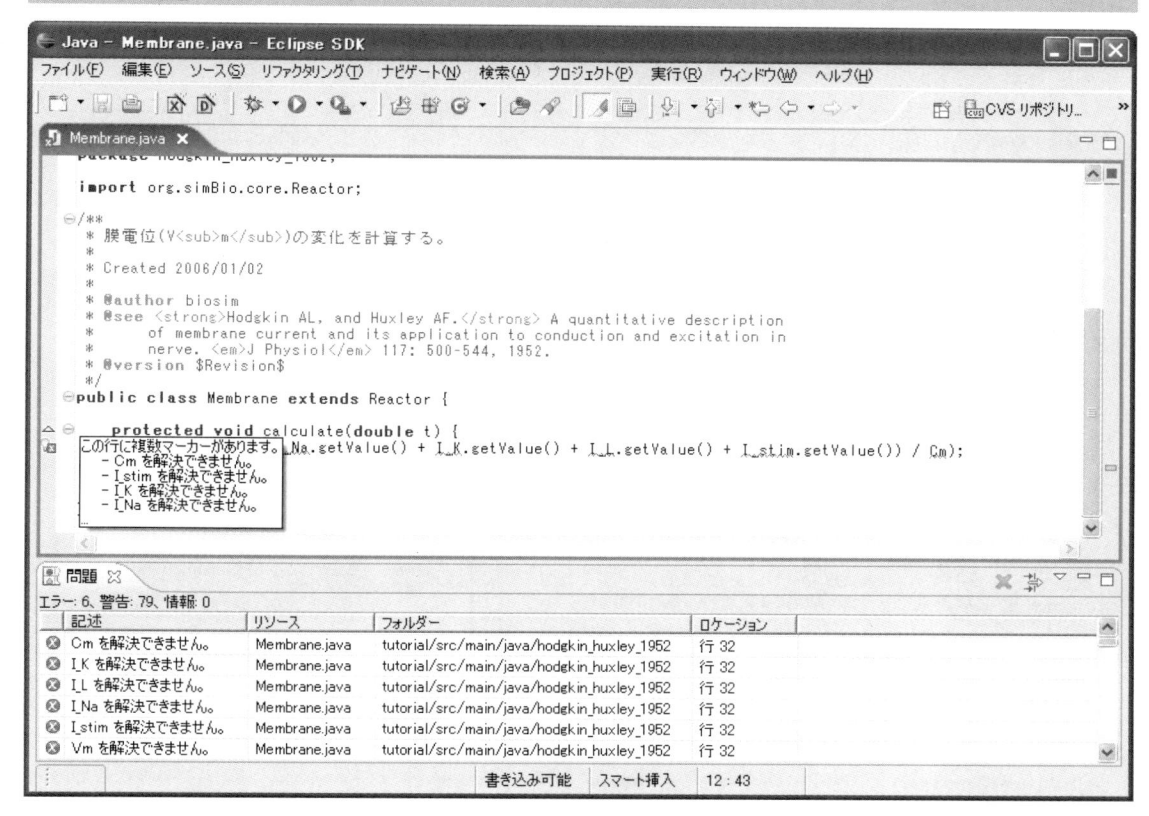

XMLから値を読み込めるように、実数型のフィールドを用いることにします。

①-8　変数の記述

さきほどMembrane.calculate()に式を記入しましたが、そこに使われている変数をまだ定義していないためにエラーが出現します[※11]。×マークにカーソルを合わせて少し待つか、問題ビューを表示して、内容を確認します[※12]（**図4-3-9**）。

Javaではクラスを実行するとき、クラスファイルを雛形として実行に必要なメモリ領域を確保し、インスタンスを作成します。simBioではモデル構造を記述したXMLを読み込み、その指示に従いモデルインスタンスを作成します。そして、XMLに記載されている値をインスタンスに代入します。

そこで、変数をフィールド（インスタンス変数）として宣言します。エディタ左端の赤い×マークをクリックすると、修正候補をEclipseが提示してくれるので、提示された中から"フィールド'x'を作成します。"を選んで、必要なフィールド（インスタンス変数）を全て作成します（**図4-3-10**）。

※11　エラーの検出
EclipseはJavaクラスファイルが保管されると、それをコンパイルしてエラーを検出します。ソースコードを編集したら一旦保管して、チェックを受けてください。

※12　エラーが出たときは必ず、問題ビューを見て、エラー内容を確認し、解決します。エラーマークをクリックすると、Eclipseが修正候補を挙げてくれます。

こうすれば便利　問題ビューの右上、右から4つ目の［フィルター］ボタンをクリックし、フィルターダイアログで［選択されたリソースおよびその子］などを選択すると、ビューに表示される項目を制限できます。

図4-3-10 フィールドの作成

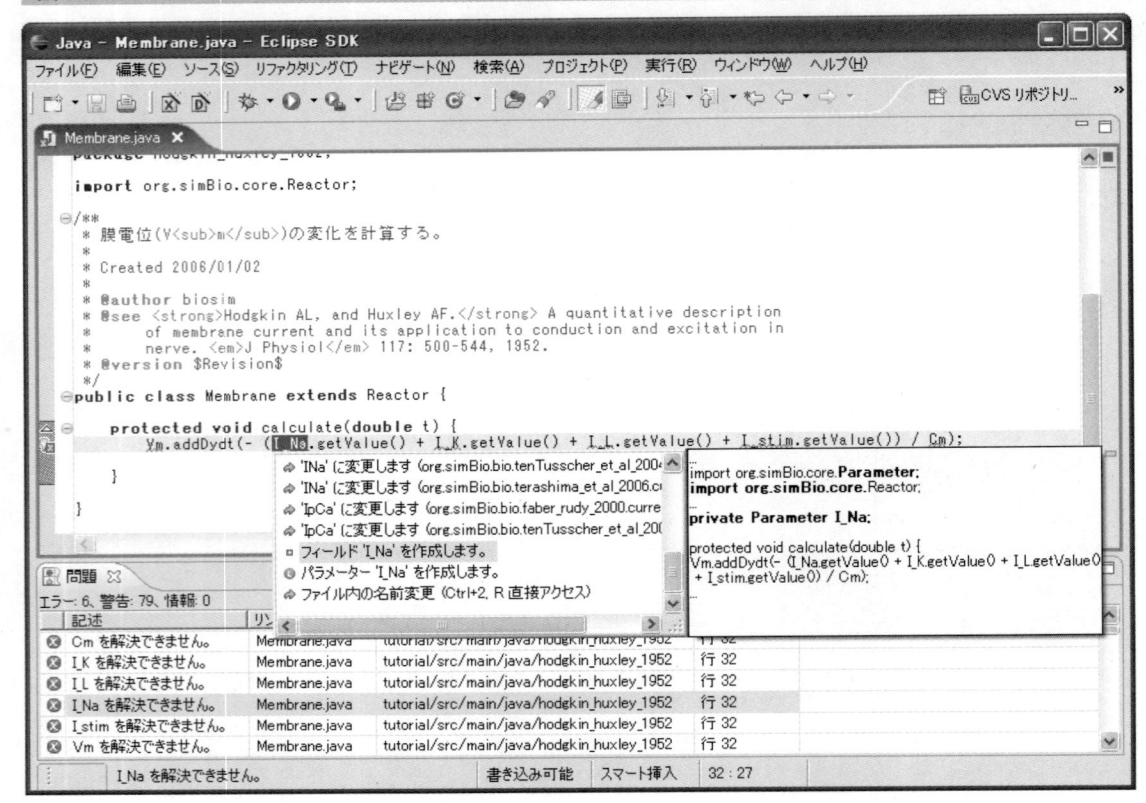

すると、次のようなフィールドが作成されます。

```
private Component Vm;
private int Cm;
private Parameter I_Na;
private Parameter I_K;
private Parameter I_L;
private Parameter I_stim;
```

参考　変数の宣言順序

フィールドの宣言順序は自由です。同じ行にエラーが複数あるとき、Eclipseが提示する修正候補の順番は一定していないようです。また、Componentではなく Parameterが、intではなくdoubleが選ばれることもあるようです。

参考　変数名

Javaでは変数名は通常小文字を使います。しかし、論文のモデルを再現するときは論文で使われている変数名をそのまま用いたほうが扱いやすいようです。

> **ここは要注意　可視性は必要最低限に**
>
> 可視性を高めるとは、ほかの関係の薄いクラスからも操作可能にすることを意味し、publicが最も可視性の高い状態、すなわちどこからでも操作可能であること意味します。そうすると他のクラスが勝手に値を書き換えてしまうことが可能になり、予想しない動作の原因となることがあるので、通常は最低限必要な可視性を設定し、予期せぬ値になるのを予防します。

　可視性がprivateの変数は、他のクラスからはアクセスできません。XMLに記述された値を読込ませるために、privateをpublicに変更してsimBioからアクセスできるようにしておきます。

　Cmを自動で設定された整数(int)ではなく、実数として扱うためdoubleに変更します。さらにdouble型には初期値を設定できるので、Cm=1.0として初期値を設定しておきます。

　次に、Component型をsimBioでリンク可能な変数を意味するNodeに変更します。すると、Eclipseが複数存在するNode型のうち、どれを使えばいいか自動判定できないので、"Nodeを型に解決できません。"というエラーが出現します。×マークをクリックして、その中から"'Node'をインポートします(org.simBio.core)"を選択します。

　黄色の！マークはエラーではありませんが、冗長な記述や注意を要する警告の存在を示しています。問題ビューに"インポートされたorg.simBio.core.Componentは一度も使用されていません"と理由が示されるので、マウスを右クリックし、［ソース］→［インポートの編成］を選択し、インポートされた項目を整理すると警告も消えます。

> **ここは要注意　修正後もエラーや警告が消えないときは**
>
> 一旦保管すると、Eclipseが再度コンパイルしてエラーチェックを行うので、消えることがあります。保管後も消えないときは、プロジェクトを右クリックして［更新］してみます。

　これらの変数にもJavadocコメントを記入しておきます。変数名をクリックして、ポップアップメニューから［ソース］→［コメントの追加］をクリックして雛形を挿入し、変数の意味を説明します。変数の単位については、simBioでは利用していませんが、モデルの整合性を検証するために記述します。

> **参考　コメントの目的**
>
> 自分しか使わないだろうと思っても、後で自分の作成したクラスを見たとき、驚くほど忘れているものです。将来の自分に対して、今の自分が考えている内容を書き残しておきましょう。

① — 9 完成

最後に［ソース］→［フォーマット］をクリックすると、Javaの標準的な形式に整形してくれます（図4-3-11）。

図4-3-11 完成したMembrane.java

```java
/*
 * simBio is a Java package to create biological models.
 * Copyright (C) 2002-2005 Nobuaki Sarai and Contributors.
 *
 * This package is free software; you can redistribute it and/or
 * modify it under the terms of LGPL version 2.1.
 *
 * This package is distributed in the hope that it will be useful,
 * but WITHOUT ANY WARRANTY; without even the implied warranty of
 * MERCHANTABILITY or FITNESS FOR A PARTICULAR PURPOSE.
 *
 * for more information, see http://www.sim-bio.org/
 */
package hodgkin_huxley_1952;

import org.simBio.core.Node;
import org.simBio.core.Reactor;

/**
 * 膜電位(V<sub>m</sub>)の変化を計算する。
 *
 * Created 2006/01/02
 *
 * @author biosim
 * @see <strong>Hodgkin AL, and Huxley AF.</strong> A quantitative description
 *      of membrane current and its application to conduction and excitation in
 *      nerve. <em>J Physiol</em> 117: 500-544, 1952.
 * @version $Revision$
 */
public class Membrane extends Reactor {
    /** membrane potential, V, initial value = -75.0 (millivolt) */
    public Node Vm;

    /** membrane capacitance, initial value = 1.0 (microF_per_cm2) */
    public double Cm = 1.0;

    /** Sodium current (microA_per_cm2) */
    public Node I_Na;

    /** Potassium current (microA_per_cm2) */
    public Node I_K;

    /** Leak (Chloride) current (microA_per_cm2) */
    public Node I_L;

    /** Stimulus current (microA_per_cm2) */
    public Node I_stim;

    protected void calculate(double t) {
        Vm.addDydt(-(I_Na.getValue() + I_K.getValue() + I_L.getValue() + I_stim
                .getValue())
                / Cm);
    }
}
```

② I_Na

Na$^+$電流の計算式は論文では式(3)、(26)、(15)、(16)、(20) − (24)で示されています。

ここで計算すべき式は以下の通りです[※13]。

$E_{Na} = E_R + 115$

> **ここは要注意　式の変形**
>
> 論文のオリジナルの式と以下で例示している式は異なります。これは、ここに示すモデルでは平行電位$E_R = -75$ mVを用いているためです。

$$i_{Na} = g_{Na} \cdot m^3 \cdot h \cdot (V - E_{Na})$$

$$\alpha_m = \frac{-0.1 \cdot (V+50)}{e^{\frac{-(V+50)}{10}} - 1}$$

$$\beta_m = 4 \cdot e^{\frac{-(V+75)}{18}}$$

$$\frac{dm}{dtime} = \alpha_m \cdot (1-m) - \beta_m \cdot m$$

$$\alpha_h = 0.07 \cdot e^{\frac{-(V+75)}{20}}$$

$$\beta_h = \frac{1}{e^{\frac{-(V+45)}{10}} + 1}$$

$$\frac{dh}{dtime} = \alpha_h \cdot (1-h) - \beta_h \cdot h$$

Membraneクラスと同様にパッケージhodgkin_huxley_1952にI_Naクラスを作成し、数式をsimBio形式で記述し、フィールドを定義し、Javadocコメントを記述し、フォーマットします（図4-3-12）。

calculate()メソッドでは、まずmゲート、次いでhゲートの変化を微分方程式で計算しています。膜電位の値を何度も用いるので、最初の行でこのメソッド内だけで通用する変数Vを宣言し、Vm Nodeの値を読み込んでいます。このようにメソッド変数を使うことで、式の記述を短くでき、式が読みやすくなります。

続けてmゲートの計算ではalpha_mをdouble型すなわち実数型の変数として宣言し、同時に膜電位の関数として表されている状態遷移速度を計算しています。Math.exp(x)はネイピア数（自然対数の底）eのx乗を計算します。Javaでは数学関数はMathクラスのメソッドとして実装されています。aのb乗を計算するにはMath.pow(a, b)と記述します。

m.addDydt()の行では開閉の2状態を持つmゲートの変化を微分方程式で解いています。mはゲートが開いている確率を表し、alpha_mが閉じている状態から開いた状態に変化する状態遷移速度、beta_mが開いている状態から閉じた状態に変化する状態遷移速度を表し、共に膜電位Vの関数として表されています。

hゲートもmゲートと同様の手順で計算し、最後にI_{Na}の大きさを計算し、I_Naクラス自身の値として設定しています。Nodeのインスタンスに対してsetValue(x)とすると、Nodeの値にxを設定できます。ReactorはNodeとして扱うこともできるので、このようにして、MembraneクラスからI_{Na}の大きさを読み出せるようにしています。

図4-3-12　I_Na.java

```java
package hodgkin_huxley_1952;

import org.simBio.core.Node;
import org.simBio.core.Reactor;

/**
 * Sodium channel.
 *
 * component_sodium_channel_m_gate<br/>
 * component_sodium_channel_h_gate<br/>
 * component_sodium_channel
 *
 * @author biosim
 * @see <strong>Hodgkin AL, and Huxley AF.</strong> A quantitative description
 *      of membrane current and its application to conduction and excitation in
 *      nerve. <em>J Physiol</em> 117: 500-544, 1952.
 * <br/><a href="doc-files/I_Na.xml">XML example</a>
 * @version $Revision: 1.1 $
 */
public class I_Na extends Reactor {

    /** membrane potential, V, initial value = -75.0 (millivolt) */
    public Node Vm;

    /** gate variable (dimensionless) */
    public Node m;

    /** gate variable (dimensionless) */
    public Node h;

    /** conductances (milliS_per_cm2) */
    public double g_Na = 120.0;

    /** reversal potential (millivolt) */
    public double E_R = -75.0;

    /*
     * (非 Javadoc)
     *
     * @see org.simBio.core.Reactor#calculate(double)
     */
    protected void calculate(double t) {

        double V = Vm.getValue();

        // component_sodium_channel_m_gate
        double alpha_m = (-0.1 * (V + 50)) / (Math.exp(-0.1 * (V + 50)) - 1.0);
        double beta_m = 4.0 * Math.exp(-(V + 75) / 18);
        m.addDydt(alpha_m * (1.0 - m.getValue()) - beta_m * m.getValue());

        // component_sodium_channel_h_gate
        double alpha_h = 0.07 * Math.exp(-(V + 75) / 20.0);
        double beta_h = 1.0 / (Math.exp(-0.1 * (V + 45)) + 1.0);
        h.addDydt(alpha_h * (1.0 - h.getValue()) - beta_h * h.getValue());

        // component_sodium_channel
        double E_Na = (E_R + 115);
        setValue(g_Na * Math.pow(m.getValue(), 3.0) * h.getValue() * (V - E_Na));
    }
}
```

ここは要注意　数式

Javaの計算式において、先頭が"1"など整数から始まっているときは、"1.0"と実数形式で記述しないといけないようです。さもないと整数として扱われて小数点以下を切り捨てられてしまうことがあるようです。

③ I_K

K⁺電流の計算式は論文では式(4)、(26)、(7)、(12)、(13)で示されています。
ここで計算すべき式は以下の通りです。

$$E_K = E_R - 12$$
$$i_K = g_K \cdot n^4 (V - E_K)$$
$$\alpha_n = \frac{-0.01 \cdot (V + 65)}{e^{\frac{-(V+65)}{10}} - 1}$$
$$\beta_n = 0.125 \cdot e^{\frac{V+75}{80}}$$
$$\frac{dn}{dtime} = \alpha_n (1-n) - \beta_n n$$

I_K.javaを以下に示します(図4-3-13)。

図4-3-13 I_K.java

```java
package hodgkin_huxley_1952;

import org.simBio.core.Node;
import org.simBio.core.Reactor;

/**
 * Potassium Channel.
 *
 * component_potassium_channel_n_gate<br/>
 * component_potassium_channel
 *
 * @author biosim
 * @version $Revision: 1.1 $
 */
public class I_K extends Reactor {

    /** membrane potential, V, initial value = -75.0 (millivolt) */
    public Node Vm;

    /** gate variables (dimensionless) */
    public Node n;

    /** conductance (milliS_per_cm2) */
    public double g_K = 36;

    /** reversal potential (millivolt) */
    public double E_R = -75.0;

    /*
     * (非 Javadoc)
     *
     * @see org.simBio.core.Reactor#calculate(double)
     */
    protected void calculate(double t) {
        double V = Vm.getValue();

        // component_potassium_channel_n_gate
        double alpha = -0.01 * (V + 65) / (Math.exp(-0.1 * (V + 65)) - 1.0);
        double beta = 0.125 * Math.exp((V + 75) / 80.0);
        n.addDydt(alpha * (1.0 - n.getValue()) - beta * n.getValue());

        // component_potassium_channel
        double E_K = E_R - 12.0;
        setValue(g_K * Math.pow(n.getValue(), 4.0) * (V - E_K));
    }
}
```

④ I_L

リーク電流の計算式は論文では式(5)で示されています。
ここで計算すべき式は以下の通りです。

$$E_L = E_R + 10.613$$
$$i_L = g_L(V - E_L)$$

図4-3-14　I_L.java

```java
package hodgkin_huxley_1952;

import org.simBio.core.Node;
import org.simBio.core.Reactor;

/**
 * leak component.
 *
 * @author biosim
 * @version $Revision: 1.1 $
 */
public class I_L extends Reactor {

    /** membrane potential, V, initial value = -75.0 (millivolt) */
    public Node Vm;

    /** conductances (milliS_per_cm2) */
    public double g_L = 0.3;

    /** reversal potential (millivolt) */
    public double E_R = -75.0;

    /*
     * (非 Javadoc)
     *
     * @see org.simBio.core.Reactor#calculate(double)
     */
    protected void calculate(double t) {
        double E_L = (E_R + 10.613);
        setValue(g_L * (Vm.getValue() - E_L));
    }
}
```

⑤ I_stim

活動電位を発生させるためには、適当な刺激電流を与える必要があります。40 ms間隔で、-20 μA/cm²の電流を、0.5 msの間流すようにします。

ここで計算すべき式は次の通りです。

$$i_{Stim} = \begin{cases} -20, \text{ if } (time \geq 10) \text{ and } (time \leq 10.5) \\ 0, \text{ otherwise} \end{cases}$$

%記号は剰余計算をしますので、変数t1には現在時間をintervalで割った余りが代入されます（図4-3-15）。if文は条件分岐をします。t1の値がonsetとoffserの間にあれば、iStimにamplitudeの値が代入され、刺激電流が流れます。

以上で、全ての計算式が記述でき、hodgkin_huxley_1952パッケージには５つのクラスが作成されました。

図4-3-15　I_stim.java

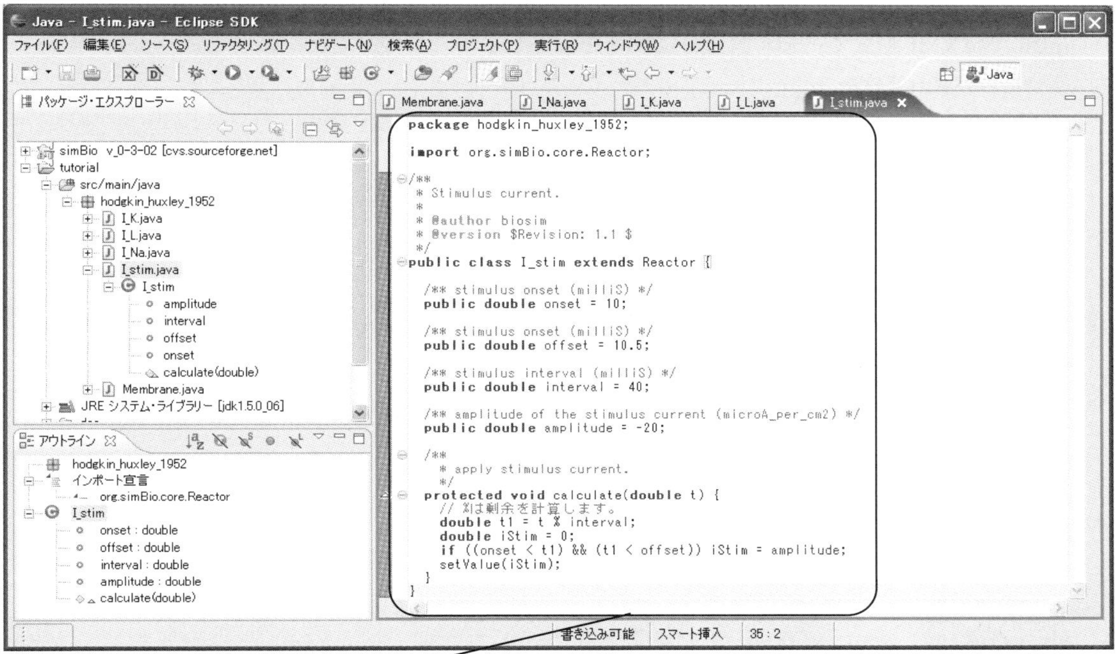

```java
package hodgkin_huxley_1952;

import org.simBio.core.Reactor;

/**
 * Stimulus current.
 *
 * @author biosim
 * @version $Revision: 1.1 $
 */
public class I_stim extends Reactor {

  /** stimulus onset (milliS) */
  public double onset = 10;

  /** stimulus onset (milliS) */
  public double offset = 10.5;

  /** stimulus interval (milliS) */
  public double interval = 40;

  /** amplitude of the stimulus current (microA_per_cm2) */
  public double amplitude = -20;

  /**
   * apply stimulus current.
   */
  protected void calculate(double t) {
    // %は剰余を計算します。
    double t1 = t % interval;
    double iStim = 0;
    if ((onset < t1) && (t1 < offset)) iStim = amplitude;
    setValue(iStim);
  }
}
```

Ⅳ−4　雛形XMLの作成

simBioではXML形式でモデル構造、初期値を記述します。この節では、雛形となるXMLを作成します。

● Ⅳ−4−（1）Conductor

Ⅱ−2で説明したように、simBio用モデルXMLの基本構造は次のようになっています（図4-4-1）。

図4-4-1　モデルXMLの基本構造

```xml
<?xml version="1.0" encoding="UTF-8"?>
<!-- モデルの説明を記述します。 -->
<conductor name="simulation">
  <parameter name="elapsedTime" initial_value="0.0" units="ms"
    description="current time"/>
  <parameter name="duration" initial_value="40.0" units="ms"
    description="duration of integration"/>
  <parameter name="dtMin" initial_value="0.001" units="ms"
    description="minimum value of adaptive dt"/>
  <parameter name="dtMax" initial_value="0.1" units="ms"
    description="maximum value of adaptive dt"/>
  <parameter name="adjustDyOverY" initial_value="0.01" units="dimension_less"
    description="maximum dy/y"/>
  <parameter name="timeStep" units="ms"
    description="previous value of adaptive dt"/>
  <!-- モデルを記述します。 -->
  <!-- Analyzerを記述します。 -->
</conductor>
```

全ての要素は必須で、name属性値も変更できません。unitsとdescriptionはsimBio内部では現在利用していませんので、属性値は自由に記述できます。simBioが読み込むと、ルートタグconductorにはあらかじめorg.simBio.core.Conductorクラスが関連付けられているので、Conductorクラスのsimulationインスタンスが作成されます。parameter要素にはorg.simBio.core.Parameterクラスが関連付けられているので、simulationインスタンスの子要素として、Parameterクラスのelapsed Timeインスタンス、durationインスタンス、dtMinインスタンス、dtMaxインスタンス、adjustDyOverYインスタンス、それにtimeStepインスタンスを生成します。

そして、elapsedTimeに設定した現在時間から、durationに設定した時間分の積分計算が実行されます。計算終了後elapsedTimeには、初期値に実際に積分計算し

参考　Parameterとは

シミュレーション中に変化しない値を設定するとき、またはシミュレーション結果の値を読み出すときに用います。Nodeを継承しているので、JavaプログラムからはNodeとして扱えます。但し、addDydt()は使えません。また、Javaプログラムでは、doubleとしても定義できます。この場合、変数の値をJavaプログラムの中で変更しても、終了時のXMLやGUI画面上のテーブルには反映されません。

た時間を加えた値が代入されます。dtMinよりも大きな値をdtMaxに設定(dtMin < dtMax)すると可変*dt*で計算され、それ以外の場合は固定*dt*幅で計算されます。

① **可変dtの決め方**

現在は、誤差を計算する代わりに経験的な手法を使ってdtMinとdtMaxの間で*dt*を決定します。

$$y_{i+1} = y_i + \frac{dy}{dt} \cdot dt$$

という積分計算をするとき、すべての積分変数の前回の値(y_i)からの変化率((dy_i/dt)・dt/y_i)が*adjustDyOverY*を超えないように*dt*をorg.simBio.core.VariableListクラスで決定します。すなわち、変化率が最大のものに対して、下記の式で*dt*を計算します。

$$\frac{dy_i}{dt} \cdot dt / y_i = adjustDyOverY$$

$$dt = adjustDyOverY \cdot y_i / \frac{dy_i}{dt}$$

求められた値が積分計算後にtimeStepに設定されます。

●●Ⅳ－4－(2) Analyzer

simBioではグラフ表示やCSV出力など、積分結果を解析する機能をAnalyzerと呼びます。全てのReactorのcalculte()が実行された後に、Analyzerが実行されます。

計算結果をすぐに画面で確認するために、以下に示す最小限のグラフ表示用Analyzerの設定XMLを、モデルXMLに追加しておきます(**図4-4-2**)。

図4-4-2　グラフ表示用Analyzerの設定XML

```xml
<page name="page" className="org.simBio.sim.analyzer.graph.Viewer">
  <parameter name="min" initial_value="0.0"/>
  <parameter name="max" initial_value="40"/>
  <parameter name="interval" initial_value="0.0"/>
  <parameter name="referenceWidth" initial_value="29700.0"/>
  <parameter name="referenceHeight" initial_value="21000.0"/>
  <graph name="Vm" className="org.simBio.sim.analyzer.graph.Graph">
    <link name="target 1" initial_value="model/Vm"/>
    <link name="interval" initial_value="../interval"/>
    <axisY name="Vm" units="mV" className="org.simBio.sim.analyzer.graph.AxisY">
      <parameter name="origin" initial_value="1200.0"/>
      <parameter name="length" initial_value="7700.0"/>
      <parameter name="min" initial_value="-100.0"/>
      <parameter name="max" initial_value="50.0"/>
    </axisY>
    <axisX name="Time" units="ms" className="org.simBio.sim.analyzer.graph.AxisX">
      <link name="min" initial_value="../../min"/>
      <link name="max" initial_value="../../max"/>
      <parameter name="origin" initial_value="3000.0"/>
      <parameter name="length" initial_value="11000.0"/>
    </axisX>
  </graph>
</page>
```

●●● IV－4－(3) 雛形XMLファイル

雛形XMLファイルをskelton.xmlとしてsrc/xmlフォルダに作成します。

まず、src/xml/matsuoka_et_al_2003/model.xmlをsrc/xmlフォルダにskelton.xmlとして複製し、必要なタグの記述されている行だけ残して、不要な部分は削除してください。conductorとpage、それに最初のgraphだけを残します。

次いで、それぞれのinitial_value属性値を下記の初期値に設定しておきます[※14] (図4-4-3)。

※14 大文字と小文字は区別
Javaと同様、XML文書でも大文字と小文字を区別して扱ってください。

図4-4-3 雛形XML

```xml
<?xml version="1.0" encoding="UTF-8"?>
<!-- モデルの説明を記述します。 -->
<conductor name="simulation">
  <parameter name="elapsedTime" initial_value="0.0" units="ms"
    description="current time"/>
  <parameter name="duration" initial_value="40.0" units="ms"
    description="duration of integration"/>
  <parameter name="dtMin" initial_value="0.001" units="ms"
    description="minimum value of adaptive dt"/>
  <parameter name="dtMax" initial_value="0.1" units="ms"
    description="maximum value of adaptive dt"/>
  <parameter name="adjustDyOverY" initial_value="0.01" units="dimension_less"
    description="maximum dy/y"/>
  <parameter name="timeStep" units="ms"
    description="previous value of adaptive dt"/>
  <!-- モデルを記述します。 -->
  <!-- Analyzerを記述します。 -->
  <page name="page" className="org.simBio.sim.analyzer.graph.Viewer">
    <parameter name="min" initial_value="0.0"/>
    <parameter name="max" initial_value="40"/>
    <parameter name="interval" initial_value="0.0"/>
    <parameter name="referenceWidth" initial_value="29700.0"/>
    <parameter name="referenceHeight" initial_value="21000.0"/>
    <graph name="Vm" className="org.simBio.sim.analyzer.graph.Graph">
      <link name="target 1" initial_value="model/Vm"/>
      <link name="interval" initial_value="../interval"/>
      <axisY name="Vm" units="mV" className="org.simBio.sim.analyzer.graph.AxisY">
        <parameter name="origin" initial_value="1200.0"/>
        <parameter name="length" initial_value="7700.0"/>
        <parameter name="min" initial_value="-100.0"/>
        <parameter name="max" initial_value="50.0"/>
      </axisY>
      <axisX name="Time" units="ms"
        className="org.simBio.sim.analyzer.graph.AxisX">
        <link name="min" initial_value="../../min"/>
        <link name="max" initial_value="../../max"/>
        <parameter name="origin" initial_value="3000.0"/>
        <parameter name="length" initial_value="11000.0"/>
      </axisX>
    </graph>
  </page>
</conductor>
```

参考　simBioにおけるXML中の日本語について

現バージョンのsimBioは、XMLファイル中の日本語をうまく扱えないことがあります。エラーが発生したときは日本語を英語に置き換えてみてください。

Ⅳ-5　モデルXMLの構築

この節ではHodgkin-HuxleyモデルのXMLファイルを作成し、モデルを完成させます。

● Ⅳ-5-(1)　XmlGenerator

org.simBio.XmlGeneratorは、simBioのJavaソースコードからXMLを生成するツールです。さきほど作成したMembrane.javaをパッケージ・エクスプローラービューで右クリックして、[simBio]→[Generate XML]をクリックすると、Membrane.xmlが同じパッケージのdoc-filesフォルダに作成されます（図4-5-1）。

図4-5-1　ReactorからXMLを生成する

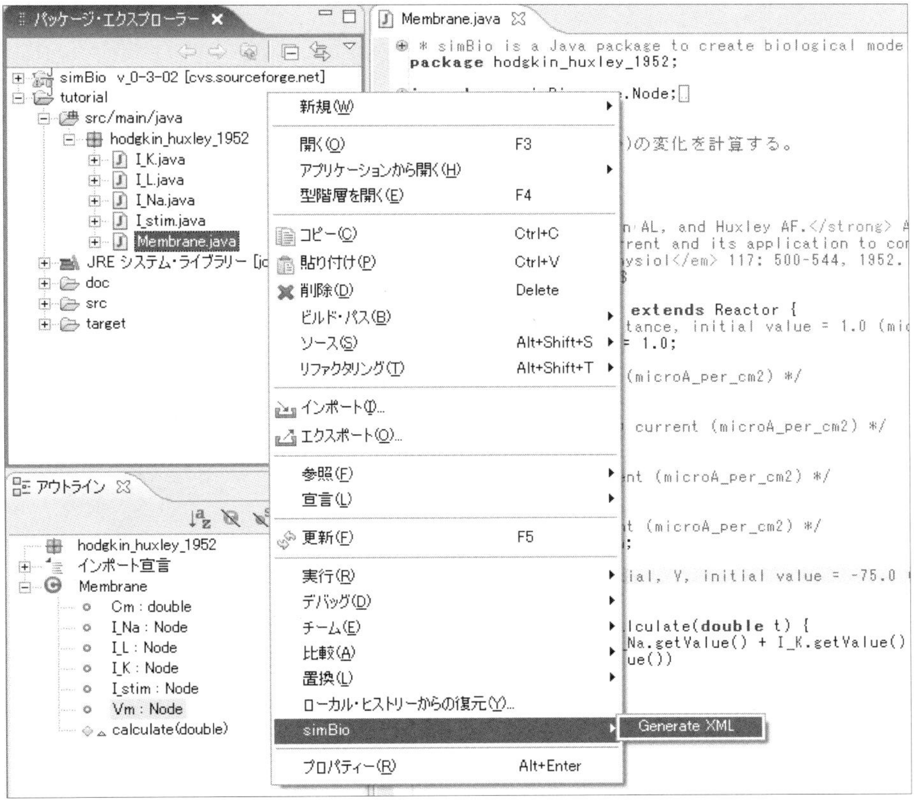

参考	**生成されたファイルが見つからないときは**
	プロジェクトを選択して右クリックメニューから[更新]してみてください。実際のファイルシステムの内容がEclipseのビューに反映されます。

●●Ⅳ－5－（2） Membrane.xml

自動生成されたMembrane.xmlは図4-5-2のようになっています。

図4-5-2　自動生成されたMembrane.xml

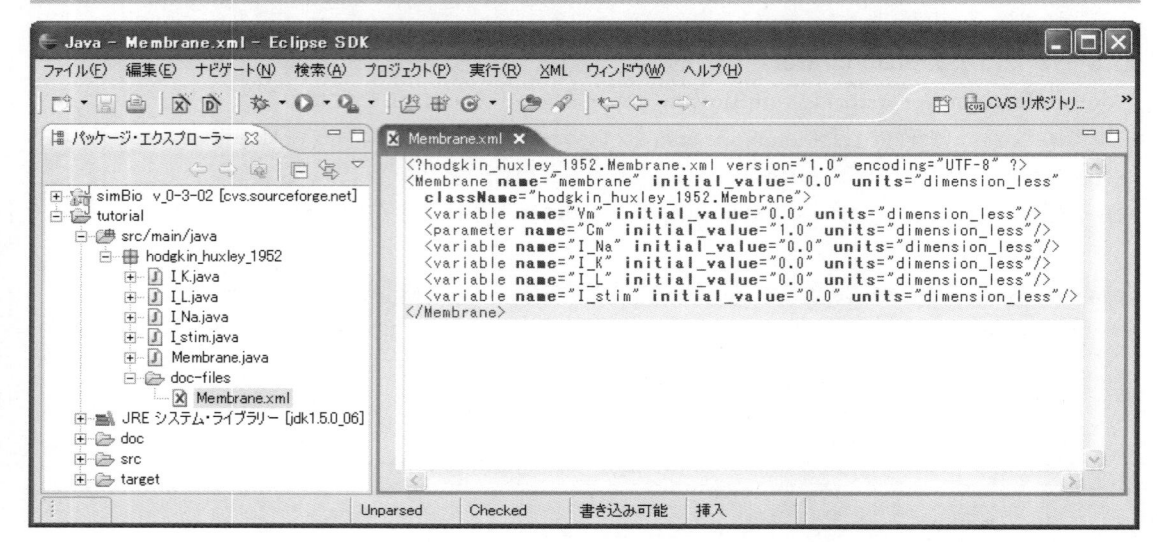

```xml
<?hodgkin_huxley_1952.Membrane.xml version="1.0" encoding="UTF-8" ?>
<Membrane name="membrane" initial_value="0.0" units="dimension_less"
    className="hodgkin_huxley_1952.Membrane">
    <variable name="Vm" initial_value="0.0" units="dimension_less"/>
    <parameter name="Cm" initial_value="1.0" units="dimension_less"/>
    <variable name="I_Na" initial_value="0.0" units="dimension_less"/>
    <variable name="I_K" initial_value="0.0" units="dimension_less"/>
    <variable name="I_L" initial_value="0.0" units="dimension_less"/>
    <variable name="I_stim" initial_value="0.0" units="dimension_less"/>
</Membrane>
```

参考　パラメータ生成順序

XmlGeneratorはJavaのpublic doubleフィールドをparameterとして、public NodeフィールドをvariableとしてXML要素を生成します。XMLを自動生成するとき、IBM JDK 1.4.2を用いると、Javaで宣言した逆順に、SUN JDK 1.5.0なら、同順にパラメータが作成されます。そして、simBioがXMLを読み込んだときは、XMLに記述された順にインスタンスが作成され、初期値が設定されます。ですので、好みの順序に並べ変えても構いません。

2行目はXML上のMembrane要素をclassName属性の値、hodgkin_huxley_1952.Membraneクラスに対応付けます。simBioはXMLタグを読み込み、対応するクラスのインスタンスを作成します。Membraneクラスには値を設定しませんので、initial_value属性とunits属性は不要です。Membrane要素の子要素はMembraneクラスの子要素としてインスタンスが作成されます。

3行目からはCmという名前で初期値が1.0のParameterが作成されます。そして、MembraneクラスのCmフィールドに1.0が代入されます。すなわち、Cmの初期値をXMLに記述しています。現時点のXmlGeneratorはJavaソースのコメントから単位を読み込むことができませんので、Cmのunits属性にその単位`microF_per_cm2`を記入しておきます。

4から7行目までの電流系は、後から同様にXMLを作成し、はめ込むので、`parameter`に変更しておきます。

微分方程式で計算される量はvariableとして定義します。variableにはorg.simBio.core.integrator.Eulerクラスが関連付けられており、Reactorのcalculate()メソッドでaddDydt()を使って変化量を設定すると、積分計算できます。

従って、8行目からはVmという名前でEulerクラスのインスタンスが作成されるので、初期値には平衡電位と同じ−75（millivolt）を設定しておきます。

修正後のMembrane.xmlは、次のようになります（図4-5-3）。

図4-5-3　修正後のMembrane.xml

```
<?hodgkin_huxley_1952.Membrane.xml version="1.0" encoding="UTF-8" ?>
<Membrane name="model" className="hodgkin_huxley_1952.Membrane">
  <variable name="Vm" initial_value="-75" units="millivolt"/>
  <parameter name="Cm" initial_value="1.0" units="microF_per_cm2"/>
  <parameter name="I_Na" initial_value="0.0" units="dimension_less"/>
  <parameter name="I_K" initial_value="0.0" units="dimension_less"/>
  <parameter name="I_L" initial_value="0.0" units="dimension_less"/>
  <parameter name="I_stim" initial_value="0.0" units="dimension_less"/>
</Membrane>
```

> **参考　積分計算方式**
>
> 積分計算にRunge-kutta法を使うには、モデルXMLの先頭のvariable要素の属性値にorg.simBio.core.integrator.Rungekuttaを記述します。計算方式を変更したときは、誤差を許容範囲に収めるためにdtMin、dtMax、adjustDyoverYの値を調節します。

src/xml/hodgkin_huxley_1952/develフォルダを作成し、さきの雛形skelton.xmlを001.xmlとして複製します。Membrane.xmlの1行目はXML宣言なので、2行目以降をはめ込み、Membraneの名前をmodelにすると図4-5-4のようになります。

編集した001.xmlを保存し[※15]実行すると、次の結果が得られます。まだ電流が流れていないのでVmは一定です（図4-5-5）。

図4-5-5　膜電位グラフ

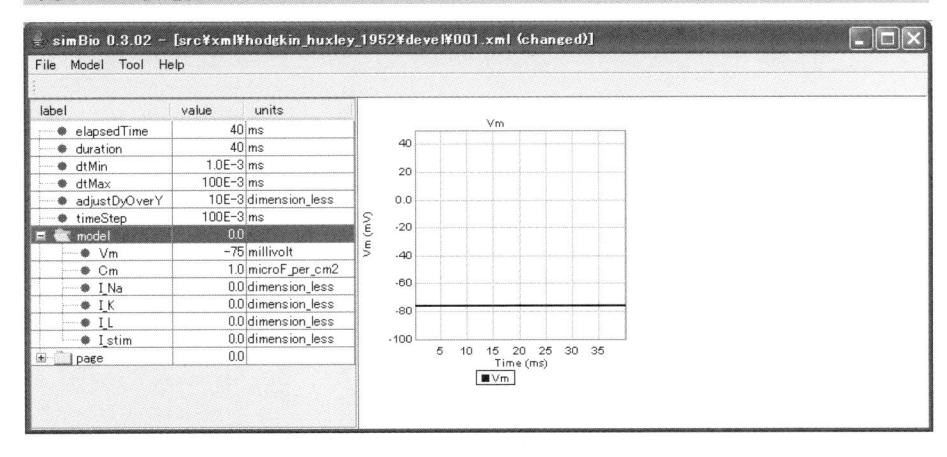

※15 機能要素XMLさらに完成したMembraneのXMLをそれ単独でMembrane.xmlとして保存しておき、MembraneクラスのJavadocの@seeにリンク<a href="doc-files/Membrane.xml">XML example</a>を記述しておくと、Javadocマニュアルから参照できるようになります。

図4-5-4 MembraneモデルXML

```xml
<?xml version="1.0" encoding="UTF-8"?>
<!-- Hodgkin AL, and Huxley AF.
A quantitative description of membrane current and
its application to conduction and excitation in nerve.
J Physiol 117: 500-544, 1952. -->
<conductor name="simulation">
  <parameter name="elapsedTime" initial_value="0.0" units="ms"
    description="current time"/>
  <parameter name="duration" initial_value="40.0" units="ms"
    description="duration of integration"/>
  <parameter name="dtMin" initial_value="0.001" units="ms"
    description="minimum value of adaptive dt"/>
  <parameter name="dtMax" initial_value="0.1" units="ms"
    description="maximum value of adaptive dt"/>
  <parameter name="adjustDyOverY" initial_value="0.01" units="dimension_less"
    description="maximum dy/y"/>
  <parameter name="timeStep" units="ms"
    description="previous value of adaptive dt"/>
  <!-- モデルを記述します。 -->
  <Membrane name="(model)" className="hodgkin_huxley_1952.Membrane">
    <variable name="Vm" initial_value="-75" units="millivolt"/>
    <parameter name="Cm" initial_value="1.0" units="microF_per_cm2"/>
    <parameter name="I_Na" initial_value="0.0" units="dimension_less"/>
    <parameter name="I_K" initial_value="0.0" units="dimension_less"/>
    <parameter name="I_L" initial_value="0.0" units="dimension_less"/>
    <parameter name="I_stim" initial_value="0.0" units="dimension_less"/>
  </Membrane>
  <!-- Analyzerを記述します。 -->
  <page name="page" className="org.simBio.sim.analyzer.graph.Viewer">
    <parameter name="min" initial_value="0.0"/>
    <parameter name="max" initial_value="40"/>
    <parameter name="interval" initial_value="0.0"/>
    <parameter name="referenceWidth" initial_value="29700.0"/>
    <parameter name="referenceHeight" initial_value="21000.0"/>
    <graph name="Vm" className="org.simBio.sim.analyzer.graph.Graph">
      <link name="target 1" initial_value="model/Vm"/>
      <link name="interval" initial_value="../interval"/>
      <axisY name="Vm" units="mV" className="org.simBio.sim.analyzer.graph.AxisY">
        <parameter name="origin" initial_value="1200.0"/>
        <parameter name="length" initial_value="7700.0"/>
        <parameter name="min" initial_value="-100.0"/>
        <parameter name="max" initial_value="50.0"/>
      </axisY>
      <axisX name="Time" units="ms"
        className="org.simBio.sim.analyzer.graph.AxisX">
        <link name="min" initial_value="../../min"/>
        <link name="max" initial_value="../../max"/>
        <parameter name="origin" initial_value="3000.0"/>
        <parameter name="length" initial_value="11000.0"/>
      </axisX>
    </graph>
  </page>
</conductor>
```

参考

Node

Nodeは、実際にはクラスではなくてorg.simBio.core.Nodeインタフェースとして定義されています。インタフェースはメソッドの名前、引数、戻り値を定義しますが、実際の処理の中身はそれを継承したクラスに記述されます。Parameter、Variable、Reactor、Analyzerクラスは全てNodeインタフェースを継承していますので、Nodeとして扱うことができます。XML上では実際の処理を行うインスタンスを作成するためにクラスを直接指定しなければなりませんので、Nodeは出てきません。

name属性

simBioはname属性値を認識してリンクを張ります。そのため、Javaクラスのフィールド宣言とモデルXML全体で整合性がとれている必要があります。001.xmlでは、Membrane Reactorのname属性値をmodelと設定し、page/Vm/target 1でmodel/Vmを表示しています。Memraneのname属性値は変更せず、target 1にmembrane/Vmを設定しても整合性がとれます。

グラフが表示されないときは

エラーが起きている可能性があります。simBioのエラーメッセージ、Eclipseのコンソールビューのエラーメッセージを読んでください。グラフtargetのlink先が見つからない時は図4-5-6のエラーが発生します。モデルXMLにvariableが一つも含まれていないときは図4-5-7のエラーが起きます。そのようなときは、一旦GUIを終了し、XMLを修正してください。

図4-5-6　targetのlink先が見つからない時に発生するエラー

図4-5-7　variableがモデルXMLに存在しないときのエラー

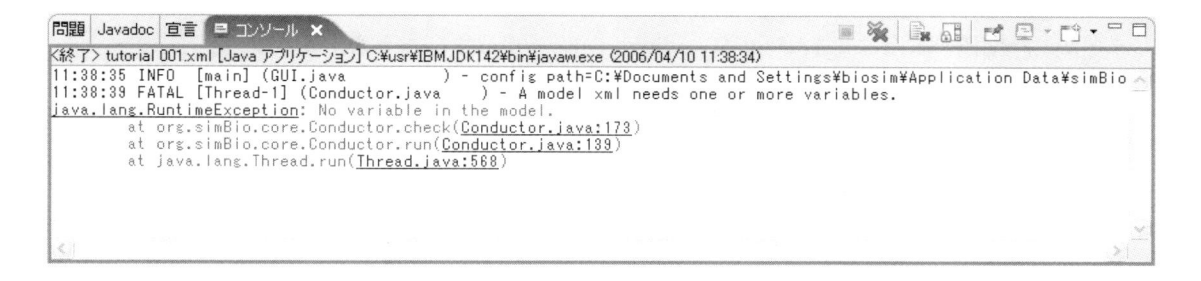

Log4j

simBioではLog4jを使って、メッセージを出力します。標準設定ではエラーが起きれば、通知します。設定を変更するには、simBioプロジェクトのsrc/main/resourcesに含まれるlog4j.xmlをコピーして、tutorialプロジェクトのソースフォルダ、src/main/javaに貼り付け、出力レベルをdebug<info<warn<error<fatalから選びます。debugで最も詳細な出力が得られます。

●●IV−5−(3) I_stim.xml

次に、最も簡単なI_stimのXML、I_stim.xmlを生成します（**図4-5-8**）。

図4-5-8　自動生成されたI_stim.xml

```xml
<?hodgkin_huxley_1952.I_stim.xml version="1.0" encoding="UTF-8" ?>
<I_stim name="i_stim" initial_value="0.0" units="dimension_less"
  className="hodgkin_huxley_1952.I_stim">
    <parameter name="onset" initial_value="10.0" units="dimension_less"/>
    <parameter name="offset" initial_value="10.5" units="dimension_less"/>
    <parameter name="interval" initial_value="40.0" units="dimension_less"/>
    <parameter name="amplitude" initial_value="-20.0" units="dimension_less"/>
</I_stim>
```

さきほどのhodgkin_huxley_1952/devel/001.xmlを複製し、002.xmlを作成しておきます。図4-3-1にある他の電流系と同様、MembraneのI_stimの代わりにはめ込むと以下のようになります（**図4-5-9**）。

図4-5-9　I_stimをMembraneの子要素として作成

```xml
<Membrane name="model" className="hodgkin_huxley_1952.Membrane">
  <variable name="Vm" initial_value="-75" units="millivolt"/>
  <parameter name="Cm" initial_value="1.0" units="microF_per_cm2"/>
  <parameter name="I_Na" initial_value="0.0" units="dimension_less"/>
  <parameter name="I_K" initial_value="0.0" units="dimension_less"/>
  <parameter name="I_L" initial_value="0.0" units="dimension_less"/>
  <I_stim name="i_stim" initial_value="0.0" units="dimension_less"
    className="hodgkin_huxley_1952.I_stim">
      <parameter name="onset" initial_value="10.0" units="dimension_less"/>
      <parameter name="offset" initial_value="10.5" units="dimension_less"/>
      <parameter name="interval" initial_value="40.0" units="dimension_less"/>
      <parameter name="amplitude" initial_value="-20.0" units="dimension_less"/>
  </I_stim>
</Membrane>
```

MembraneクラスからはI_stimという名前のNodeを利用しますので、名前をI_stimに修正し、単位もmicroA_per_cm2に直します。I_stimからは値を読み出しますが、初期値の設定はしませんので、initial_valueを削除しておきます。最後に単位を揃えると以下のようになります（**図4-5-10**）。

図4-5-10　I_stimの完成

```xml
<Membrane name="model" className="hodgkin_huxley_1952.Membrane">
  <variable name="Vm" initial_value="-75" units="millivolt" />
  <parameter name="Cm" initial_value="1.0" units="microF_per_cm2" />
  <parameter name="I_Na" initial_value="0.0" units="dimension_less" />
  <parameter name="I_K" initial_value="0.0" units="dimension_less" />
  <parameter name="I_L" initial_value="0.0" units="dimension_less" />
  <I_stim name="I_stim" units="microA_per_cm2" className="hodgkin_huxley_1952.I_stim">
      <parameter name="onset" initial_value="10.0" units="milliS"/>
      <parameter name="offset" initial_value="10.5" units="milliS"/>
      <parameter name="interval" initial_value="40.0" units="milliS"/>
      <parameter name="amplitude" initial_value="-20.0" units="microA_per_cm2"/>
  </I_stim>
</Membrane>
```

これで002.xmlを実行すると図4-5-11のように、設計どおり10 msから10.5 msの間刺激電流が流れて膜電位が脱分極します。

図4-5-11 刺激電流による脱分極

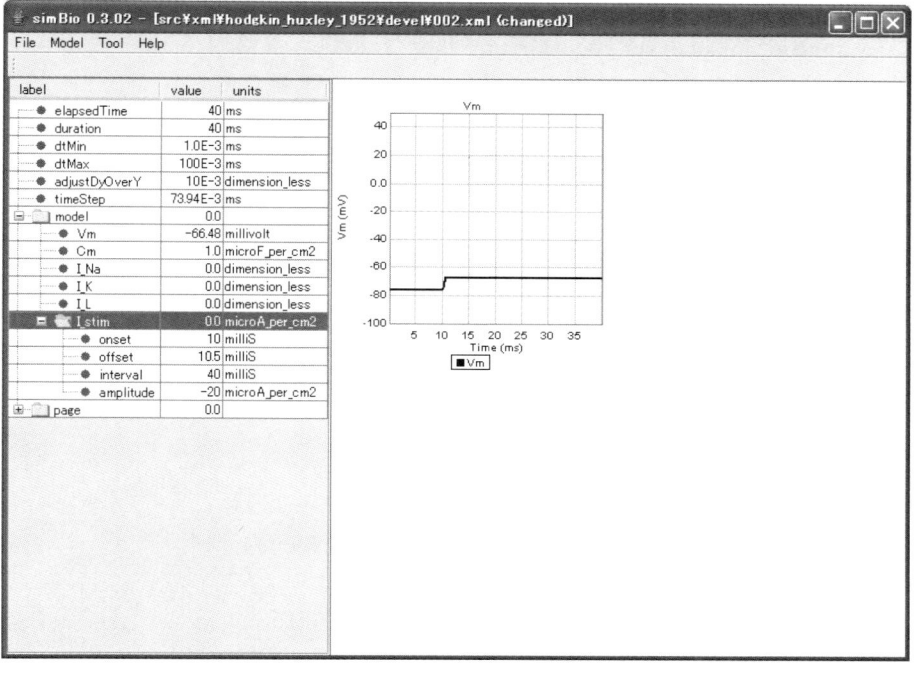

図4-5-12 刺激電流

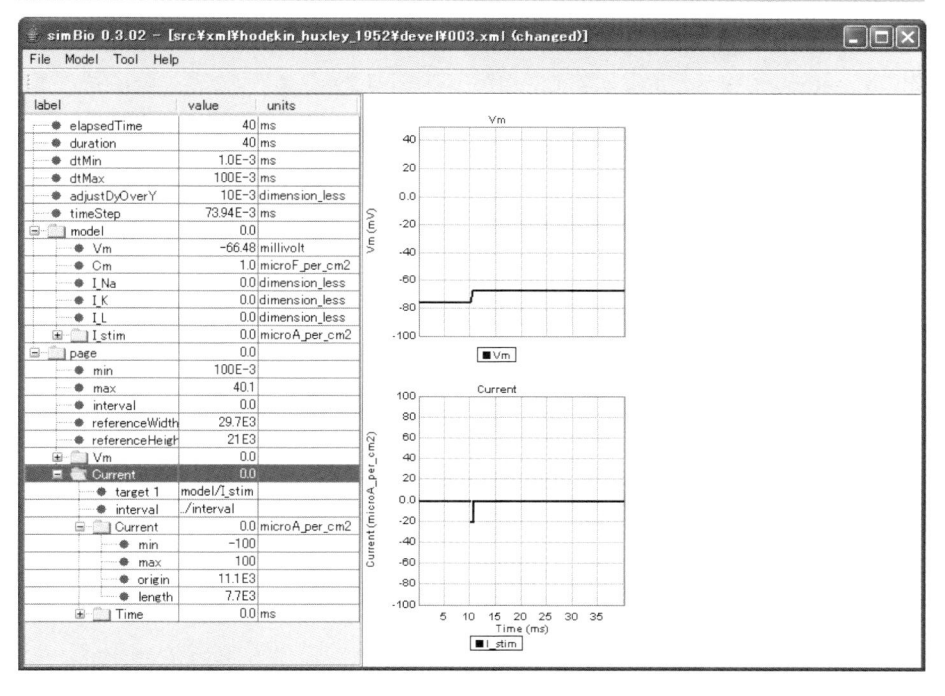

IV・活動電位モデルの作成　IV-5　モデルXMLの構築

実際に流れた電流を表示するため、Vmグラフの下にCurrentグラフを作成します。Vmグラフをコピーして貼り付け、グラフとy軸の名前を変更します。graph要素には1つ目のグラフでorg.simBio.sim.analyzer.graph.Graphを関連付けたので、2回目以降classNameは不要です。同様にaxisY、axisXでもclassNameは不要です。target 1をmodel/I_stimにリンクし、y軸の最大と最小を100と-100にしておきます。y軸の単位を修正して、開始位置originをVmグラフと重ならないよう下にずらします。Vmグラフのx軸ラベルは不要になったので、<component name="does plot label" initial_value="false" />を記述しておきます。これで003.xmlを実行すると、図4-5-12のように刺激電流を確認できます。

このXMLにはReactorとして、MembraneとI_stimが登録されていますが、子要素のcalculate()メソッドが親要素よりも先に呼ばれます。よって、I_stim.calculate()がまず計算されてから、Membrane.calculate()が計算されます。

●●●●Ⅳ-5-(4) I_Na.xml

同様に003.xmlにI_Naを追加して004.xmlを作成します。図4-3-1にあるように、Membraneの子要素としてI_Naを作成するので、自動生成されたXMLをMembraneのI_Naの代わりにはめ込むと以下のようになります(図4-5-13)。

MembraneクラスからはI_Naという名前のNodeを利用しますので、名前をI_Naに修正し、単位もmicroA_per_cm2に直します。I_Naからも値を読み出しますが、初期値の設定はしませんので、initial_valueを削除しておきます。

また、このままではMembraneのVmとI_NaのVmは別々のインスタンスを作成してしまいます。1つのVmインスタンスをMembraneの子要素として作成し、I_Naからはそれを参照するためにはlinkを用います。I_NaのVmをvariableからlinkに変え、link先にMembraneのVmを指定します。指定の方法はI_Naフォルダをカレントフォルダと見立てたファイルシステムと同じで、"../"で一つ上のフォルダに移動しますので、"../Vm"とすることで、1つ上の階層"Membrane"にあ

図4-5-13　自動生成されたI_Na.xmlを挿入

```xml
<Membrane name="model" className="hodgkin_huxley_1952.Membrane">
  <variable name="Vm" initial_value="-75" units="millivolt"/>
  <parameter name="Cm" initial_value="1.0" units="microF_per_cm2"/>
  <I_Na name="i_na" initial_value="0.0" units="dimension_less"
    className="hodgkin_huxley_1952.I_Na">
    <variable name="Vm" initial_value="0.0" units="dimension_less"/>
    <variable name="m" initial_value="0.0" units="dimension_less"/>
    <variable name="h" initial_value="0.0" units="dimension_less"/>
    <parameter name="g_Na" initial_value="120.0" units="dimension_less"/>
    <parameter name="E_R" initial_value="-75.0" units="dimension_less"/>
  </I_Na>
  <parameter name="I_K" initial_value="0.0" units="dimension_less"/>
  <parameter name="I_L" initial_value="0.0" units="dimension_less"/>
  <I_stim name="I_stim" units="microA_per_cm2"
    className="hodgkin_huxley_1952.I_stim">
    <parameter name="onset" initial_value="10.0" units="milliS"/>
    <parameter name="offset" initial_value="10.5" units="milliS"/>
    <parameter name="interval" initial_value="40.0" units="milliS"/>
    <parameter name="amplitude" initial_value="-20.0" units="microA_per_cm2"/>
  </I_stim>
</Membrane>
```

図4-5-14 I_Na.xmlの完成

```xml
<Membrane name="model" className="hodgkin_huxley_1952.Membrane">
  <variable name="Vm" initial_value="-75" units="millivolt"/>
  <parameter name="Cm" initial_value="1.0" units="microF_per_cm2"/>
  <I_Na name="I_Na" units="microA_per_cm2" className="hodgkin_huxley_1952.I_Na">
    <link name="Vm" initial_value="../Vm" units="millivolt"/>
    <variable name="m" initial_value="0.0" units="dimension_less"/>
    <variable name="h" initial_value="0.0" units="dimension_less"/>
    <parameter name="g_Na" initial_value="120.0" units="milliS_per_cm2"/>
    <parameter name="E_R" initial_value="-75.0" units="millivolt"/>
  </I_Na>
  <parameter name="I_K" initial_value="0.0" units="dimension_less"/>
  <parameter name="I_L" initial_value="0.0" units="dimension_less"/>
  <I_stim name="I_stim" units="microA_per_cm2"
    className="hodgkin_huxley_1952.I_stim">
    <parameter name="onset" initial_value="10.0" units="milliS"/>
    <parameter name="offset" initial_value="10.5" units="milliS"/>
    <parameter name="interval" initial_value="40.0" units="milliS"/>
    <parameter name="amplitude" initial_value="-20.0" units="microA_per_cm2"/>
  </I_stim>
</Membrane>
```

るVmを指定できます。最後に単位系を揃えて完成です（図4-5-14）。

電流グラフにI_Naも表示するために

```xml
<link name="target 2" initial_value="model/I_Na" />
```

を挿入して004.xmlを実行すると 次のように刺激電流が加わる前に自発的にI_Naが流れてしまっています（図4-5-15）。

図4-5-15 I_Naによる脱分極

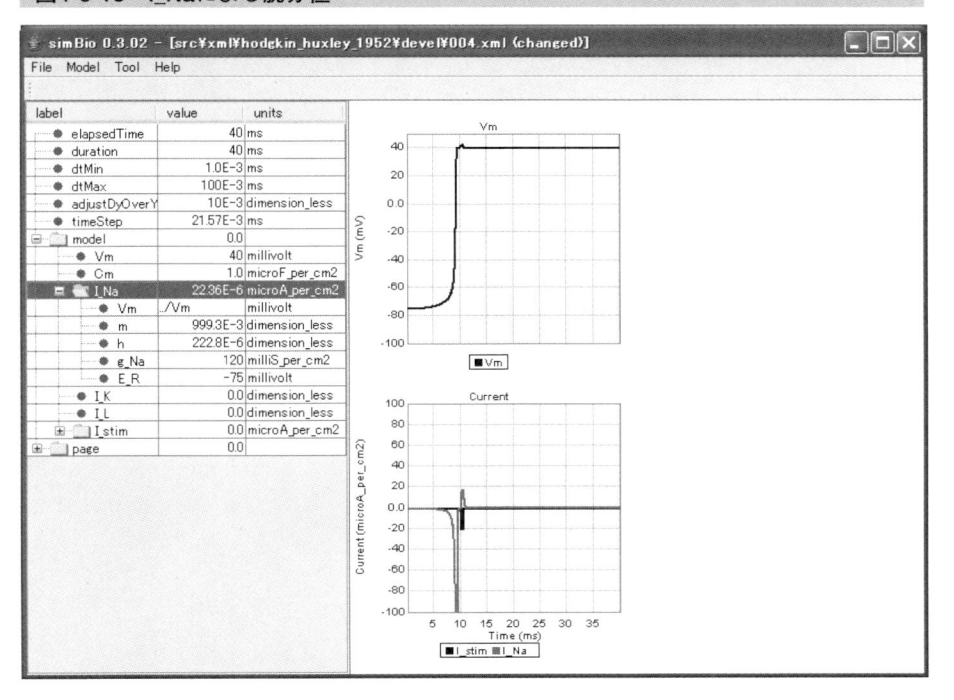

コンソールビューを見ても、とくにエラーは起きていないようなので、ここでは他の電流系を加えていくことにします。

現時点で、このXMLにはReactorとしてMembraneとI_stim、それにI_Naが登録されています。子要素が親よりもさきに計算され、同じレベルにある要素のcalculate()メソッドは記述されているのと同じ順序で計算されます。従って、I_Na.calculate()がまず計算され、次いで、I_stim.calculate()、最後にMembrane.calculate()が計算されます。

●●●●●● Ⅳ－5－(5) I_K.xml

同様に005.xmlを作り、自動生成されたI_K.xmlをMembrane.xmlのI_Kと入れ替え、単位を揃え、Vmにlinkすると以下のようになります(図4-5-16)。

図4-5-16 I_K.xmlの挿入

```xml
<Membrane name="model" className="hodgkin_huxley_1952.Membrane">
  <variable name="Vm" initial_value="-75" units="millivolt"/>
  <parameter name="Cm" initial_value="1.0" units="microF_per_cm2"/>
  <I_Na name="I_Na" units="microA_per_cm2" className="hodgkin_huxley_1952.I_Na">
    <link name="Vm" initial_value="../Vm" units="millivolt"/>
    <variable name="m" initial_value="0.0" units="dimension_less"/>
    <variable name="h" initial_value="0.0" units="dimension_less"/>
    <parameter name="g_Na" initial_value="120.0" units="milliS_per_cm2"/>
    <parameter name="E_R" initial_value="-75.0" units="millivolt"/>
  </I_Na>
  <I_K name="I_K" units="microA_per_cm2" className="hodgkin_huxley_1952.I_K">
    <link name="Vm" initial_value="../Vm" units="millivolt"/>
    <variable name="n" initial_value="0.0" units="dimension_less"/>
    <parameter name="g_K" initial_value="36.0" units="milliS_per_cm2"/>
    <parameter name="E_R" initial_value="-75.0" units="millivolt"/>
  </I_K>
  <parameter name="I_L" initial_value="0.0" units="dimension_less"/>
  <I_stim name="I_stim" units="microA_per_cm2"
    className="hodgkin_huxley_1952.I_stim">
    <parameter name="onset" initial_value="10.0" units="milliS"/>
    <parameter name="offset" initial_value="10.5" units="milliS"/>
    <parameter name="interval" initial_value="40.0" units="milliS"/>
    <parameter name="amplitude" initial_value="-20.0" units="microA_per_cm2"/>
  </I_stim>
</Membrane>
```

ParameterクラスのE_RインスタンスがI_KとI_Naの子要素として2つ作成されていますが、E_Rは細胞膜の平衡電位を意味するので、Vmと同様にMembraneの子要素として作成し、I_K、I_Naからlinkするようにしておきます(図4-5-17)。

target 3としてI_Kを表示するようにし、005.xmlを実行すると図4-5-18のように活動電位が発生しました。電流のピークが表示されるように、page/Current/Current/minとmaxをそれぞれ－500と500に修正します。

図4-5-17　E_RをMembraneの子要素として作成

```
<Membrane name="model" className="hodgkin_huxley_1952.Membrane">
  <variable name="Vm" initial_value="-75" units="millivolt"/>
  <parameter name="Cm" initial_value="1.0" units="microF_per_cm2"/>
  <parameter name="E_R" initial_value="-75.0" units="millivolt"/>
  <I_Na name="I_Na" units="microA_per_cm2" className="hodgkin_huxley_1952.I_Na">
    <link name="Vm" initial_value="../Vm" units="millivolt"/>
    <variable name="m" initial_value="0.0" units="dimension_less"/>
    <variable name="h" initial_value="0.0" units="dimension_less"/>
    <parameter name="g_Na" initial_value="120.0" units="milliS_per_cm2"/>
    <link name="E_R" initial_value="../E_R" units="millivolt"/>
  </I_Na>
  <I_K name="I_K" units="microA_per_cm2" className="hodgkin_huxley_1952.I_K">
    <link name="Vm" initial_value="../Vm" units="millivolt"/>
    <variable name="n" initial_value="0.0" units="dimension_less"/>
    <parameter name="g_K" initial_value="36.0" units="milliS_per_cm2"/>
    <link name="E_R" initial_value="../E_R" units="millivolt"/>
  </I_K>
  <parameter name="I_L" initial_value="0.0" units="dimension_less"/>
  <I_stim name="I_stim" units="microA_per_cm2"
    className="hodgkin_huxley_1952.I_stim">
    <parameter name="onset" initial_value="10.0" units="milliS"/>
    <parameter name="offset" initial_value="10.5" units="milliS"/>
    <parameter name="interval" initial_value="40.0" units="milliS"/>
    <parameter name="amplitude" initial_value="-20.0" units="microA_per_cm2"/>
  </I_stim>
</Membrane>
```

図4-5-18　I_NaとI_Kによる活動電位

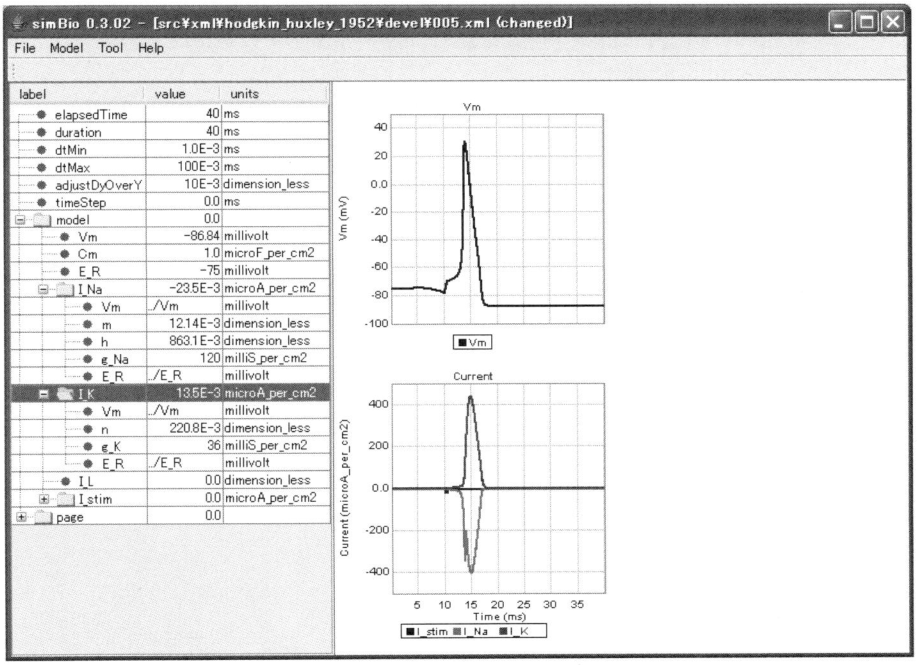

ここは要注意

グラフのtargetについて

通常link先の位置は、linkが置かれている場所を基準に指定しますが、グラフのtarget nの場合だけ特殊で、pageの親の位置を基準に指定します。

●●●●●● Ⅳ-5-(6) I_L.xml

最後にI_L.xmlを生成し、MembraneのI_Lと入れ替え、Vm、E_Rとlinkすると以下のようになります（図4-5-19）。

図4-5-19　I_L.xmlの挿入

```xml
<Membrane name="model" className="hodgkin_huxley_1952.Membrane">
  <variable name="Vm" initial_value="-75" units="millivolt"/>
  <parameter name="Cm" initial_value="1.0" units="microF_per_cm2"/>
  <parameter name="E_R" initial_value="-75.0" units="millivolt"/>
  <I_Na name="I_Na" units="microA_per_cm2" className="hodgkin_huxley_1952.I_Na">
    <link name="Vm" initial_value="../Vm" units="millivolt"/>
    <variable name="m" initial_value="0.0" units="dimension_less"/>
    <variable name="h" initial_value="0.0" units="dimension_less"/>
    <parameter name="g_Na" initial_value="120.0" units="milliS_per_cm2"/>
    <link name="E_R" initial_value="../E_R" units="millivolt"/>
  </I_Na>
  <I_K name="I_K" units="microA_per_cm2" className="hodgkin_huxley_1952.I_K">
    <link name="Vm" initial_value="../Vm" units="millivolt"/>
    <variable name="n" initial_value="0.0" units="dimension_less"/>
    <parameter name="g_K" initial_value="36.0" units="milliS_per_cm2"/>
    <link name="E_R" initial_value="../E_R" units="millivolt"/>
  </I_K>
  <I_L name="I_L" units="microA_per_cm2" className="hodgkin_huxley_1952.I_L">
    <link name="Vm" initial_value="../Vm" units="millivolt"/>
    <parameter name="g_L" initial_value="0.3" units="milliS_per_cm2"/>
    <link name="E_R" initial_value="../E_R" units="millivolt"/>
  </I_L>
  <I_stim name="I_stim" units="microA_per_cm2"
    className="hodgkin_huxley_1952.I_stim">
    <parameter name="onset" initial_value="10.0" units="milliS"/>
    <parameter name="offset" initial_value="10.5" units="milliS"/>
    <parameter name="interval" initial_value="40.0" units="milliS"/>
    <parameter name="amplitude" initial_value="-20.0" units="microA_per_cm2"/>
  </I_stim>
</Membrane>
```

target 4としてI_Lを表示したら、Hodgkin Huxleyモデルの完成です。シミュレーションを開始すると自発活動電位が発生するようですが、繰り返すと安定します（図4-5-20）。

できあがったモデルXMLをsrc/xml/hodgkin_huxley_1952/model.xmlとして保存しておきましょう。

図4-5-20 hodgkin_huxley_1952モデル

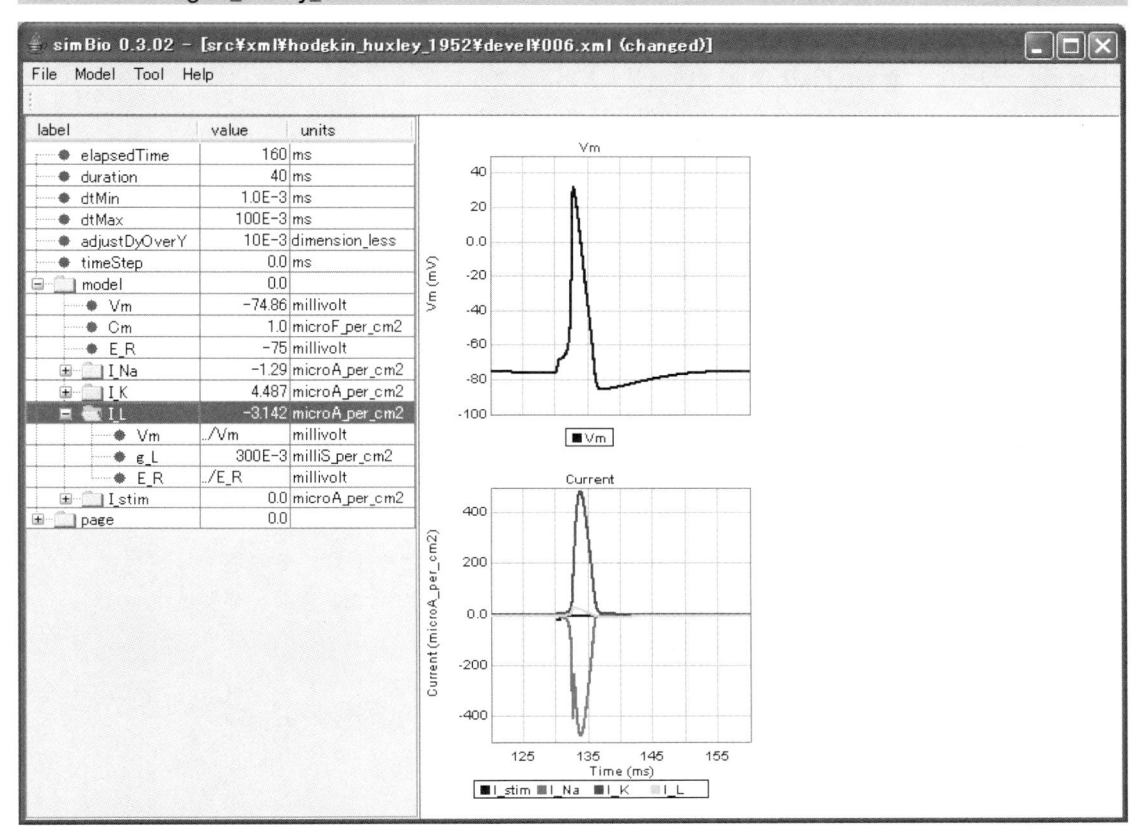

V. 機能要素の変更

この章で行うこと…
- ●INaCaの構造（V-1）
- ●不活性化ゲートの組み込み（V-2）

V-1 INaCaの構造

KyotoモデルのNa/Ca交換機転に不活性化ゲートを追加することを例に、モデルの改変方法を学びます。

● V-1-(1) 不活性化ゲート

Ⅱ-1でみたように、心室筋細胞に活動電位が発生すると、電位変化に応じてL型Ca^{2+}チャネルが開きCa^{2+}が細胞内に流入します。流入したCa^{2+}を細胞外に排出して、細胞内Ca^{2+}濃度（$[Ca^{2+}]_i$）を一定に保つ重要な役割を果たすのが、Na/Ca交換機転です。

KuratomiらはNa/Ca交換機転が$[Ca^{2+}]_i$依存性に活性化することを示し、その実験式を示しています（Kuratomiら、2003）。この章では、図5-1-1に示すような、不活性化ゲートをモデルに導入し、その効果を再現します。

図5-1-1 不活性化ゲートを導入したINaCaモデル

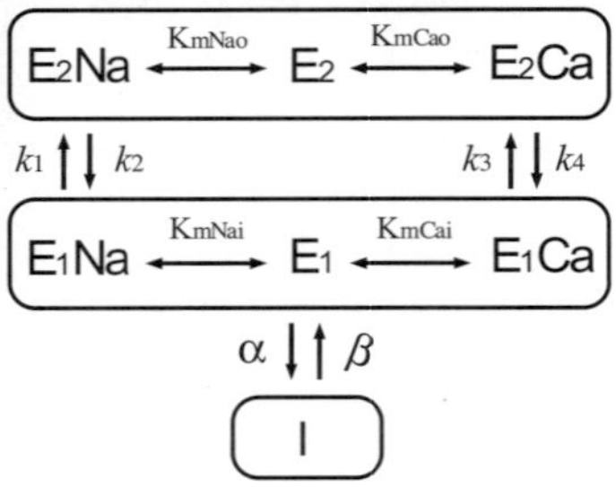

$$
\begin{array}{ccc}
\boxed{E_2Na} \xleftrightarrow{K_{mNao}} \boxed{E_2} \xleftrightarrow{K_{mCao}} \boxed{E_2Ca} \\
k_1 \updownarrow k_2 \qquad\qquad k_3 \updownarrow k_4 \\
\boxed{E_1Na} \xleftrightarrow{K_{mNai}} \boxed{E_1} \xleftrightarrow{K_{mCai}} \boxed{E_1Ca} \\
\qquad\quad \alpha \updownarrow \beta \\
\qquad\quad \boxed{I}
\end{array}
$$

●● V-1-(2) INaCaの計算法

まず、matsuoka_et_al_2003モデルで、Na/Ca交換機転電流を計算している方法を確認します。

① matsuoka_et_al_2003の構造

図5-1-2はReactorを□で、Nodeを○で表わし、matsuoka_et_al_2003モデルにおける機能要素の相関を示します。Na/Ca交換機転はReactorとして記述されており、この図から細胞内外のNa^+、Ca^{2+}濃度および膜電位と相互作用することがわかります。逆に言うと、Na/Ca交換機転はこの5つの要素だけを通じて、他の機能要素と相互作用しており、Na/Ca交換機転の中身は自由に交換できることがわかります。

図5-1-2　matsuoka_et_al_2003モデルの相関図

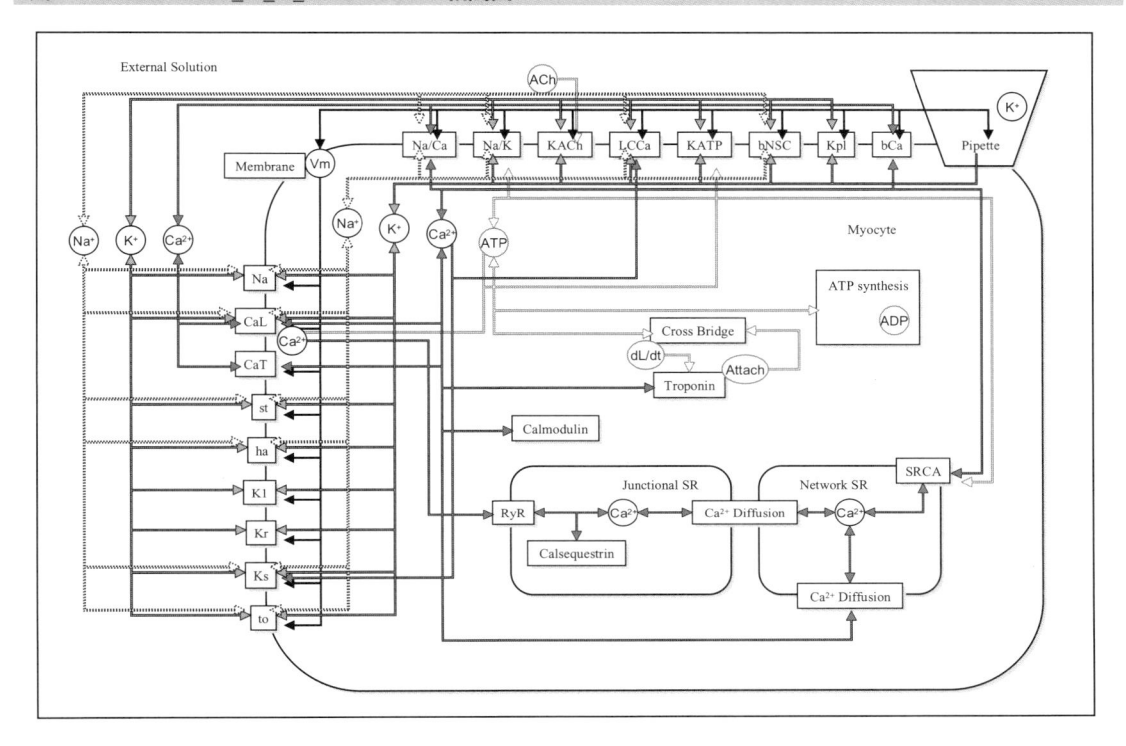

② INaCaクラス

実際に用いられている計算式を見つけるには、モデルXMLから用いられているクラスを探します。matsuoka_et_al_2003モデルのXMLファイル、src/xml/matsuoka_et_al_2003/model.xmlを開き、アウトラインビューでsimulation/model/cell/INaCaをクリックし、INaCaを定義しているXMLをエディタ画面で開きます（図5-1-3）。

INaCaのclassName属性値には"org.simBio.bio.matsuoka_et_al_2003.current.carrier.INaCa"と記載されているので、simBioプロジェクトにあるこのクラスを開きます（図5-1-4）。

org.simBio.bio.matsuoka_et_al_2003.current.carrier.INaCaのcalculate()メソッドでは、下に示すように、Na/Ca交換機転モデルの各状態確率と状態遷移の速度定数の計算を行っています。すなわち、Matsuokaら(2003)論文のTable 7に記載されている方程式(2)～(9)に対応する計算式が記述されています。このあと、引き続いて2状態ゲートに還元した計算と、電流値の計算を行う必要がありますが、それらの計算式はINaKやICaPumpでも共通なので、継承元のCarrierクラスに記述されています。メソッド最後のsuper.calculate(t);が、継承元クラスであるCarrierクラスのcalculate()メソッドを呼び出しています。

図5-1-3　INaCaを定義しているXML

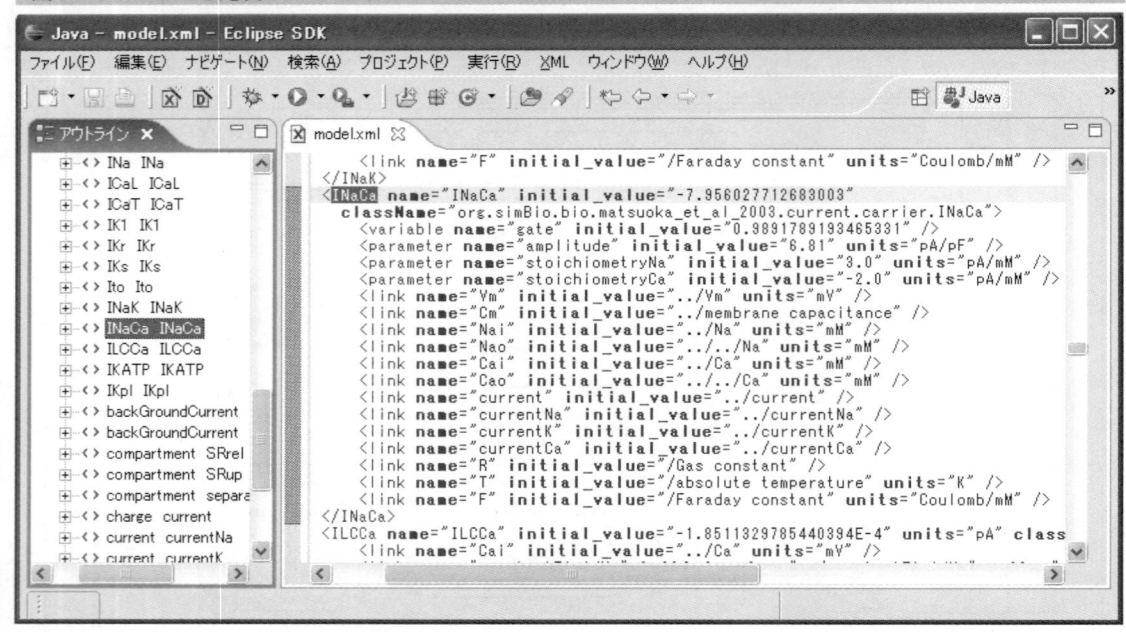

```xml
<link name="F" initial_value="/Faraday constant" units="Coulomb/mM" />
</INaK>
<INaCa name="INaCa" initial_value="-7.956027712683003"
    className="org.simBio.bio.matsuoka_et_al_2003.current.carrier.INaCa">
    <variable name="gate" initial_value="0.9891789193465331" />
    <parameter name="amplitude" initial_value="6.81" units="pA/pF" />
    <parameter name="stoichiometryNa" initial_value="3.0" units="pA/mM" />
    <parameter name="stoichiometryCa" initial_value="-2.0" units="pA/mM" />
    <link name="Vm" initial_value="../Vm" units="mV" />
    <link name="Cm" initial_value="../membrane capacitance" />
    <link name="Nai" initial_value="../Na" units="mM" />
    <link name="Nao" initial_value="../../Na" units="mM" />
    <link name="Cai" initial_value="../Ca" units="mM" />
    <link name="Cao" initial_value="../../Ca" units="mM" />
    <link name="current" initial_value="../current" />
    <link name="currentNa" initial_value="../currentNa" />
    <link name="currentK" initial_value="../currentK" />
    <link name="currentCa" initial_value="../currentCa" />
    <link name="R" initial_value="/Gas constant" />
    <link name="T" initial_value="/absolute temperature" units="K" />
    <link name="F" initial_value="/Faraday constant" units="Coulomb/mM" />
</INaCa>
<ILCCa name="ILCCa" initial_value="-1.8511329785440394E-4" units="pA" class
    <link name="Cai" initial_value="../Ca" units="mV" />
```

図5-1-4　INaCa.javaのメソッド

```java
protected void calculate(double t) {
    // probability of state E2Na
    E2A = 1.0 / (1.0 + Math.pow((KmNao / Nao.getValue()), nHNa)
            * (1.0 + Cao.getValue() / KmCao));
    // probability of state E2Ca
    E2B = 1.0 / (1.0 + (KmCao / Cao.getValue())
            * (1.0 + Math.pow((Nao.getValue() / KmNao), nHNa)));
    // probability of state E1Na
    E1A = 1.0 / (1.0 + Math.pow((KmNai / Nai.getValue()), nHNa)
            * (1 + Cai.getValue() / KmCai));
    // probability of state E1Ca
    E1B = 1.0 / (1.0 + (KmCai / Cai.getValue())
            * (1.0 + Math.pow((Nai.getValue() / KmNai), nHNa)));

    // rate constant for the reaction E1Na->E2Na
    k1 = Math.exp(partition * Vm.getValue() / (R * T.getValue() / F));
    // rate constant for the reaction E2Na->E1Na
    k2 = Math.exp((partition - 1.0) * Vm.getValue()
            / (R * T.getValue() / F));
    super.calculate(t);
}

public void prepare() {
    // rate constant for the reaction E1Ca->E2Ca
    k3 = 1.0;
    // rate constant for the reaction E2Ca->E1Ca
    k4 = 1.0;
    super.prepare();
}
```

> **こうすれば便利**
>
> Eclipseのメニューから[ナビゲート]→[型を開く]をクリックして、表示されるダイアログにINaCaと入力すると、候補をリストアップしてくれます。完全修飾クラス名を直接コピーして、貼り付けても良いです。

図5-1-5 Carrierクラスのソースコード

```java
/* simBio is a Java package to create biological models.
*/
package org.simBio.bio.matsuoka_et_al_2003.current.carrier;

import org.simBio.bio.matsuoka_et_al_2003.current.MembraneTransporter;
import org.simBio.core.Node;

/* Abstract class for ping-pong model of the carrier.
*/
public class Carrier extends MembraneTransporter {

    /** reduced 2-state gate */
    public Node gate;

    /** stoichiometry for Na<sup>+</sup> */
    public double stoichiometryNa = 0;

    /** stoichiometry for K<sup>+</sup> */
    public double stoichiometryK = 0;

    /** stoichiometry for Ca<sup>2+</sup> */
    public double stoichiometryCa = 0;

    /** amplitude factor (A/F) */
    public Node amplitude = null;

    /** membrane capacitance (pF) */
    public double Cm = 0;

    /** rate constants (/ms) */
    protected double k1, k2, k3, k4;

    /** probabilities at each state */
    protected double E1A, E2A, E1B, E2B;

    private double alpha, beta, y;
    /**
     * calculate total charge movement using reduced 2 state model <br/>
     * 2 state gateを用いて電流を計算する
     */
    protected void calculate(double t) {
        //'RATE TO E1 conformation
        alpha = k2 * E2A + k4 * E2B;
        //'RATE FROM E1 conformation
        beta = k1 * E1A + k3 * E1B;

        if (gate != null) {
            y = gate.getValue();
            gate.addDydt(alpha * (1.0 - y) - beta * y);

        } else
            y = alpha / (alpha + beta);

        total = amplitude.getValue() * Cm * (y * k1 * E1A - (1.0 - y) * k2 * E2A);

        cNa = stoichiometryNa * total;
        cK = stoichiometryK * total;
        cCa = stoichiometryCa * total;
        super.calculate(t);
    }
}
```

参考 **prepare()メソッド**

prepare()はGUIで[Start]ボタンを押した後、実際の積分計算をはじめる前に呼び出されます。呼び出し順序はcalculate()と同じです。従って、積分計算中に変化しない値はここで事前に計算しておきます。

③ Carrierクラス

　super.calculate(t);をクリックしてキャレットをそのなかに移動させ、右クリックメニューから［宣言を開く］と、ここで呼び出している継承元クラスCarrierのcalculateメソッドが開きます。ここにMatsuokaら(2003)のTable 7に記載されている方程式(10)〜(12)に対応する計算式が記述されています（図5-1-5）。

　CarrierクラスでもXMLから値を読込む変数、継承先のINaCaクラス等から利用する変数、Carrierクラス内部だけで使う変数を順に宣言しています。

　calculate()メソッドでは、まず2状態としたときの速度定数を計算し、次のif文で、Variableクラスのインスタンスとして、gateが存在すれば微分方程式を使って確率を計算し、無ければ、定常状態の確率を計算します。そしてこれらの値から交換機転の回転速度を計算し、単位を総電流に換算します。最後にNa$^+$、K$^+$、Ca^{2+}それぞれの電流値を計算しています。

　Carrierクラスのcalculate()メソッドの最後でもsuper.calculate(t);を使って、その継承元であるMembraneTransporterクラスのcalculate()メソッドを呼び出しています。

④ MembraneTransporterクラス

　MembraneTransporterクラスを開くと下記のようになっています[※1]（図5-1-6）。

図5-1-6　MembraneTransporterクラス

```
package org.simBio.bio.matsuoka_et_al_2003.current;

import org.simBio.core.Node;
import org.simBio.core.Reactor;

/**
 * abstract class of membrane transporters.
 *
 * @author Nobuaki Sarai
 *
 * @version $Revision: 1.1 $
 */
public abstract class MembraneTransporter extends Reactor {
    public Node current;
    public Node currentNa;
    public Node currentK;
    public Node currentCa;
    //current
    protected double total = 0;
    protected double cNa = 0;
    protected double cK = 0;
    protected double cCa = 0;
    /**
     * add current to Compartment
     * <br/>
     * Compartmentの電流に足し合わせる。
     * @param t
     */
    protected void calculate(double t) {
        if (total != 0)
            current.addValue(total);
        if (cNa != 0)
            currentNa.addValue(cNa);
        if (cK != 0)
            currentK.addValue(cK);
        if (cCa != 0)
            currentCa.addValue(cCa);
        value = total;
    }
}
```

※1　Abstractクラス MembraneTransporterの宣言文には"abstract"という修飾語がついています。これは、このクラスが抽象クラスであることを示します。抽象クラスはインスタンスを作れず、これを継承するクラスがインスタンス化されます。具体的な処理を継承先のクラスに記述しなければならないときに抽象クラスが用いられます。MembraneTransporterはcalculate()が呼び出される前に、電流の大きさが計算されている必要があります。

currentはXML上で膜を横切る総電流にlinkされています。従って、calculate()メソッドではこの機能要素を流れる電流を膜の総電流、総Na^+電流、総K^+電流、総Ca^{2+}電流に足し合わせています。currentは積分計算の1ステップごとに0にクリアされますので、総電流から膜電位変化を計算できます。最後のvalue = total;はsetValue(total);と同じ意味で、自分自身の値として総電流値を設定します。これで、グラフからINaCaをリンクすれば、INaCaの総電流値が表示されます。

> **参考　型階層**
>
> キャレットをクラス宣言"MembraneTransporter"に移動させ、右クリックメニューから[型階層を開く]を選択すると、MembraneTransporterクラスの継承先と継承元クラスがツリー表示されます(図5-1-7)。膜に存在する電流系はすべてMembraneTransporterを継承して、その機能を利用しています。CarrierクラスはINaCaを始め、ICaPump、INaKにも継承されており、この3つは同じ2状態モデルを使っています。Javaクラスはすべて型階層の先頭にあるObjectを継承します。ComponentからReactorまでがsimBioの基本部品、MembraneTransporter以下がKyotoモデルを形成する機能要素です。

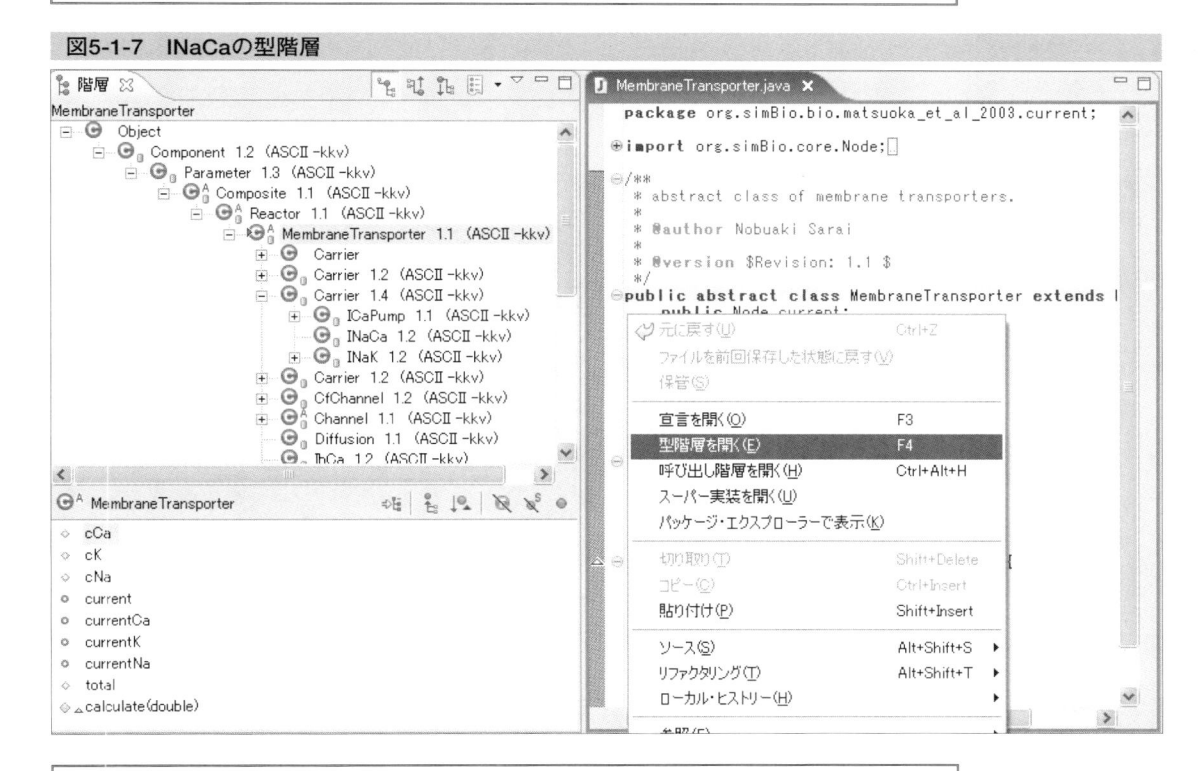

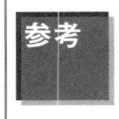

図5-1-7　INaCaの型階層

> **参考　インタフェース**
>
> 型階層にはNodeが表示されていません。Componentクラスを開くと、Nodeがimplementsされていることがわかります。インタフェースは表示されないようです。

V−2　不活性化ゲートの組み込み

KyotoモデルのNa/Ca交換機転に不活性化ゲートを組込みます。

matsuoka_et_al_2003モデルの構造から考えると、不活性化ゲートを組み込むためには、Carrierクラスにおける総電流の計算に不活性化率を反映させる必要があります。また、不活性化ゲートはINaCaだけに必要なので、その計算はINaCaクラスで行います。

● V−2−(1) Carrier

まずorg.simBio.bio.matsuoka_et_al_2003.current.carrier.Carrierをコピーし、自分のプロジェクトのソース・フォルダsrc/main/javaに貼り付けます※2。

※2　元のファイルを編集しない理由は同じ完全修飾名で内容の異なるクラスを作成すると、混乱の原因になります。とくに2人以上で共同作業するときは、必ず避けましょう。

図5-2-1　Carrier.javaのコピー

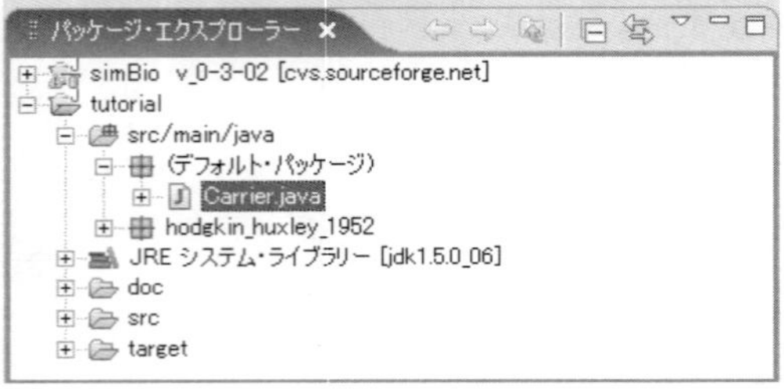

図5-2-2　kuratomi_et_al_2003パッケージを作成し移動

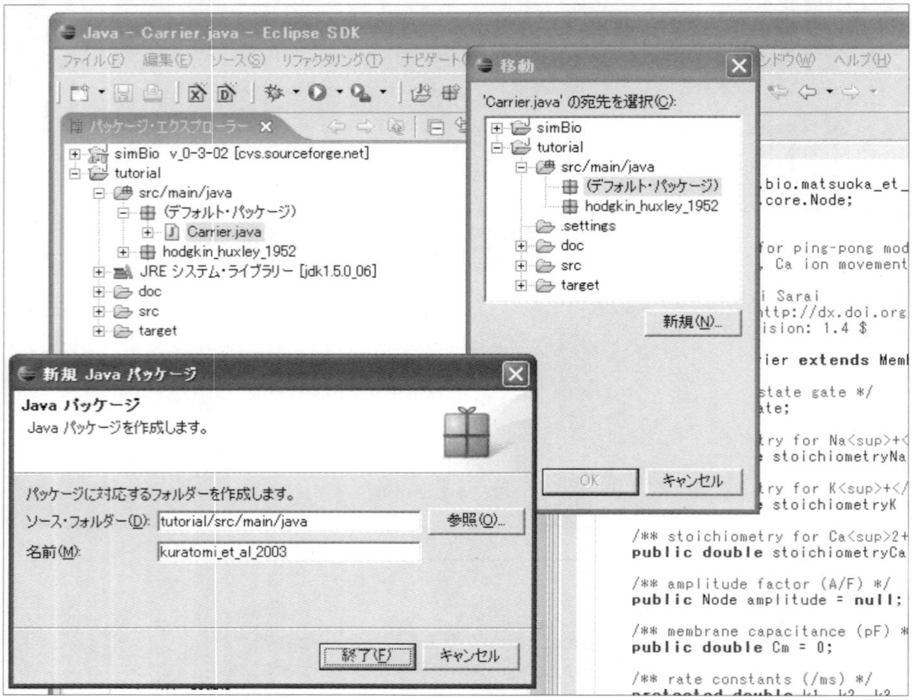

すると、自動的に(デフォルト・パッケージ)に入ります(**図5-2-1**)。

専用パッケージを作成するために、右クリックして[リファクタリング]→[移動]を選択します。移動ダイアログで[新規]ボタンを押し、新規Javaパッケージダイアログで[名前]にkuratomi_et_al_2003を入力し[終了]します。移動ダイアログに戻るので、[OK]を押すと、Carrierクラスがkuratomi_et_al_2003パッケージに移動します(**図5-2-2**)。

INaCaクラスで不活性化状態にある確率inactiveを計算し、総電流の計算に反映させるため、Carrier.javaを開いて、calculate()メソッドの計算式を図5-2-3のように書き換えます。

エラーが示されるので、×マークにカーソルを合わせて少し待つか、問題ビューを表示して、内容を確認します(**図5-2-3**)。

まだ変数inactiveを宣言していないのが、エラーの原因なので、×マークをクリックしてフィールドを作成します。inactiveはINaCaクラスで値を計算しますので、INaCaクラスから操作できるようにprotected double inactive = 0;とします。忘れずにJavadocコメントも/** probability at inactivated state. */などと記入しておきます(**図5-2-4**)。

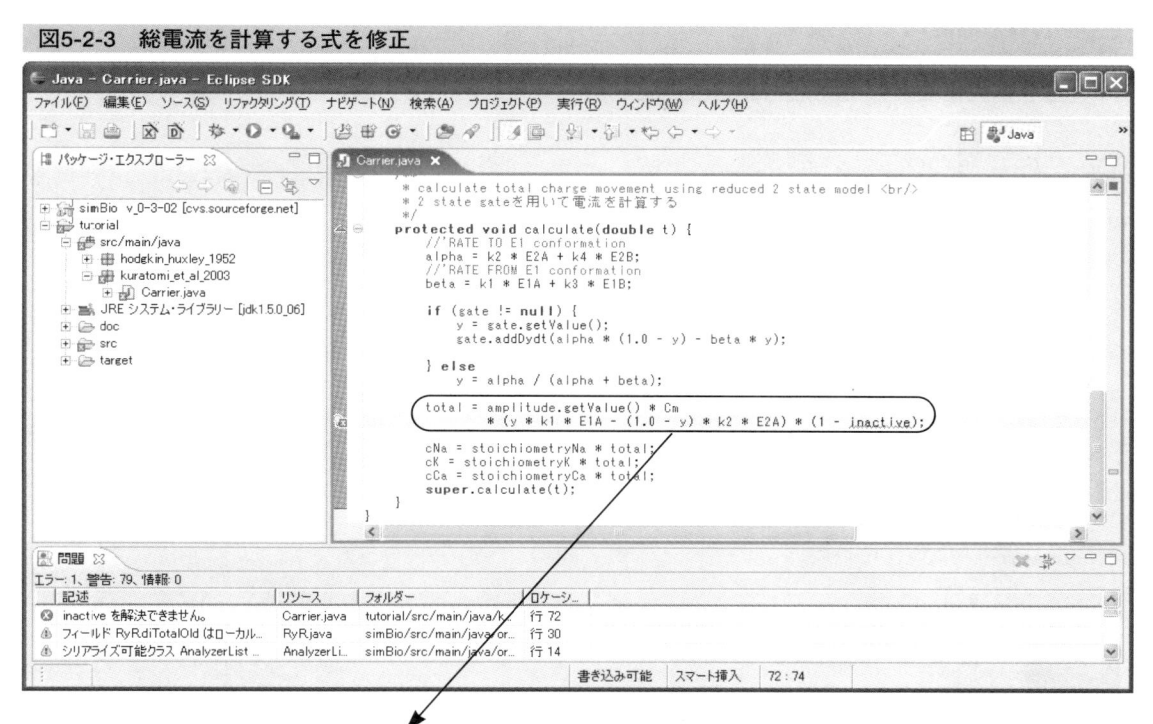

図5-2-3 総電流を計算する式を修正

```
total = amplitude.getValue() * Cm
    * (y * k1 * E1A - (1.0 - y) * k2 * E2A) * (1 - inactive);
```

これで活性化状態にあるときだけ、電流を流すようになりました。さらに、if文を削除して、常に微分方程式でgateを計算するようにします（図5-2-5）。これでCarrier.javaは完成です。

図5-2-4　フィールドinactiveを宣言

```java
public class Carrier extends MembraneTransporter {

    /** reduced 2-state gate */
    public Node gate;

    /** stoichiometry for Na+ */
    public double stoichiometryNa = 0;

    /** stoichiometry for K+ */
    public double stoichiometryK = 0;

    /** stoichiometry for Ca2+ */
    public double stoichiometryCa = 0;

    /** amplitude factor (A/F) */
    public Node amplitude = null;

    /** membrane capacitance (pF) */
    public double Cm = 0;

    /** rate constants (/ms) */
    protected double k1, k2, k3, k4;

    /** probabilities at each state */
    protected double E1A, E2A, E1B, E2B;

    private double alpha, beta, y;

    /** probability at inactivated state. */
    protected double inactive = 0;
```

図5-2-5　常に微分方程式でgateを計算

```java
protected void calculate(double t) {
    //'RATE TO E1 conformation
    alpha = k2 * E2A + k4 * E2B;
    //'RATE FROM E1 conformation
    beta = k1 * E1A + k3 * E1B;

    // always use differential equation.
    y = gate.getValue();
    gate.addDydt(alpha * (1.0 - y) - beta * y);

    // inactivation gate is incorporated
    total = amplitude.getValue() * Cm
        * (y * k1 * E1A - (1.0 - y) * k2 * E2A) * (1 - inactive);

    cNa = stoichiometryNa * total;
    cK = stoichiometryK * total;
    cCa = stoichiometryCa * total;
    super.calculate(t);
}
```

> **参考　変更点を確認するには**
>
> 編集したCarrier.javaとorg.simBio.bio.matsuoka_et_al_2003.current.carrier.Carrier.javaを両方選択した状態で右クリックメニューから［比較］→［相互］をクリックすると、相違点を比較できます。

図5-2-6　INaCa.java

```java
public class INaCa extends Carrier {
    /** concentration of intracellular Sodium [mM] */
    public Node Nai;
    /** concentration of intracellular Sodium [mM] */
    public Node Nao;
    /** concentration of intracellular Calcium[mM] */
    public Node Cai;
    /** concentration of intracellular Calcium[mM] */
    public Node Cao;
    /** membrane potential of cell[mV] */
    public Node Vm;
    /** absolute temperature[K] */
    public Node T;
    /** gas constant default value is 8.3143[C*mV/K/mmol] */
    public double R;
    /** Faraday constant default value is 96.4867[C/mmol] */
    public double F;

    /** dissociation constant for extracellular Sodium[mM] */
    public double KmNao = 87.5;
    /** dissociation constant for intracellular Sodium[mM] */
    public double KmNai = 8.75;
    /** dissociation constant for intracellular Calcium [mM] */
    public double KmCao = 1.38;
    /** dissociation constant for intracellular Calcium [mM] */
    public double KmCai = 0.00138;
    /** experimental index for Hill constant about Sodium */
    public double nHNa = 3;

    /** distribution constant */
    public double partition = 0.32;

    /** inactivation gate */
    public Node inActivation;

    protected void calculate(double t) {
        // probability of state E2Na
        E2A = 1.0 / (1.0 + Math.pow((KmNao / Nao.getValue()), nHNa)
                * (1.0 + Cao.getValue() / KmCao));
        // probability of state E2Ca
        E2B = 1.0 / (1.0 + (KmCao / Cao.getValue())
                * (1.0 + Math.pow((Nao.getValue() / KmNao), nHNa)));
        // probability of state E1Na
        E1A = 1.0 / (1.0 + Math.pow((KmNai / Nai.getValue()), nHNa)
                * (1 + Cai.getValue() / KmCai));
        // probability of state E1Ca
        E1B = 1.0 / (1.0 + (KmCai / Cai.getValue())
                * (1.0 + Math.pow((Nai.getValue() / KmNai), nHNa)));

        // rate constant for the reaction E1Na->E2Na
        k1 = Math.exp(partition * Vm.getValue() / (R * T.getValue() / F));
        // rate constant for the reaction E2Na->E1Na
        k2 = Math.exp((partition - 1.0) * Vm.getValue()
                / (R * T.getValue() / F));

        // inactivation gate
        double alpha = 0.001;
        double beta = 67 * Math.pow(Cai.getValue(), 2);
        inactive = inActivation.getValue();
        inActivation.addDydt(alpha * (1.0 - inactive) - beta * inactive);

        super.calculate(t);
    }

    public void prepare() {
        // rate constant for the reaction E1Ca->E2Ca
        k3 = 1.0;
        // rate constant for the reaction E2Ca->E1Ca
        k4 = 1.0;
        super.prepare();
    }
}
```

● V－2－（2） INaCa

次にorg.simBio.bio.matsuoka_et_al_2003.current.carrier.INaCaをコピーし、tutorialプロジェクトのkuratomi_et_al_2003パッケージに貼り付けます。不活性化ゲートの計算は次のように記述できるので、INaCa.javaを開いて、calculate()メソッドのsuper.calculate()の前に挿入します。

```
// inactivation gate
double alpha = 0.001;
double beta = 67 * Math.pow(Cai.getValue(), 2);
inactive = inActivation.getValue();
inActivation.addDydt(alpha * (1.0 - inactive) - beta * inactive);
```

inactiveゲートの計算はk1やk2など他の計算に影響は与えませんので、super.calculate()の前ならどこに挿入しても大丈夫です。

不活性化ゲートの積分変数inActivationをNodeとして`public Node inActivation;`と定義すれば、INaCa.javaは完成です（**図5-2-6**）。

● V－2－（3） モデルXML

次に新しいINaCaクラスを使うようにモデルXMLを書き換えます。これにはⅢ－5の方法を使って変更点をプロトコルXMLに記述します。

まず、src/xmlフォルダを選択し、右クリックメニューから［新規］→［XML Document］を選択します。［親フォルダを選択または入力］欄を`tutorial/src/xml/kuratomi_et_al_2003`に修正し、［New document name:］欄に`make.xml`と入力し、［終了］すると、XMLファイルが作成されてエディターで開かれます。

まず、XML宣言文を記述し、基本モデルsrc/xml/matsuoka_et_al_2003/model.xmlを元にkuratomi_et_al_2003.xmlをtargetフォルダに生成し、GUIで実行するよう指定します[※3]（**図5-2-7**）。pathにはtutorialプロジェクトのベースフォルダから見た位置を指定します。

※3 simBioプロジェクトのsrc/xml/matsuoka_et_al_2003/Fig.2.make.xmlから必要な要素をコピーし、属性値を編集すると楽でしょう。

図5-2-7　基本モデルを指定したmake.xml

```xml
<?xml version="1.0" encoding="UTF-8"?>
<randomizer>
  <baseModel name="Matsuoka et al. 2003"
    path="../simBio/src/xml/matsuoka_et_al_2003/model.xml"/>
  <generate>
    <xml path="target/kuratomi_et_al_2003.xml" launch="org.simBio.Entry"/>
  </generate>
</randomizer>
```

参考　エラーの特定

この状態でも実行可能です。一部を変更するたびに実行して確かめるとエラー箇所の判定に役だちます。基本モデルから何も変更していないので、結果は同じです。

新しいINaCaクラスから［Generate XML］でXMLを生成してもわかるように、matsuoka_et_al_2003からの変更点は、INaCaタグのclassNameとinActivationだけです。そこで、writerタグを使って、classNameを書き換え、inActivationを挿入します（図5-2-8）。

図5-2-8　プロトコルXML

```xml
<?xml version="1.0" encoding="UTF-8"?>
<randomizer>
  <baseModel name="Matsuoka et al. 2003"
    path="../simBio/src/xml/matsuoka_et_al_2003/model.xml" />
  <write>
    <writer value="kuratomi_et_al_2003.INaCa" xpath="//INaCa/@className" />
  </write>
  <insert>
    <inserter xpath="//INaCa">
      <variable name="inActivation" initial_value="0.0" />
    </inserter>
  </insert>
  <generate>
    <xml path="target/kuratomi_et_al_2003.xml" launch="org.simBio.Entry" />
  </generate>
</randomizer>
```

さらに、不活性化状態を見るために、収縮グラフに不活性化ゲートを同時に表示させます。変更したmake.xmlは`kuratomi_et_al_2003.make.xml`と名前を変えて別名保管します（図5-2-9）。

図5-2-9　kuratomi_et_al_2003.make.xml

```xml
<?xml version="1.0" encoding="UTF-8"?>
<randomizer>
  <baseModel name="Matsuoka et al. 2003"
    path="../simBio/src/xml/matsuoka_et_al_2003/model.xml"/>
  <write>
    <writer value="kuratomi_et_al_2003.INaCa" xpath="//INaCa/@className"/>
    <writer value="0"
      xpath="//graph[@name=&quot;Contraction&quot;]/axisY/parameter[@name=&quot;min&quot;]/@initial_value"/>
    <writer value="1"
      xpath="//graph[@name=&quot;Contraction&quot;]/axisY/parameter[@name=&quot;max&quot;]/@initial_value"/>
  </write>
  <insert>
    <inserter xpath="//INaCa">
      <variable name="inActivation" initial_value="0.0"/>
    </inserter>
    <inserter xpath="//graph[@name=&quot;Contraction&quot;]">
      <link name="target 2" initial_value="model/cell/INaCa/inActivation"/>
    </inserter>
  </insert>
  <generate>
    <xml path="target/kuratomi_et_al_2003.xml" launch="org.simBio.Entry"/>
  </generate>
</randomizer>
```

作成したkuratomi_et_al_2003.make.xmlを右クリックして［simBio］→［Run Protocol］で実行します。1回目の収縮はmatsuoka_et_al_2003とほぼ同じですが、不活性化状態が直線的に増加しています（図5-2-10）。

　［duration］を4000にして実行してみると、不活性化がさらに進み、INaCaが小さくなりCaトランジエントが大きくなってしまいました（図5-2-11）。

　そこで、不活性化が進んだ定常状態において、matsuoka_et_al_2003とほぼ同じ大きさのI_{NaCa}が流れるように、INaCaの大きさを決定している変数amplitudeをGUI上で大きくしてみると、320程度でほぼ変更前と同じ活動電位、I_{CaL}、Caトランジエ

ントが得られるようになりました。inActivationグラフのy軸の最小値を0.8等に変更すると、$[Ca^{2+}]_i$が上昇したときに、活性化状態へ移行する速度が増すので、不活性化状態の割合が減少していることが確認できます（図5-2-12）。

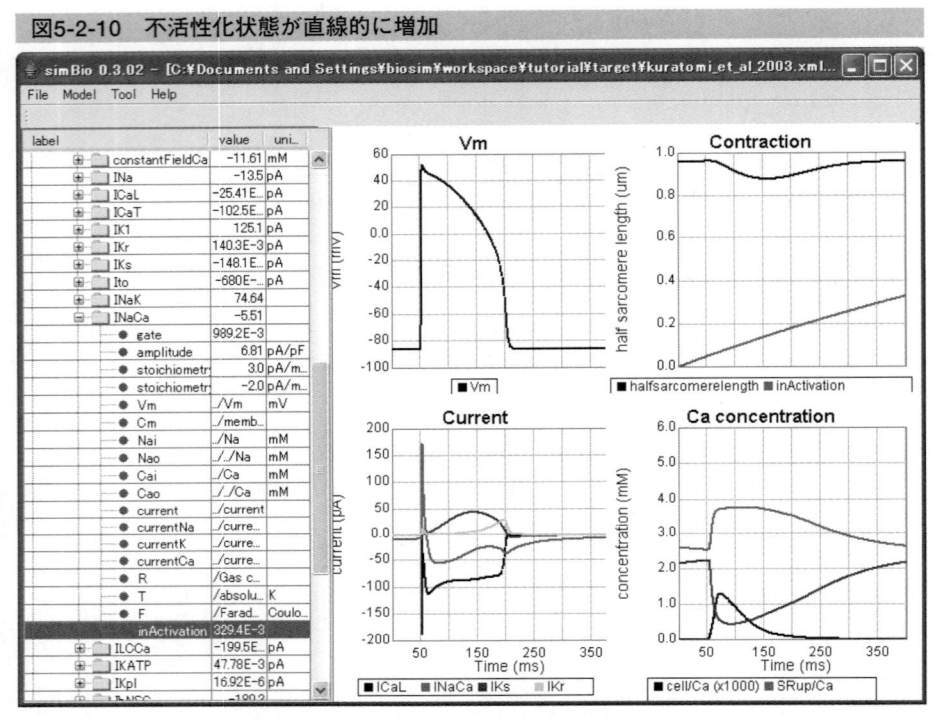

図5-2-10 不活性化状態が直線的に増加

調整した内容を書き込んで完成したkuratomi_et_al_2003.make.xmlは、以下のようになりました（図5-2-13）。

8秒間ほどシミュレーションを行うと、不活性化状態がほぼ0.98に達します。

図5-2-13 完成したkuratomi_et_al_2003.make.xml

```xml
<?xml version="1.0" encoding="UTF-8"?>
<randomizer>
    <baseModel name="Matsuoka et al. 2003"
        path="../simBio/src/xml/matsuoka_et_al_2003/model.xml"/>
    <write>
        <writer value="kuratomi_et_al_2003.INaCa" xpath="///INaCa/@className"/>
        <writer value="320"
            xpath="///INaCa/parameter[@name=&quot;amplitude&quot;]/@initial_value"/>
        <writer value="0.8"
            xpath="///graph[@name=&quot;Contraction&quot;]/axisY/parameter[@name=&quot;min&quot;]/@initial_value"/>
        <writer value="1"
            xpath="///graph[@name=&quot;Contraction&quot;]/axisY/parameter[@name=&quot;max&quot;]/@initial_value"/>
    </write>
    <insert>
        <inserter xpath="///INaCa">
            <variable name="inActivation" initial_value="0.0"/>
        </inserter>
        <inserter xpath="///graph[@name=&quot;Contraction&quot;]">
            <link name="target 2" initial_value="model/cell/INaCa/inActivation"/>
        </inserter>
    </insert>
    <generate>
        <xml path="target/kuratomi_et_al_2003.xml" launch="org.simBio.Entry"/>
    </generate>
</randomizer>
```

図5-2-11　INaCaの不活性化が進行

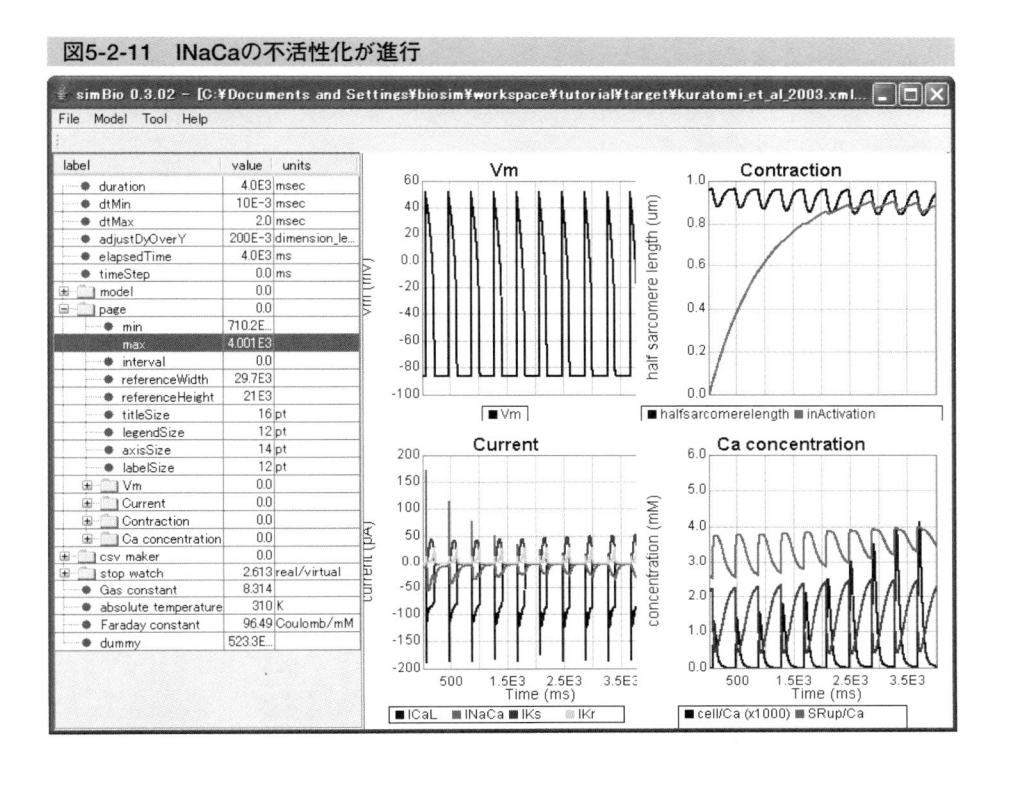

図5-2-12　INaCaの大きさを調整

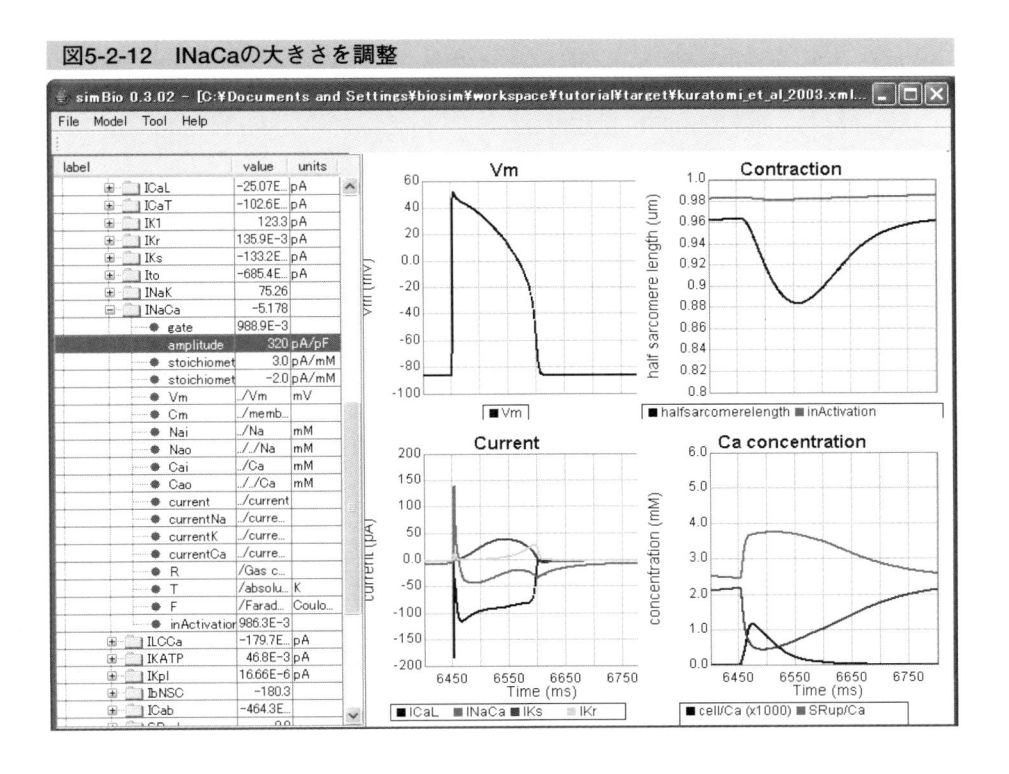

V・機能要素の変更

V-2　不活性化ゲートの組み込み

VI. Kyotoモデルの作成

この章で行うこと…
- ● モデルの基本骨格（VI–1）
- ● 活動電位を発生させよう（VI–2）
- ● イオン濃度の恒常性（VI–3）
- ● チャネルを増やそう（VI–4）
- ● Caによる細胞内情報伝達（VI–5）
- ● 収縮させよう（VI–6）

VI–1　モデルの基本骨格

この章ではKyotoモデルを作成します。

● VI–1–（1）　基本骨格

Kyotoモデル（matsuoka_et_al_2003）は細胞外液、細胞、18種類の細胞膜電流系、筋小胞体、筋小胞体上の4種類の電流系、2種のCa^{2+}結合蛋白、ATP産生系、収縮蛋白モデル（Negroni & Lascano model）および刺激電極で構成されています。図5-1-2に示すように、これらの機能要素（Reactor）と、Na^+、K^+、Ca^{2+}およびATP濃度を表すNodeのグラフとして心筋細胞の興奮収縮連関における個々の機能要素間の相関関係は表現できます。

simBioではXMLとJavaを用いて、この相関系をそのままコンピュータ上に再現します。モデルを作成するとき、最初の数式から順にソースコードに変えていっても良いのですが、ここでは単純な機能要素から始めて、徐々に精密化していきます。

IV章で作成したように、細胞は刺激が伝わったときに、Na^+チャネルが開くことで脱分極し、脱分極したことでK^+チャネルが開いて再分極し、活動電位を形成します。よって、図5-1-2から最低限の要素を抜き出すと、図0-1-3になります。

そこでまず活動電位を発生させ、膜電流系を精密化し、次いでSRを含めたCa^{2+}動態をモデル化し、収縮モデルを結合していきます。

●● VI–1–（2）　外枠

最初に細胞外液を表現するReactorを準備します。matuoka_et_al_2003モデルではorg.simBio.bio.matuoka_et_al_2003.Compartmentクラスを利用しています。このクラスは計算式を含まず、他のReactorやNodeの入れ物として用いられています。

次に、細胞を表現するReactorを準備します。matuoka_et_al_2003モデルは、IV章で作成したHodgkin-Huxleyモデルとは異なり、Na^+やK^+を流す電流系が複数存在するので、それらを1つずつ細胞を表わすクラスに記述する代わりに、個々のチャネルが流した電流の合計値を計算するReactorを用意しています。

図6-1-1　simBioのXMLで表わした図0-2-3

```xml
<compartment name="model"
    className="org.simBio.bio.matsuoka_et_al_2003.Compartment">
  <variable name="Na" initial_value="140.0" units="mM"/>
  <variable name="K" initial_value="5.4" units="mM"/>
  <compartment name="cell">
    <variable name="Vm" initial_value="-85.87" units="mV"/>
    <variable name="Na" initial_value="4.722" units="mM"/>
    <variable name="K" initial_value="142.5" units="mM"/>
    <parameter name="INa" units="pA"/>
    <parameter name="IK" units="pA"/>
  </compartment>
</compartment>
```

図6-1-2　完成した0001.xml

```xml
<?xml version="1.0" encoding="UTF-8"?>
<!-- tutorial VI-1 -->
<conductor name="simulation">
  <parameter name="elapsedTime" initial_value="0.0" units="ms"
    description="current time"/>
  <parameter name="duration" initial_value="400.0" units="ms"
    description="duration of integration"/>
  <parameter name="dtMin" initial_value="0.001" units="ms"
    description="minimum value of adaptive dt"/>
  <parameter name="dtMax" initial_value="0.1" units="ms"
    description="maximum value of adaptive dt"/>
  <parameter name="adjustDyOverY" initial_value="0.01" units="dimension_less"
    description="maximum dy/y"/>
  <parameter name="timeStep" units="ms"
    description="previous value of adaptive dt"/>
  <compartment name="model"
      className="org.simBio.bio.matsuoka_et_al_2003.Compartment">
    <variable name="Na" initial_value="140.0" units="mM"/>
    <variable name="K" initial_value="5.4" units="mM"/>
    <compartment name="cell">
      <variable name="Vm" initial_value="-85.87" units="mV"/>
      <variable name="Na" initial_value="4.722" units="mM"/>
      <variable name="K" initial_value="142.5" units="mM"/>
      <parameter name="INa" units="pA"/>
      <parameter name="IK" units="pA"/>
    </compartment>
  </compartment>
  <page name="page" className="org.simBio.sim.analyzer.graph.Viewer">
    <parameter name="min" initial_value="0.0"/>
    <parameter name="max" initial_value="400"/>
    <parameter name="interval" initial_value="0.0"/>
    <parameter name="referenceWidth" initial_value="29700.0"/>
    <parameter name="referenceHeight" initial_value="21000.0"/>
    <graph name="Vm" className="org.simBio.sim.analyzer.graph.Graph">
      <link name="target 1" initial_value="model/cell/Vm"/>
      <link name="interval" initial_value="../interval"/>
      <axisY name="Vm" units="mV" className="org.simBio.sim.analyzer.graph.AxisY">
        <parameter name="origin" initial_value="1200.0"/>
        <parameter name="length" initial_value="7700.0"/>
        <parameter name="min" initial_value="-100.0"/>
        <parameter name="max" initial_value="50.0"/>
      </axisY>
      <axisX name="Time" units="ms"
        className="org.simBio.sim.analyzer.graph.AxisX">
        <link name="min" initial_value="../../min"/>
        <link name="max" initial_value="../../max"/>
        <parameter name="origin" initial_value="3000.0"/>
        <parameter name="length" initial_value="11000.0"/>
      </axisX>
    </graph>
  </page>
</conductor>
```

総電流を計算しているのが、org.simBio.bio.matuoka_et_al_2003.function.Chargeクラスです。各イオンチャネルはMembraneTransporterを継承していて、そのフィールドであるcurrentにはChargeインスタンスをリンクします。そして、自身の電流値を計算したら、Chargeに足し合わせて総電流量を計算しています。
　MembraneTransporterのcurrentNa、currentK、currentCaにはorg.simBio.bio.matuoka_et_al_2003.function.Currentクラスのインスタンスをリンクします。これで、各イオン別に膜を横切った総量を計算できるようになります。このような構造にすれば、XMLファイルを変更するだけで細胞膜上のイオンチャネルを自由に増やしたり、減らしたりできます。
　そこで、図0-2-3のCellをComparmentクラスを使って、simBioのXMLで表すと図6-1-1のようなモデルXMLになります（ただし、リンクは省いています）。初期値にはMatsuokaら(2003)論文の値を入れています。
　このモデルXMLを実行するため、Ⅳ-4で作成した雛形XMLファイルをxml/matsuoka_et_al_2003/devel/0001.xmlとして複製します。モデルXMLを0001.xmlにはめ込み、積分区間（duration）とグラフの横幅を400 msに、Vmグラフのtarget 1をmodel/cell/Vmに変更します（図6-1-2）。
　完成した0001.xmlを実行すると、次のようになります（図6-1-3）。

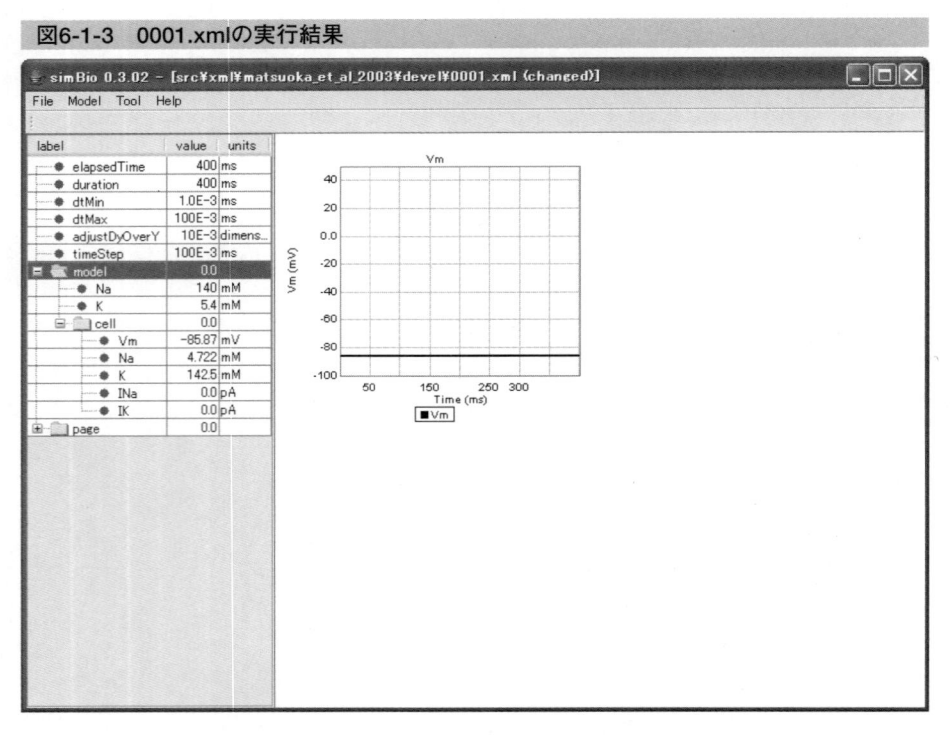

図6-1-3　0001.xmlの実行結果

まだ何の計算もしていませんので、横に一直線のVmが表示されました。

Ⅵ－2　活動電位を発生させよう

　この節では刺激電流、Na$^+$チャネル、K$^+$チャネル、背景電流を使って活動電位を発生させます。

● Ⅵ－2－(1)　刺激電流

　活動電位を発生させるには、外部から刺激電流を加えなければならないので、最初に組込みます。matsuoka_et_al_2003モデルでは、org.simBio.bio.matsuoka_et_al_2003.current.pipette.CurrentClampクラスが刺激電流を発生させます。Ⅳ章でHodgkin-HuxleyモデルにI刺激を与えるために作成したI_stimは電流を発生させるだけでしたが、CurrentClampクラスではK$^+$電流が流れると仮定しています。これは、Hundら(2001)が指摘しているように、細胞膜を横切って流れる電流の総和とイオン電荷の総和を等しくして、イオン濃度の恒常性を保つためです。

　この刺激電流のXML例は、org.simBio.bio.matsuoka_et_al_2003.current.pipette/doc-files/CurrentClamp.xmlです。これをさきほど作成した0001.xmlに組み込み、0002.xmlとして保存すると、次のようになります。

図6-2-1　current clampを追加

```xml
<compartment name="model"
    className="org.simBio.bio.matsuoka_et_al_2003.Compartment">
    <variable name="Na" initial_value="140.0" units="mM"/>
    <variable name="K" initial_value="5.4" units="mM"/>
    <currentClamp name="current clamp"
        className="org.simBio.bio.matsuoka_et_al_2003.current.pipette.CurrentClamp"
        <link name="elapsedTime" initial_value="/elapsedTime"/>
        <link name="current" initial_value="../cell/current"/>
        <link name="currentK" initial_value="../cell/currentK"/>
        <parameter name="interval" initial_value="400.0" units="msec"/>
        <parameter name="onset" initial_value="50.0" units="msec"/>
        <parameter name="offset" initial_value="52.0" units="msec"/>
        <parameter name="amplitude" initial_value="-4000.0" units="pA"/>
    </currentClamp>
    <compartment name="cell">
        <variable name="Vm" initial_value="-85.87" units="mV"/>
        <variable name="Na" initial_value="4.722" units="mM"/>
        <variable name="K" initial_value="142.5" units="mM"/>
        <parameter name="INa" units="pA"/>
        <parameter name="IK" units="pA"/>
    </compartment>
</compartment>
```

　6行目と7行目のlinkにあるように、細胞にK$^+$電流を流すためにcurrentとcurrentKが必要になりますので次に追加します。

① 総電流

　総電流を表わすcurrentのXML例は、org.simBio.bio.matsuoka_et_al_2003.function/doc-files/Charge.xmlです。Charge.xmlで指定しているクラス、matsuoka_et_al_2003.function.Chargeクラスを図6-2-2に示します。

　5行目のimplementsはインタフェースの機能を実装するときに用いるJavaの命令です。org.simBio.core.IResetBeforeCalcを実装することでsimBioの積分計算エン

図6-2-2 Charge.java

```java
package org.simBio.bio.matsuoka_et_al_2003.function;

import org.simBio.core.IResetBeforeCalc;
import org.simBio.core.Node;

 * keep whole cell current from external solution.
public class Charge extends Function implements IResetBeforeCalc {
    /** membrane capacitance (pF) */
    public Node Cm;

    /** membrane potential (mV) */
    public Node Vm;

    /**
     * dVm/dt = - I / Cm
     * @see org.simBio.core.Reactor#calculate(double)
     */
    protected void calculate(double t) {
        Vm.addDydt(-getValue() / Cm.getValue());
    }
}
```

図6-2-3 currentを追加

```xml
<compartment name="model"
  className="org.simBio.bio.matsuoka_et_al_2003.Compartment">
  <variable name="Na" initial_value="140.0" units="mM"/>
  <variable name="K" initial_value="5.4" units="mM"/>
  <currentClamp name="current clamp"
    className="org.simBio.bio.matsuoka_et_al_2003.current.pipette.CurrentClamp">
    <link name="elapsedTime" initial_value="/elapsedTime"/>
    <link name="current" initial_value="../cell/current"/>
    <link name="currentK" initial_value="../cell/currentK"/>
    <parameter name="interval" initial_value="400.0" units="msec"/>
    <parameter name="onset" initial_value="50.0" units="msec"/>
    <parameter name="offset" initial_value="52.0" units="msec"/>
    <parameter name="amplitude" initial_value="-4000.0" units="pA"/>
  </currentClamp>
  <compartment name="cell">
    <parameter name="membrane capacitance" initial_value="132.0" units="pF"/>
    <variable name="Vm" initial_value="-85.87" units="mV"/>
    <variable name="Na" initial_value="4.722" units="mM"/>
    <variable name="K" initial_value="142.5" units="mM"/>
    <parameter name="INa" units="pA"/>
    <parameter name="IK" units="pA"/>
    <charge name="current" units="pA"
      className="org.simBio.bio.matsuoka_et_al_2003.function.Charge">
      <link name="Vm" initial_value="../Vm" units="mV"/>
      <link name="Cm" initial_value="../membrane capacitance"/>
    </charge>
  </compartment>
</compartment>
```

ジンに対して、モデルのcalculateを呼び出す前にこのReactorの値を0にリセットするよう指示しています。calculate()メソッドでは、Chargeインスタンス自体が持つ値をgetValue()で読み出し、その値を電流として静電容量Cmを使って電位変化を計算しています。

current clampでは刺激電流を計算して、currentに足し合わせていますので、細胞膜を横切る電流系が全て計算されてから呼ばれるようにCharge.xmlをcellの最後の子要素として追加しておきます。そうすることで、細胞膜を横切る総電流が足し合わされて、Charge.calculate()メソッドが膜電位変化を計算します。

さらに、計算に必要な細胞膜容量をmembrane capacitanceという名前で細胞の子

要素に追加すると、0002.xmlは図6-2-3のようになります。
② 総イオン電流
　総K$^+$電流を表わすcurrentKのXML例は、Charge.xmlと同じフォルダのCurrent.xmlです。Charge.xmlで指定しているクラス、matsuoka_et_al_2003.function.Currentクラスを以下に示します（図6-2-4）。

図6-2-4　Current.java

```java
package org.simBio.bio.matsuoka_et_al_2003.function;

import org.simBio.core.IResetBeforeCalc;
import org.simBio.core.Node;

/* calculate concentration (M) change from current (A)*/
public class Current extends Function implements IResetBeforeCalc {
    /** internal volume (um^3) */
    public Node Vi;
    /** external volume (um^3) */
    public Node Vo;
    /** internal ion concentration (mM) */
    public Node in;
    /** external ion concentration (mM) */
    public Node out;
    /** ion valance */
    public double valence;
    /** Faraday Constant (Coulomb/mM) */
    public double F;

    private double zF;
    /**
     * convert current (pA) to d[X]/dt (mM)
     * @see org.simBio.core.Reactor#calculate(double)
     */
    protected void calculate(double t) {
        in.addDydt(-value / Vi.getValue() * zF);
        out.addDydt(value / Vo.getValue() * zF);
    }
    /**
     * @see org.simBio.core.Component#prepare()
     */
    protected void prepare() {
        super.prepare();
        zF = 1.0 / (valence * F);
    }
}
```

　Currentクラスのcalculate()では自分自身の値valueが膜を横切るイオン電流（pA）であるとみなして、それを電荷、ファラデー定数、容積で除算し、イオン濃度変化（mM/ms）にして、inとoutのイオン濃度変化を計算しています。電荷とファラデー定数[※1]は一定なのでprepare()メソッドで事前に計算しています。

※1　ファラデー定数
電子1モルあたりの電荷量のこと。

> **参考　valueとgetValue()**
>
> Chargeでは自身の値をgetValue()で読み出しました。自分自身の値はParameterクラスで`protected double value;`として定義されており、getValue()はvalueの値を読み出します。自分の継承元クラスのなかで、getValue()が呼び出され何らかの演算結果を返すとき、getValue()とvalueが違う値になる可能性があります。getValue()を用いるほうが安全です。

Current.xmlも細胞の電流系が全て計算されてから呼ばれるように、cellの最後の子要素として追加します。そして、計算に必要なvolumeを細胞内外に追加し、Faraday constantはmodel全体で共通なのでsimulationの子要素として加えておきます。細胞外液の容積はMatsuokaら(2003)論文で定義されていないので、ここでは仮に細胞容積の100倍にしておくと、0002.xmlは以下のようになります(図6-2-5)。

図6-2-5　K currentの追加

```xml
<compartment name="model"
  className="org.simBio.bio.matsuoka_et_al_2003.Compartment">
  <parameter name="volume" initial_value="800000.0" units="um^3"/>
  <variable name="Na" initial_value="140.0" units="mM"/>
  <variable name="K" initial_value="5.4" units="mM"/>
  <currentClamp name="current clamp"
    className="org.simBio.bio.matsuoka_et_al_2003.current.pipette.CurrentClamp">
    <link name="elapsedTime" initial_value="/elapsedTime"/>
    <link name="current" initial_value="../cell/current"/>
    <link name="currentK" initial_value="../cell/currentK"/>
    <parameter name="interval" initial_value="400.0" units="msec"/>
    <parameter name="onset" initial_value="50.0" units="msec"/>
    <parameter name="offset" initial_value="52.0" units="msec"/>
    <parameter name="amplitude" initial_value="-4000.0" units="pA"/>
  </currentClamp>
  <compartment name="cell">
    <parameter name="volume" initial_value="8000.0" units="um^3"/>
    <parameter name="membrane capacitance" initial_value="132.0" units="pF"/>
    <variable name="Vm" initial_value="-85.87" units="mV"/>
    <variable name="Na" initial_value="4.722" units="mM"/>
    <variable name="K" initial_value="142.5" units="mM"/>
    <parameter name="INa" units="pA"/>
    <parameter name="IK" units="pA"/>
    <charge name="current" units="pA"
      className="org.simBio.bio.matsuoka_et_al_2003.function.Charge">
      <link name="Vm" initial_value="../Vm" units="mV"/>
      <link name="Cm" initial_value="../membrane capacitance"/>
    </charge>
    <current name="currentK" units="pA"
      className="org.simBio.bio.matsuoka_et_al_2003.function.Current">
      <link name="in" initial_value="../K" units="mM"/>
      <link name="out" initial_value="../../K" units="mM"/>
      <link name="Vi" initial_value="../volume"/>
      <link name="Vo" initial_value="../../volume"/>
      <link name="F" initial_value="/Faraday constant"/>
      <parameter name="valence" initial_value="1.0" units="dimension less"/>
    </current>
  </compartment>
</compartment>
<parameter name="Faraday constant" initial_value="96.4867" units="Coulomb/mM"/>
```

　刺激電流を表示するために電流グラフを加えて0002.xmlを実行すると図6-2-6のようになります。

　設定どおり、刺激電流が流れて、膜電位が脱分極しました。このとき、細胞内外のK$^+$濃度を見ると、細胞外から細胞内へK$^+$が移動したことがわかります。

　Matsuokaら(2003)論文では、細胞外液はつねに環流されており、イオン濃度は

参考　value欄の桁揃え

GUIのテーブルでは、value欄の数値は3桁で揃えてあります。マウスカーソルをvalueに近づけると、実際の値を表示します。クリックすると実際の数値を編集できます。

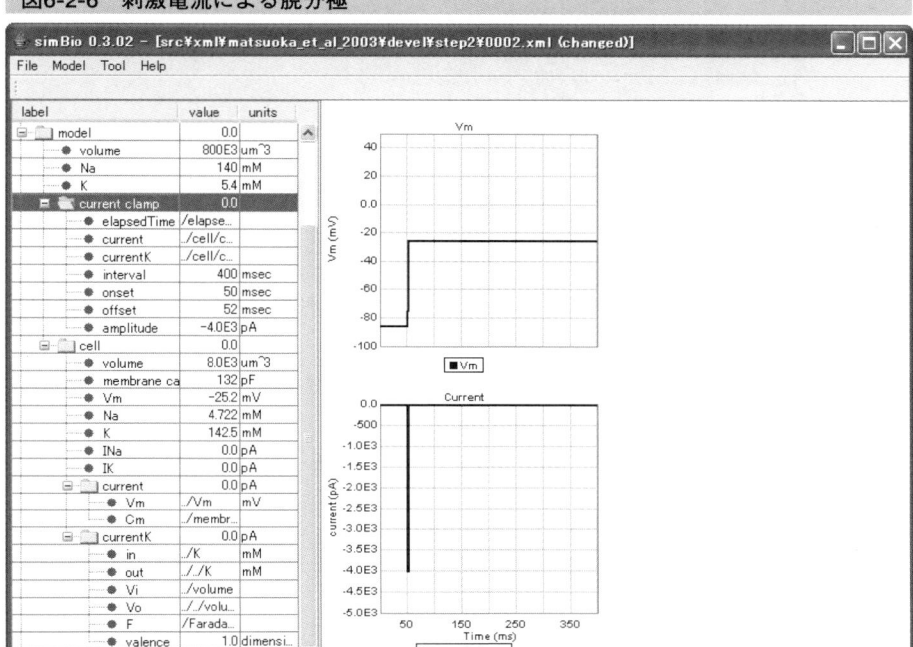

図6-2-6　刺激電流による脱分極

一定に保たれると仮定していましたので、このモデル上でも外液イオン濃度を一定に保つようにします。matsuoka_et_al_2003.function.Currentクラスを見ると、細胞内外のイオン濃度を表わすNode、inとoutに変化量を足し合わせています。よって、ダミーのvariableを作成し、currentKの外液K$^+$濃度（out）のリンクをdummyに変更しておきます（図6-2-7）。

[K$^+$]$_o$と[Na$^+$]$_o$は微分方程式で記述する必要が無くなりましたので、model/Kとmodel/Naをvariableから固定値を意味するparameterに変更しておきます。

完成した0003.xmlを実行すると、細胞内K$^+$濃度は増加しましたが、細胞外K$^+$濃度（[K$^+$]$_o$）は初期値のまま保たれました。

●●Ⅵ－2－(2)　電位依存性Naチャネル

次に電位依存性Na$^+$チャネルを組み込みます。

① イオンチャネルモデルの基本形

simBioでは2種類の基本イオンチャネルクラスを用意して、イオンチャネルに共通する機能を実装しています。1つはmatsuoka_et_al_2003.current.cf.CfChannelクラスで複数のイオンを通すチャネルに用います。ここではGoldmann-Hodgkin-Katz式にもとづき膜電位と濃度勾配から個々のイオン種に対する駆動力を計算し、チャネルを通過する電流をイオン種ごとに計算します。もう1つはmatsuoka_et_al_2003.current.potassium.PureKChannelで、K$^+$のみを通過させるチャネルの電流を計算します。Hodgkin-Huxleyモデルと同様、イオン濃度勾配による平衡電位と膜

図6-2-7　ダミーのvariable

```xml
<compartment name="model"
  className="org.simBio.bio.matsuoka_et_al_2003.Compartment">
  <parameter name="volume" initial_value="800000.0" units="um^3"/>
  <parameter name="Na" initial_value="140.0" units="mM"/>
  <parameter name="K" initial_value="5.4" units="mM"/>
  <currentClamp name="current clamp"
    className="org.simBio.bio.matsuoka_et_al_2003.current.pipette.CurrentClamp">
    <link name="elapsedTime" initial_value="/elapsedTime"/>
    <link name="current" initial_value="../cell/current"/>
    <link name="currentK" initial_value="../cell/currentK"/>
    <parameter name="interval" initial_value="400.0" units="msec"/>
    <parameter name="onset" initial_value="50.0" units="msec"/>
    <parameter name="offset" initial_value="52.0" units="msec"/>
    <parameter name="amplitude" initial_value="-4000.0" units="pA"/>
  </currentClamp>
  <compartment name="cell">
    <parameter name="volume" initial_value="8000.0" units="um^3"/>
    <parameter name="membrane capacitance" initial_value="132.0" units="pF"/>
    <variable name="Vm" initial_value="-85.87" units="mV"/>
    <variable name="Na" initial_value="4.722" units="mM"/>
    <variable name="K" initial_value="142.5" units="mM"/>
    <parameter name="INa" units="pA"/>
    <parameter name="IK" units="pA"/>
    <charge name="current" units="pA"
      className="org.simBio.bio.matsuoka_et_al_2003.function.Charge">
      <link name="Vm" initial_value="../Vm" units="mV"/>
      <link name="Cm" initial_value="../membrane capacitance"/>
    </charge>
    <current name="currentK" units="pA"
      className="org.simBio.bio.matsuoka_et_al_2003.function.Current">
      <link name="in" initial_value="../K" units="mM"/>
      <link name="out" initial_value="/dummy" units="mM"/>
      <link name="Vi" initial_value="../volume"/>
      <link name="Vo" initial_value="../../volume"/>
      <link name="F" initial_value="/Faraday constant"/>
      <parameter name="valence" initial_value="1.0" units="dimension_less"/>
    </current>
  </compartment>
</compartment>
<parameter name="Faraday constant" initial_value="96.4867" units="Coulomb/mM"/>
<variable name="dummy" units="dummy"/>
```

電位の電位差をイオン駆動力と考え、オームの法則からチャネル電流を計算します。

　図6-2-8は、UMLのクラス図です。CfChannel、PureKChannel共にMembraneTransporterクラスを継承しています。MembraneTransporterはⅤ−1で説明したように、ChargeクラスとCurrentクラスを利用しています。新しくイオンチャネルを作成する場合、CfChannelもしくはPureKChannelを継承したクラスを作り、そのなかで開確率の計算を行うようにすればモデルができあがります。

　Na^+チャネルはNa^+とK^+を通すので、CfChannelを継承してmatsuoka_et_al_2003.current.cf.INaクラスで開確率を計算しています。電位依存性4状態ゲートと2状態ゲートから開確率pOpenを計算し、CfChannel.calculate()に引き継いでいます。式の詳細はマニュアルを参照してください。

　CfChannelでは、透過係数permeabilityとGoldmann-Hodgkin-Katz式に基づくイオン駆動力constantField、それに開確率pOpenから各イオン種の移動速度を電流と同じpA単位で計算し、MembraneTransporter.calculate()に渡しています。

　Na^+チャネルを発現させるため、INa.xmlを0003.xmlに組込み、0004.xmlとします。INaの計算にはあらかじめ、Na^+とK^+の駆動力を計算しておかないといけない

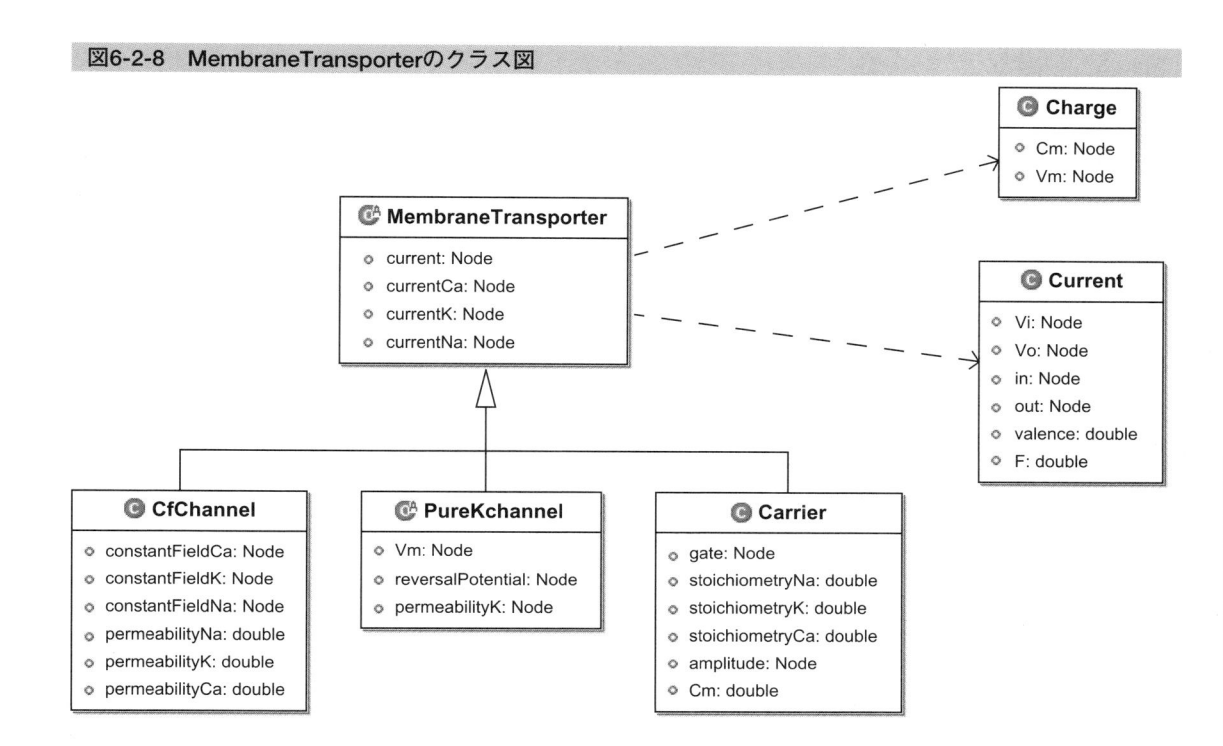

図6-2-8　MembraneTransporterのクラス図

Charge
- Cm: Node
- Vm: Node

MembraneTransporter
- current: Node
- currentCa: Node
- currentK: Node
- currentNa: Node

Current
- Vi: Node
- Vo: Node
- in: Node
- out: Node
- valence: double
- F: double

CfChannel
- constantFieldCa: Node
- constantFieldK: Node
- constantFieldNa: Node
- permeabilityNa: double
- permeabilityK: double
- permeabilityCa: double

PureKchannel
- Vm: Node
- reversalPotential: Node
- permeabilityK: Node

Carrier
- gate: Node
- stoichiometryNa: double
- stoichiometryK: double
- stoichiometryCa: double
- amplitude: Node
- Cm: double

ので、それを計算するmatsuoka_et_al_2003.function.ConstantFieldクラスのインスタンスをNa$^+$とK$^+$用に作成します。matsuoka_et_al_2003では細胞膜はどの場所でも同じ電位で内外のイオン濃度も一定であると仮定していますので、ConstantFieldは1つの細胞の全ての電流系にとって同じ値になります。そこで、cellの子要素として、電流系よりもさきに計算されるようにXMLを追加しておきます。次いで、ConstantFieldの計算に必要なガス定数（Gas constant）と絶対温度（absolute temperature）を記述します。Na$^+$電流の総和を計算するために、currentNaをcellに組み込みます（図6-2-9）。

電流グラフのtarget 2にmodel/cell/INaを設定して実行すると、次のように刺激電流に応答して脱分極を起こしました（図6-2-10）。

膜電位が53 mVに達しているので、Vmグラフの最大値を60に変更して0004.xmlが完成です。

図6-2-9　INaの組込

```xml
<constantField name="constantFieldNa" units="mM"
  className="org.simBio.bio.matsuoka_et_al_2003.function.ConstantField">
  <link name="Vm" initial_value="../Vm" units="mV"/>
  <link name="in" initial_value="../Na" units="mM"/>
  <link name="out" initial_value="../../Na" units="mM"/>
  <link name="R" initial_value="/Gas constant"/>
  <link name="T" initial_value="/absolute temperature" units="K"/>
  <link name="F" initial_value="/Faraday constant" units="Coulomb/mM"/>
  <parameter name="valence" initial_value="1.0" units="dimension_less"/>
</constantField>
```

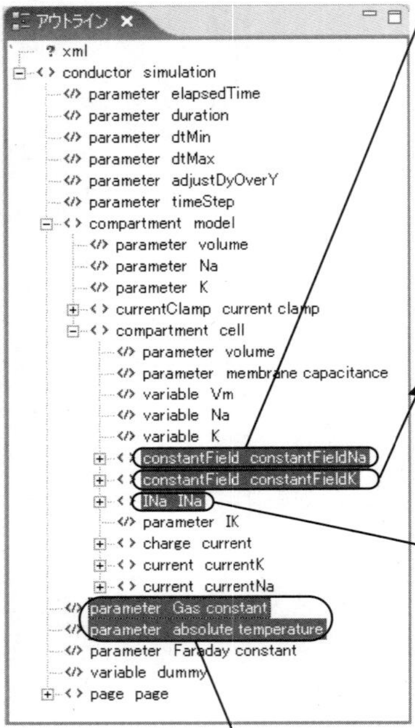

ConstantFieldを電流系よりもさきに計算される場所に挿入

```xml
<constantField name="constantFieldK" units="mM">
  <link name="Vm" initial_value="../Vm" units="mV"/>
  <link name="in" initial_value="../K" units="mM"/>
  <link name="out" initial_value="../../K" units="mM"/>
  <link name="R" initial_value="/Gas constant"/>
  <link name="T"
    initial_value="/absolute temperature" units="K"/>
  <link name="F"
    initial_value="/Faraday constant" units="Coulomb/mM"/>
  <parameter name="valence"
    initial_value="1.0" units="dimension_less"/>
</constantField>
```

Na$^+$チャネルを計算するXML

```xml
<INa name="INa" units="pA"
  className="org.simBio.bio.matsuoka_et_al_2003.current.cf.INa">
  <link name="Vm" initial_value="../Vm" units="mV"/>
  <link name="constantFieldNa"
    initial_value="../constantFieldNa" units="mM"/>
  <link name="constantFieldK"
    initial_value="../constantFieldK" units="mM"/>
  <link name="current" initial_value="../current"/>
  <link name="currentNa" initial_value="../currentNa"/>
  <link name="currentK" initial_value="../currentK"/>
  <parameter name="permeabilityNa"
    initial_value="2860.0" units="pA/mM"/>
  <parameter name="rerativePK"
    initial_value="0.1" units="pK/pNa"/>
  <variable name="pRP"
    initial_value="0.3515" units="dimension_less"/>
  <variable name="pAP"
    initial_value="1.691E-5" units="dimension_less"/>
  <variable name="pAI"
    initial_value="0.4068" units="dimension_less"/>
  <variable name="gate"
    initial_value="0.5810" units="dimension_less"/>
</INa>
```

ConstantFieldの計算に必要なガス定数と絶対温度

```xml
<parameter name="Gas constant" initial_value="8.3143"/>
<parameter name="absolute temperature" initial_value="310.0" units="K"/>
```

図6-2-10　0004.xmlの実行結果、INaによる脱分極

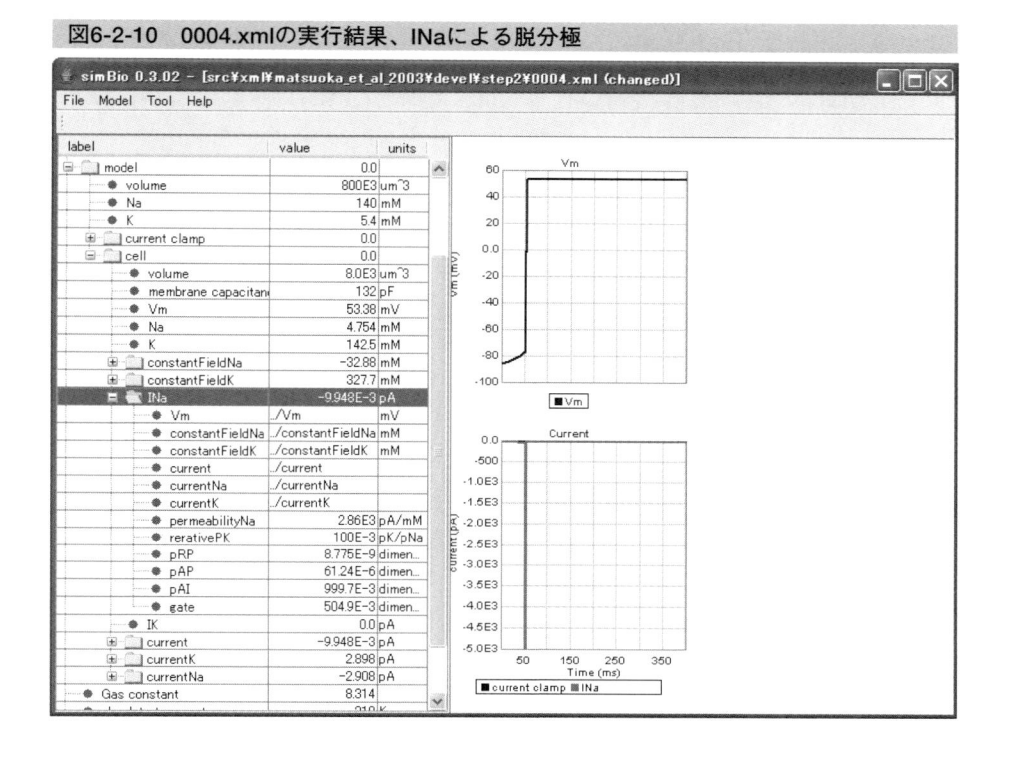

●●● Ⅵ−2−(3) 内向き整流性Kチャネル

次に再分極するように、最大のK⁺電流を流す内向き整流性K⁺チャネル(I_{K1})を組み込みます。計算式を実装しているmatsuoka_et_al_2003.current.potassium.IK1クラスはPureKchannelを継承するK⁺チャネルです(マニュアルを参照)。チャネルのイオン透過性は外液K⁺濃度依存性があり、これは他のK⁺チャネルでも利用するので、独立したReactorとして実装しています。チャネルの開確率はMg^{2+}によるブロックを平衡式で、ポリアミンによるブロックを2状態ゲートの微分方程式で計算しています。2状態ゲートの速度定数αを計算する式は一般的な形なので、これも独立したReactorで計算しています。

IK1.xmlを組込み、0005.xmlを作成します。K⁺の平衡電位を計算するReactor、matsuoka_et_al_2003.function.ReversalPotentialをcellの下に挿入します。これは他のK⁺チャネルからも利用するので、IK1の下ではなくcellの下、IK1よりも前に置き、あらかじめ計算しておきます(図6-2-11)。

参考

Reactorの粒度

独立したReactorとして記述する単位は自由です。計算式1つ1つをReactorとしても、モデル全体を1つのReactorとして考えてもよいでしょう。後からどの程度再利用するかということを考えながら設計します。

図6-2-11 IK1の挿入

```xml
<reversalPotential name="K reversal potential" units="mV"
  className="org.simBio.bio.matsuoka_et_al_2003.function.ReversalPotential">
  <link name="in" initial_value="../K" units="mM"/>
  <link name="out" initial_value="../../K" units="mM"/>
  <link name="R" initial_value="/Gas constant"/>
  <link name="T" initial_value="/absolute temperature" units="K"/>
  <link name="F" initial_value="/Faraday constant" units="Coulomb/mM"/>
  <parameter name="valence" initial_value="1.0" units="dimension_less"/>
</reversalPotential>
```

アウトライン
- ? xml
- conductor simulation
  - parameter elapsedTime
  - parameter duration
  - parameter dtMin
  - parameter dtMax
  - parameter adjustDyOverY
  - parameter timeStep
  - compartment model
    - parameter volume
    - parameter Na
    - parameter K
    - currentClamp current clamp
    - compartment cell
      - parameter volume
      - parameter membrane capacitance
      - variable Vm
      - variable Na
      - variable K
      - constantField constantFieldNa
      - constantField constantFieldK
      - **reversalPotential K reversal potential**
      - INa INa
      - **IK1 IK1**
      - charge current
      - current currentK
      - current currentNa
  - parameter Gas constant
  - parameter absolute temperature
  - parameter Faraday constant
  - variable dummy
- page page

K^+の平衡電位を計算するreversalPotentialをcellの子要素として挿入

内向き整流性K^+チャネル(I_{K1})を計算するXML

```xml
<IK1 name="IK1" units="pA"
  className="org.simBio.bio.matsuoka_et_al_2003.current.potassium.IK1">
  <KoDependency name="permeabilityK" initial_value="151.536" units="pA/mV"
    className="org.simBio.bio.matsuoka_et_al_2003.function.KoDependency">
    <parameter name="amplitude" initial_value="1.148"/>
    <link name="Cm" initial_value="../../membrane capacitance"/>
    <parameter name="constant" initial_value="5.4" units="mM"/>
    <parameter name="power" initial_value="0.4" units="dimension_less"/>
    <link name="Ko" initial_value="../../../K"/>
  </KoDependency>
  <rateConstantK name="alfa" units="/ms"
    className="org.simBio.bio.matsuoka_et_al_2003.function.RateConstantK">
    <parameter name="c1" initial_value="1.0" units="/ms"/>
    <parameter name="c2" initial_value="8000.0" units="dimension_less"/>
    <parameter name="c3" initial_value="-97.0" units="dimension_less"/>
    <parameter name="c4" initial_value="8.5" units="dimension_less"/>
    <parameter name="c5" initial_value="7.0" units="dimension_less"/>
    <parameter name="c6" initial_value="-97.0" units="dimension_less"/>
    <parameter name="c7" initial_value="300.0" units="dimension_less"/>
    <link name="Vm" initial_value="../../Vm"/>
    <link name="reversalPotential"
      initial_value="../../K reversal potential"/>
  </rateConstantK>
  <link name="Vm" initial_value="../Vm" units="mV"/>
  <link name="reversalPotential" initial_value="../K reversal potential"
    units="mV"/>
  <link name="current" initial_value="../current"/>
  <link name="currentK" initial_value="../currentK"/>
  <variable name="gate" initial_value="0.6082"/>
</IK1>
```

Currentグラフのtarget 3としてmodel/cell/IK1を記述し、外向きのI_{K1}も表示されるよう最小値と最大値を-1000と1000にしておきます。これで0005.xmlを実行すると脱分極した後で膜電位に再分極傾向が見られます。

duration、current clamp/intervalそれにpage/maxを2000にして2秒間シミュレーションして確かめてみます。0005.xmlを実行すると、活動電位が発生しました（図6-2-12）。

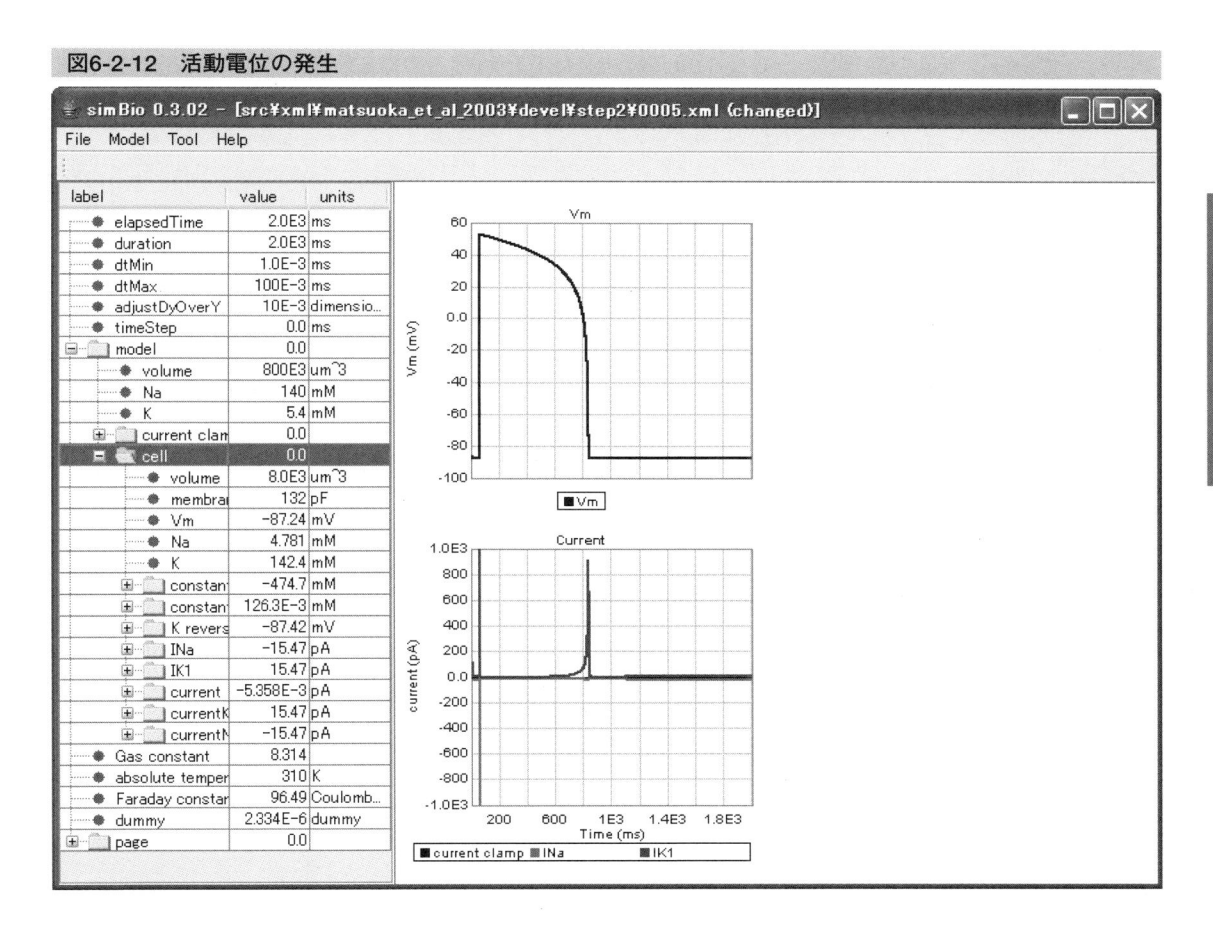

図6-2-12 活動電位の発生

●●●Ⅵ-2-(4) 非選択性カチオン電流

さらに、Hodgkin-Huxleyモデルと同じく、背景電流を入れてみましょう。Na^+とK^+による背景電流、非選択性カチオン電流I_{bNSC} (background non-selective cation current)を組み込みます。これはチャネルの開閉が無い受動的な電流なので、CfChannelのインスタンスを作成し、Na^+とK^+の透過係数を設定すれば、計算できます。

doc-filesにあるIbNSC.xmlを組み込んで、0006.xmlを作成します。Constantfieldを計算してから電流量を計算し、cell/currentに電流を足し合わせるので、組み込む位置はそれらの間になります(**図6-2-13**)。

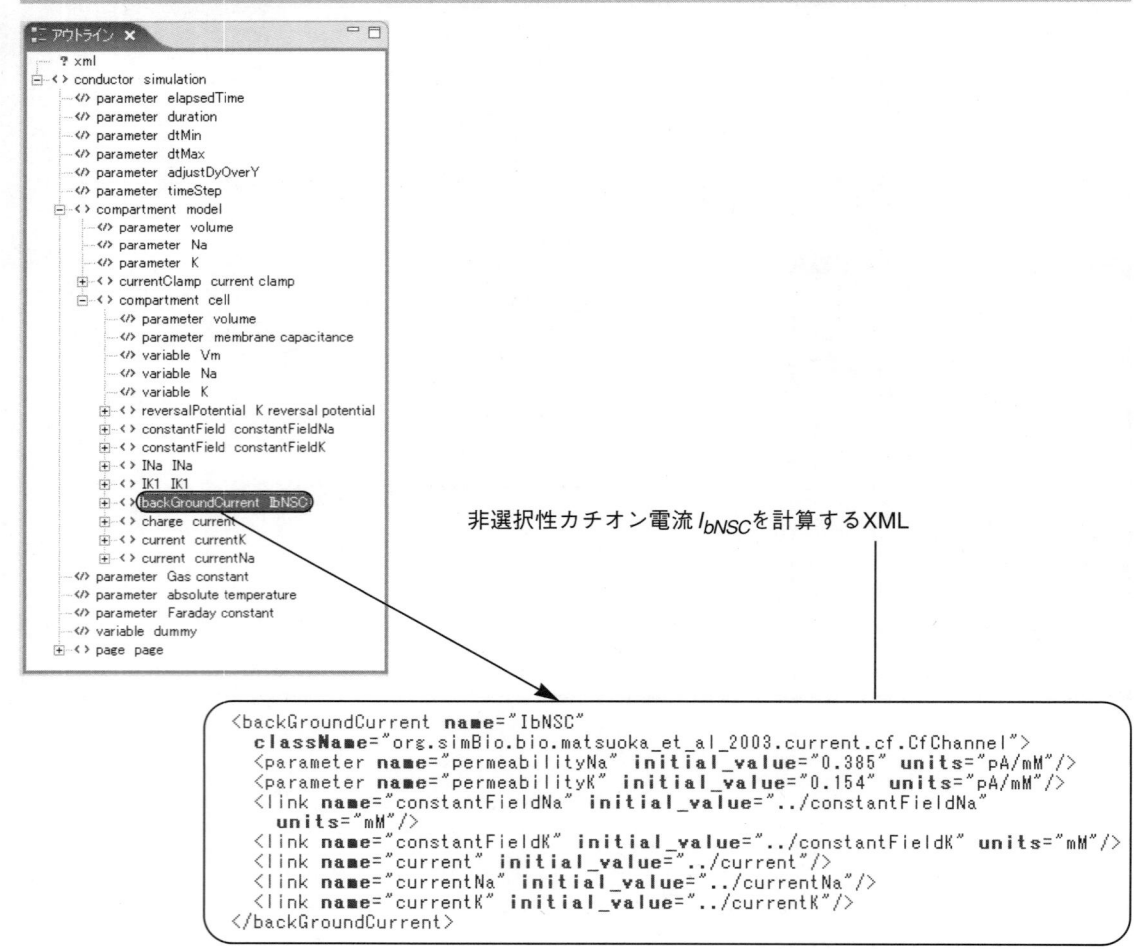

図6-2-13　IbNSCの挿入

非選択性カチオン電流I_{bNSC}を計算するXML

```
<backGroundCurrent name="IbNSC"
    className="org.simBio.bio.matsuoka_et_al_2003.current.cf.CfChannel">
    <parameter name="permeabilityNa" initial_value="0.385" units="pA/mM"/>
    <parameter name="permeabilityK" initial_value="0.154" units="pA/mM"/>
    <link name="constantFieldNa" initial_value="../constantFieldNa"
        units="mM"/>
    <link name="constantFieldK" initial_value="../constantFieldK" units="mM"/>
    <link name="current" initial_value="../current"/>
    <link name="currentNa" initial_value="../currentNa"/>
    <link name="currentK" initial_value="../currentK"/>
</backGroundCurrent>
```

Currentグラフのtarget 4としてmodel/cell/IbNSCを記述し、0006.xmlを実行すると、0005.xmlよりも活動電位の持続時間が短くなりました。これは活動電位がピ

図6-2-14　背景電流を加えた活動電位

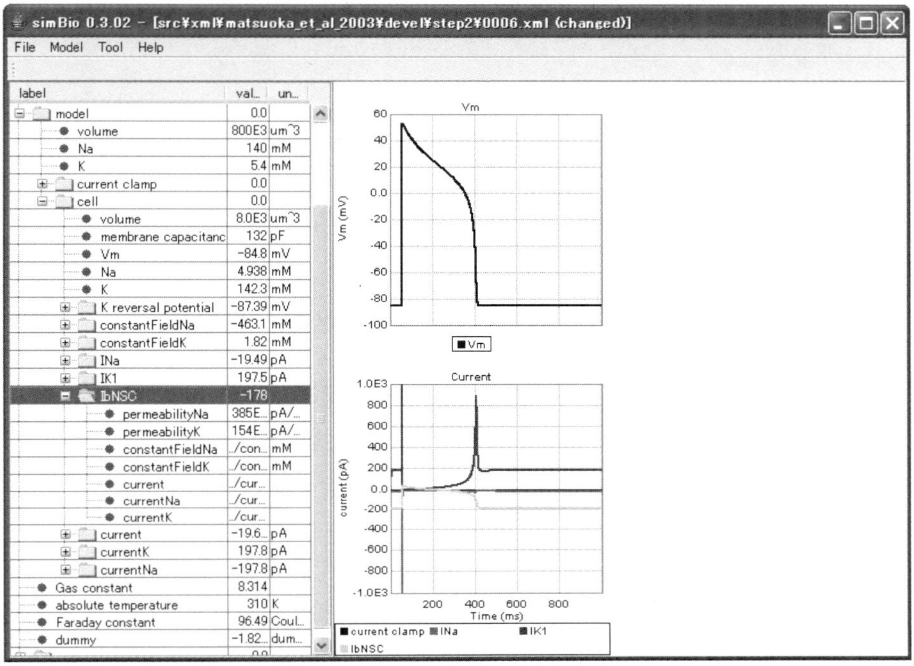

ークに達したときにI_{bNSC}が逆転し、外向き電流が流れるため、再分極が促進されたことによると考えられます。見やすくするために、duration、current clamp/interval、それにpage/maxを1000にして0006.xmlの完成です(**図6-2-14**)。

　XMLファイルが増えてきたので、0001.xmlをdevel/step1フォルダに、0002.xmlから0006.xmlをdevel/step2フォルダにそれぞれ移動し、整理しておきます。

VI-3　イオン濃度の恒常性

　この節では、細胞内イオン濃度を一定に保つため、Na⁺/K⁺ポンプを組込みます。

●●VI-3-(1)　Na/Kポンプ

　VI-4節で作成した0006.xmlで、連続して活動電位を発生させると、細胞内Na⁺濃度($[Na^+]_i$)が徐々に増加し、$[K^+]_i$が減少します。これはチャネルが開いたときに、イオン駆動力に従って各イオンが移動し電流を形成したためです。細胞が生きていく為には、何らかのエネルギーを使い、電気化学的ポテンシャルに逆らって細胞内イオン濃度を一定に保ち続ける必要があります。そのために、細胞が備えているのがNa⁺/K⁺ポンプです。

　イオンチャネル同様、トランスポータの基本モデルであるCarrierクラスもV-1で説明し、図6-2-8で示したようにMembraneTransporterを継承しています。Na⁺/K⁺ポンプはCarrierクラスを継承して作成しています。

Na$^+$/K$^+$ポンプは6状態間を遷移するモデルで表わされます(**図6-3-1**)。

図6-3-1 Na/Kポンプモデルの模式図

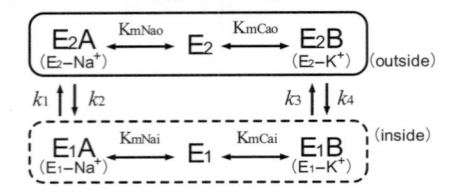

INaKクラスは、平衡定数を用いてE$_1$Na、E$_1$K、E$_2$Na、E$_2$Kの状態確率を計算し、k_1、k_2、k_3、k_4の速度定数を決定して、Carrierに渡しています。

① Carrier

モデルではコンパートメントを、膜で隔てられた内外2つと定義し、同一コンパートメントでの状態遷移速度は十分速く、常に平衡状態が成りたっていると考えます。そこで膜内の3状態の確率を足し合わせたものを状態確率yとすると、膜内と膜外の2状態遷移モデルまで簡略化して考えることができます(**図6-3-2**)。

図6-3-2 2状態遷移モデルに簡略化

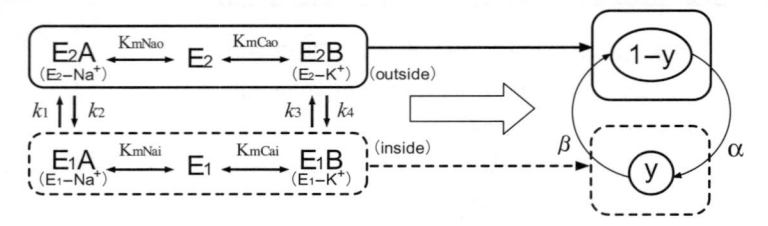

この場合、2状態遷移モデルの速度定数は次の式で表わされます。

$\alpha = k_2 \cdot E_2Na + k_4 \cdot E_2K$

$\beta = k_1 \cdot E_1Na + k_3 \cdot E_1K$

Na$^+$/K$^+$ポンプは、Naを結合した状態で回転することによって電荷を運ぶと考えられていますので、ポンプ電流は次の式で表わされます。

$I = I_{max}(y \cdot k_1 \cdot E_1Na - (1-y) \cdot k_2 \cdot E_2Na)$

図6-3-3 イオンの移動方向

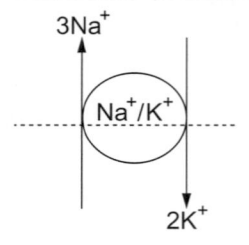

Na$^+$/K$^+$ポンプが1回転すると3Na$^+$と2K$^+$を交換するので（図6-3-3）、それぞれのイオンの移動を電流として表わすとc_{Na}とc_Kは次式で計算されます。K$^+$の移動方向は総電流とは逆なので、マイナス符合が付きます。

$c_{Na} = 3 \cdot I$

$c_K = -2 \cdot I$

それでは、INaK.xmlを組み込んで、0007.xmlを作成しましょう。INaKはエネルギーとしてATPを消費するので、cellにVariableクラスのATPも追加します（図6-3-4）。

図6-3-4　INaKの追加

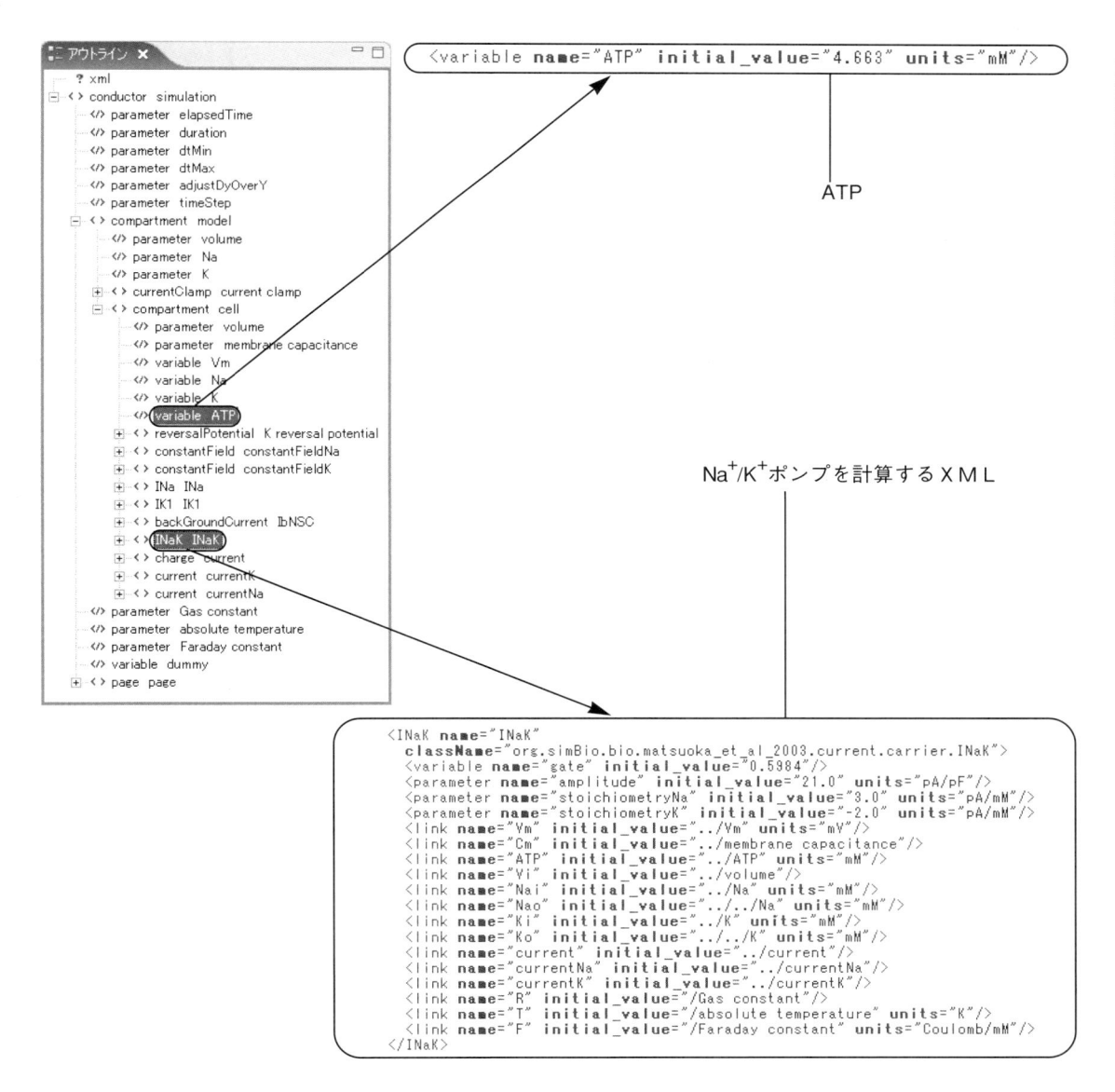

```
<variable name="ATP" initial_value="4.663" units="mM"/>
```

ATP

Na$^+$/K$^+$ポンプを計算するXML

```xml
<INaK name="INaK"
  className="org.simBio.bio.matsuoka_et_al_2003.current.carrier.INaK">
  <variable name="gate" initial_value="0.5984"/>
  <parameter name="amplitude" initial_value="21.0" units="pA/pF"/>
  <parameter name="stoichiometryNa" initial_value="3.0" units="pA/mM"/>
  <parameter name="stoichiometryK" initial_value="-2.0" units="pA/mM"/>
  <link name="Vm" initial_value="../Vm" units="mV"/>
  <link name="Cm" initial_value="../membrane capacitance"/>
  <link name="ATP" initial_value="../ATP" units="mM"/>
  <link name="Vi" initial_value="../volume"/>
  <link name="Nai" initial_value="../Na" units="mM"/>
  <link name="Nao" initial_value="../../Na" units="mM"/>
  <link name="Ki" initial_value="../K" units="mM"/>
  <link name="Ko" initial_value="../../K" units="mM"/>
  <link name="current" initial_value="../current"/>
  <link name="currentNa" initial_value="../currentNa"/>
  <link name="currentK" initial_value="../currentK"/>
  <link name="R" initial_value="/Gas constant"/>
  <link name="T" initial_value="/absolute temperature" units="K"/>
  <link name="F" initial_value="/Faraday constant" units="Coulomb/mM"/>
</INaK>
```

Currentグラフのtarget 5としてmodel/cell/INaKを記述し、0007.xmlを実行すると、活動電位の幅が更に短縮しました。

　これはI_{NaK}が外向き電流を流すため、再分極が促進されたのだと考えられます。見やすくするために、duration、current clamp/interval、それにpage/maxを400にして0007.xmlの完成です。

　これで活動電位を繰り返し発生させても、$[Na^+]_i$、$[K^+]_i$はあまり変化しなくなりました（図6-3-5）。

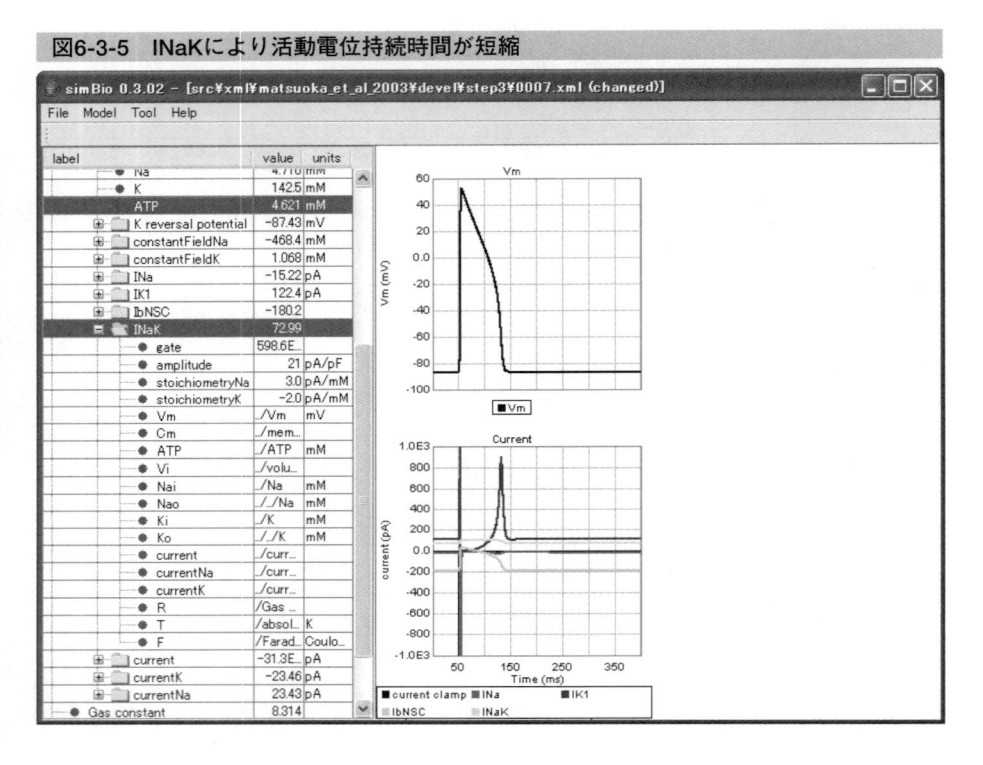

図6-3-5　INaKにより活動電位持続時間が短縮

●●Ⅵ−3−（2）ATP産生系

　しかし、I_{NaK}はATPを消費するので、今度は徐々に$[ATP]_i$が低下してしまうようになりました。これを一定に保つためには、ATP産生系が必要です。matsuoka_et_al_2003モデルでは消費量に見合ったATPを産生するために仮想的なATP産生機構を用いています。Matsuokaら（2004）論文のモデルではKorzeniewskiとZoladz（2001）をベースにした詳細なミトコンドリアモデルを用いています。

　ここでは単純なmatsuoka_et_al_2003.complex.ATPsynthesisクラスを利用します。ATPsynthesis.xmlを組み込んで、0008.xmlを作成すると、$[ATP]_i$は保たれるようになりました（図6-3-6）。

図6-3-6 ATP産生系の追加

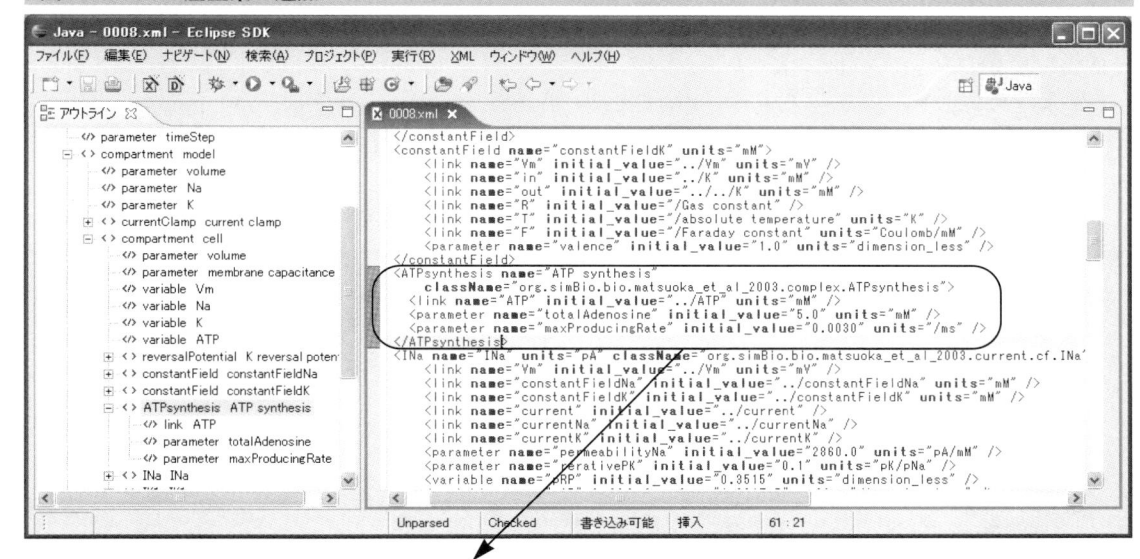

```
<ATPsynthesis name="ATP synthesis"
    className="org.simBio.bio.matsuoka_et_al_2003.complex.ATPsynthesis">
  <link name="ATP" initial_value="../ATP" units="mM" />
  <parameter name="totalAdenosine" initial_value="5.0" units="mM" />
  <parameter name="maxProducingRate" initial_value="0.0030" units="/ms" />
</ATPsynthesis>
```

VI−4 チャネルを増やそう

この節では、イオンチャネルを増やしてモデルを詳細化していく例としてItoを実装します。

● VI−4−(1) 一過性外向き電流

一過性外向き電流(I_{to})のモデルはMatsuokaら(2003)論文のTable 5にあるEquation(27)-(33)に記述されています。このチャネルはy_1とy_2の2つの2状態ゲートを持ち、K$^+$とNa$^+$を通します。K$^+$とNa$^+$の透過性P_KとP_{Na}は0.033と0.00297に設定されています。実験で得られた逆転電位から、主としてK$^+$を通すので、

$P_{Na} = 0.09 \cdot P_K$

と設定されます。

① Itoクラスを作ろう

プログラム上では、Equation(30)-(33)を用いてゲートの開確率を微分方程式で計算し、同時に現在の開確率を用いてEquation(28)と(29)でイオン電流を計算し、

Equation (27)で総電流を計算します。Equation (27)–(29)はチャネルの開確率pOpen
を計算しておけば、CfChannelに任せられるので、CfChannelを継承してItoクラス
を作成します。

　自分のプロジェクトのソースフォルダにorg.simBio.bio.matsuoka_et_al
_2003.current.cf.CfChannelを継承させてmatsuoka_et_al_2003.current.
cf.Itoを作成します[※2]（図6-4-1）。

※2　コメント
図6-4-1では［コメントの生成］にチェックを入れて、Javadocコメントを生成させています。

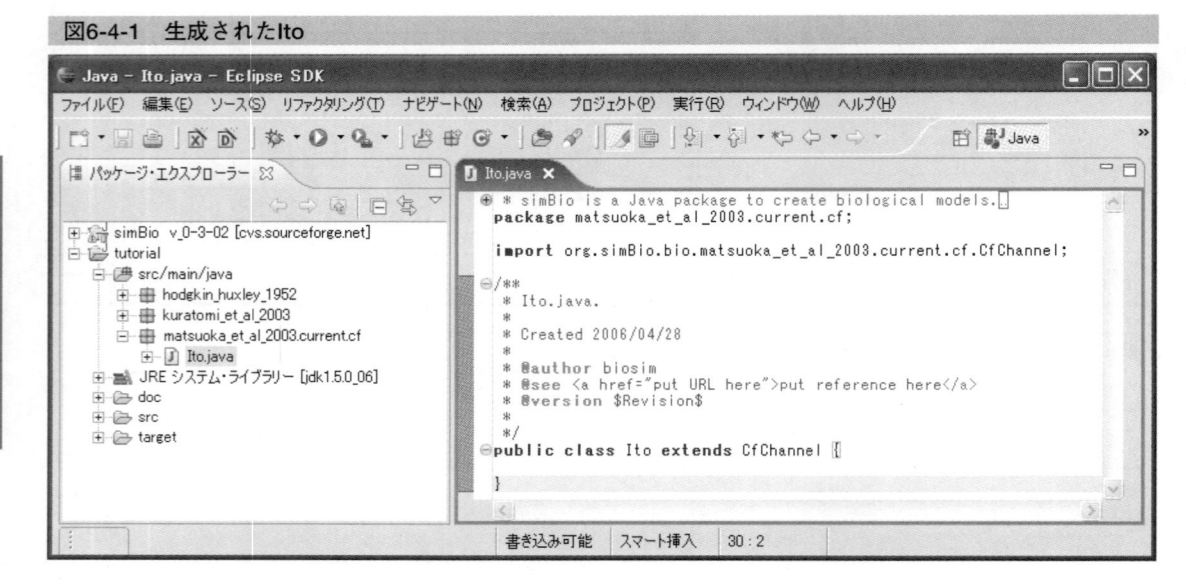

図6-4-1　生成されたIto

作成されたItoにはcalculate()メソッドが無いので、右クリックメニューの［ソース］→［メソッドのオーバーライド／実装］をクリックします。メソッドをオーバーライド／実装ダイアログでCfChannelのcalculate(double)にチェックを入れ［OK］

図6-4-2　メソッドをオーバーライド/実装ダイアログ

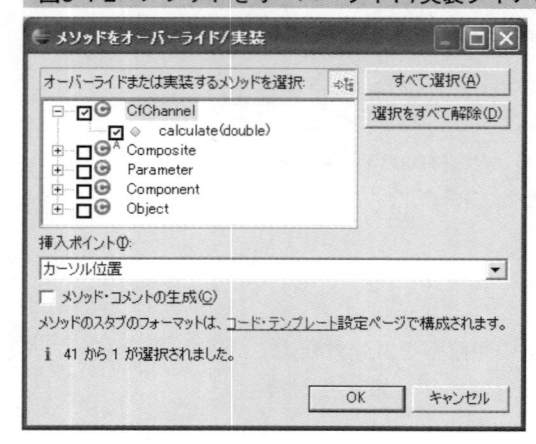

すると、calculate()メソッドが作成されます。試しにsuper.calculate(t);にキャレットを置いて、［宣言を開く］と、たしかに、org.simBio.bio.matsuoka_et_al_2003.current.cf.CfChannel.calculate()を呼び出しています。

CfChannelで開確率はpOpenとして宣言されています。Equation (28) と (29) にあるように、pOpenに$y_1^3 \cdot y_2$を代入します。

図6-4-3　開確率の計算

```
* simBio is a Java package to create biological models.
package matsuoka_et_al_2003.current.cf;

import org.simBio.bio.matsuoka_et_al_2003.current.cf.CfChannel;

* Ito.java.
public class Ito extends CfChannel {
    protected void calculate(double t) {
        pOpen = Math.pow(y1.getValue(), 3) * y2.getValue();
        super.calculate(t);
    }
}
```

まだ、変数を宣言していないのでエラーが出ます。左端のエラーマークをクリックして、提示される修正法からフィールドを作成します。

図6-4-4　フィールドを作成

```
public class Ito extends CfChannel {
    private Parameter y1;
    private Parameter y2;

    protected void calculate(double t) {
        pOpen = Math.pow(y1.getValue(), 3) * y2.getValue();
        super.calculate(t);
    }
}
```

Eclipseが選んでくれたのはParameter、つまりorg.simBio.core.Parameterでした。y_1とy_2はゲート変数なので、微分方程式で計算するためにVariableを用います。VariableはParameterを継承しているので、Parameterの全機能を持っています。従って、このままでも動きます。simBioがXMLからVariableを作成して登録してくれるように、privateをpublicに変えておきます。さらに、Javadocコメントも記述します（図6-4-5）。

参考　オーバーライド

クラスを拡張することを"継承"と言い、メソッドを拡張することを"オーバーライド"と言います。名前、引数の型、戻り値の型が同じメソッドを記述するとオーバーライドします。

図6-4-5 変数宣言の完成

```java
package matsuoka_et_al_2003.current.cf;

import org.simBio.bio.matsuoka_et_al_2003.current.cf.CfChannel;
import org.simBio.core.Parameter;

/**
 * Transient outward current, Ito (pA)
 *
 * @author biosim
 * @see <a href="http://dx.doi.org/10.2170/jjphysiol.53.105">Equation (27) to
 *      (33) of Table 5 in Matsuoka et al, 2003</a>
 * @version $Revision$
 */
public class Ito extends CfChannel {
    /** activation gating variable */
    public Parameter y1;

    /** inactivation gating variable */
    public Parameter y2;

    protected void calculate(double t) {
        pOpen = Math.pow(y1.getValue(), 3) * y2.getValue();
        super.calculate(t);
    }
}
```

次に、膜電位Vmを定義して、ゲートの計算式Equation(30)–(33)を記述し、微分方程式でゲートを計算します。Vmは細胞のVmにリンクするため、publicにしておきます(図6-4-6)。

図6-4-6 ゲートを常微分方程式で計算

```java
public class Ito extends CfChannel {
    /** membrane potential (mV) */
    public Parameter Vm;

    /** activation gating variable */
    public Parameter y1;

    /** inactivation gating variable */
    public Parameter y2;

    protected void calculate(double t) {
        double alpha = 1.0 / (11.0 * Math.exp(Vm.getValue() / -28.0) + 0.2 * Math
                .exp(Vm.getValue() / -400.0));
        double beta = 1.0 / (4.4 * Math.exp(Vm.getValue() / 16.0) + 0.2 * Math
                .exp(Vm.getValue() / 500.0));
        y1.addDydt(alpha * (1.0 - y1.getValue()) - beta * y1.getValue());

        alpha = 0.0038 * Math.exp(-(Vm.getValue() + 13.5) / 11.3)
                / (1.0 + 0.051335 * Math.exp(-(Vm.getValue() + 13.5) / 11.3));
        beta = 0.0038 * Math.exp((Vm.getValue() + 13.5) / 11.3)
                / (1.0 + 0.067083 * Math.exp((Vm.getValue() + 13.5) / 11.3));
        y2.addDydt(alpha * (1.0 - y2.getValue()) - beta * y2.getValue());

        pOpen = Math.pow(y1.getValue(), 3) * y2.getValue();
        super.calculate(t);
    }
}
```

prepare()メソッドをオーバーライドしてNa$^+$透過性を$P_{Na} = 0.09 \cdot P_K$の式を使って、K$^+$透過性に対する比で設定できるようにしておきます。比率はXMLから設定できるように、public doubleのフィールドとして宣言します(図6-4-7)。

これで計算式の記述は終了したので、次にXMLを作成します。

図6-4-7　完成したItoクラス

```java
package matsuoka_et_al_2003.current.cf;

import org.simBio.bio.matsuoka_et_al_2003.current.cf.CfChannel;
import org.simBio.core.Parameter;

/**
 * Transient outward current, Ito (pA)
 */
public class Ito extends CfChannel {
    /** membrane potential (mV) */
    public Parameter Vm;

    /** activation gating variable */
    public Parameter y1;

    /** inactivation gating variable */
    public Parameter y2;

    /** relative permeability of sodium to potassium */
    public double relativeP = 0.09;

    protected void calculate(double t) {
        double alpha = 1.0 / (11.0 * Math.exp(Vm.getValue() / -28.0) + 0.2 * Math
                .exp(Vm.getValue() / -400.0));
        double beta = 1.0 / (4.4 * Math.exp(Vm.getValue() / 16.0) + 0.2 * Math
                .exp(Vm.getValue() / 500.0));
        y1.addDydt(alpha * (1.0 - y1.getValue()) - beta * y1.getValue());

        alpha = 0.0038 * Math.exp(-(Vm.getValue() + 13.5) / 11.3)
                / (1.0 + 0.051335 * Math.exp(-(Vm.getValue() + 13.5) / 11.3));
        beta = 0.0038 * Math.exp((Vm.getValue() + 13.5) / 11.3)
                / (1.0 + 0.067083 * Math.exp((Vm.getValue() + 13.5) / 11.3));
        y2.addDydt(alpha * (1.0 - y2.getValue()) - beta * y2.getValue());

        pOpen = Math.pow(y1.getValue(), 3) * y2.getValue();
        super.calculate(t);
    }

    /**calculate permeabilityNa by relative to permeabilityK */
    protected void prepare() {
        permeabilityNa = permeabilityK * relativeP;
        super.prepare();
    }
}
```

② ItoのXMLファイルを作ろう

作成したItoクラスを選択し、右クリックの [simBio] → [Generate XML] でXMLの雛形を作成します。

[Generate XML] ではReactorの名前をitoのように全て小文字にしてしまうので、Itoに直しておきます。この名前はグラフ表示など他の場所からリンクされるときに使われます。Itoには初期値を設定しても使われず、結果を読み出すだけなので、

図6-4-8　Ito.xml

```xml
<?matsuoka_et_al_2003.current.cf.Ito.xml version="1.0" encoding="UTF-8" ?>
<Ito name="Ito" units="pA" className="matsuoka_et_al_2003.current.cf.Ito">
    <parameter name="relativeP" initial_value="0.09" units="dimension_less"/>
    <parameter name="permeabilityK" initial_value="0.033" units="pA/mM"/>
    <variable name="y2" initial_value="0.9999" units="dimension_less"/>
    <variable name="y1" initial_value="7.985e-4" units="dimension_less"/>
    <link name="Vm" initial_value="../Vm" units="mV"/>
    <link name="constantFieldNa" initial_value="../constantFieldNa" units="mM"/>
    <link name="constantFieldK" initial_value="../constantFieldK" units="mM"/>
    <link name="currentK" initial_value="../currentK" units="pA"/>
    <link name="currentNa" initial_value="../currentNa" units="pA"/>
    <link name="current" initial_value="../current" units="pA"/>
</Ito>
```

initial_value属性を消しておきます。論文からpermeabilityK、y_1、y_2の初期値を記入し、permeabilityNa、permeabilityCaは不要なので削除します。Ca^{2+}は通さないのでconstantFieldCaとcurrentCaは削除しておきます。Na^+とK^+のconstantFieldとcurrent、総電流のcurrentにはINaやIK1と同じく適切なリンクを設定します。

最後に単位系を揃えて、Itoの設定は完成です。XMLのIto部分を雛形Ito.xmlとして保存します（図6-4-8）。

作成したXMLの2行目から最後までを0008.xmlのcellの子要素として挿入し、0009.xmlとして［ファイル］→［別名保管］します。ItoはCfChannel、ひいてはMembraneTransporterを継承しているので、ConstantiFieldを使って、電流を計算し、総電流値に足し合わせます。従って、挿入場所はConstantiFieldとcurrentの間になります。Currentグラフのtarget 1を`model/cell/Ito`に変更して0009.xmlを実行します。黒色でItoは表示されているはずですが、他の電流と比べるとサイズが小さいので、はっきりとわかりません。GUI上でCurrentグラフy軸の最大と最小を100と-100にするとItoがはっきりします。これでItoを加えたモデル0009.xmlの完成です（図6-4-9）。

③ リファクタリング

これで動くようにはなりましたが、少し効率良くしてみましょう。

積分変数y_1は、実際にはVariableクラスのインスタンスですが、VariableはParameterでもあり、Nodeでもあります。オブジェクト指向では、最も祖先のクラスを使いますので、ParameterをNodeにしておきましょう。こうすることで、

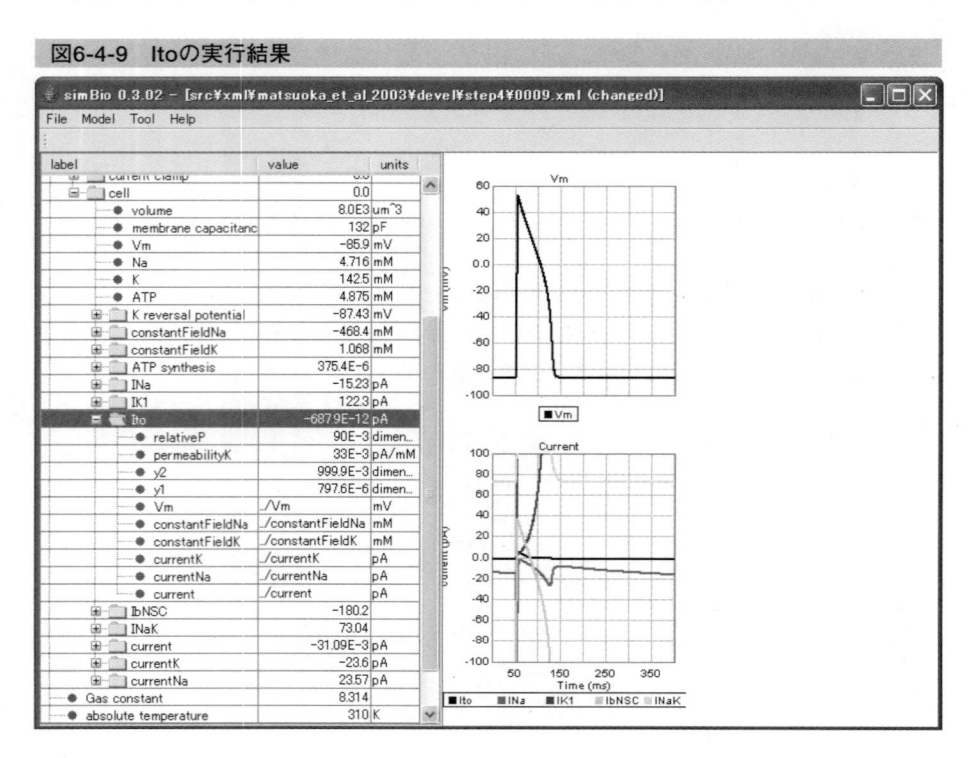

図6-4-9　Itoの実行結果

> **参考　リファクタリングとは**
>
> 正しい結果を返すプログラムを壊すことなく、より簡潔で読みやすいソースコードに改善することを意味します。そうすることでソースコードが説明しやすくなり、手を加えやすくなります。Eclipseにはリファクタリングを助ける様々なメニューが用意されています。

XMLを変更するだけで、Nodeを継承しているどのようなクラスでもy_1として使えるようになります。

全てのフィールド宣言でParameterをNodeに変更し、org.simBio.core.Nodeをインポートして［インポートの編成］をしておきます。

また、膜電位Vmの値を利用している計算式で、その都度、Vm.getValue()を使って現在のVmの値を読み出しています。しかし、このcalculate()メソッドが実行されてる間、Vmの値は一定ですので、最初に一度だけgetValue()を呼び出して、値をメソッド変数に記憶して使い回します。これで数式の記述も短縮され、読み

図6-4-10　リファクタリング後のIto.java

```java
/* simBio is a Java package to create biological models. */
package matsuoka_et_al_2003.current.cf;

import org.simBio.bio.matsuoka_et_al_2003.current.cf.CfChannel;
import org.simBio.core.Node;

/* Transient outward current, Ito (pA). */
public class Ito extends CfChannel {
    /** membrane potential (mV) */
    public Node Vm;
    /** activation gating variable */
    public Node y1;
    /** inactivation gating variable */
    public Node y2;
    /** relative permeability of sodium to potassium */
    public double relativeP = 0.09;

    protected void calculate(double t) {
        // alias
        double v = Vm.getValue();
        double y1_ = y1.getValue();
        double y2_ = y2.getValue();

        double alpha = 1.0 / (11.0 * Math.exp(v / -28.0) + 0.2 * Math.exp(v / -400.0));
        double beta = 1.0 / (4.4 * Math.exp(v / 16.0) + 0.2 * Math.exp(v / 500.0));
        y1.addDydt(alpha * (1.0 - y1_) - beta * y1_);

        double tmp = Math.exp(- (v + 13.5) / 11.3);
        alpha = 0.0038 * (tmp) / (1.0 + 0.051335 * (tmp));
        tmp = Math.exp((v + 13.5) / 11.3);
        beta = 0.0038 * (tmp) / (1.0 + 0.067083 * (tmp));
        y2.addDydt(alpha * (1.0 - y2_) - beta * y2_);

        pOpen = Math.pow(y1_, 3) * y2_;
        super.calculate(t);
    }
    /**
     * calculate permeabilityNa by relative to permeabilityK
     */
    protected void prepare() {
        permeabilityNa = permeabilityK * relativeP;
        super.prepare();
    }
}
```

やすくなります。y_1、y_2の値にも同じ手法が使えます。

y_2の速度定数には同じ引数でMath.expを呼び出している所がありますので、こちらも一時変数が使えます。

最終的なIto.javaは図6-4-10のようになりました。0009.xmlの変更はありません。

GUIを一旦終了して、再度0009.xmlを実行し、以前の動作と比較して誤りが無いことを確認しましょう。

●●Ⅵ－4－(2) 電流系の追加

同様にしてNa$^+$とK$^+$だけで計算できる電流系I_{Kr}、I_{Kpl}、I_{KATP}を追加すると、0010.xmlができあがります。

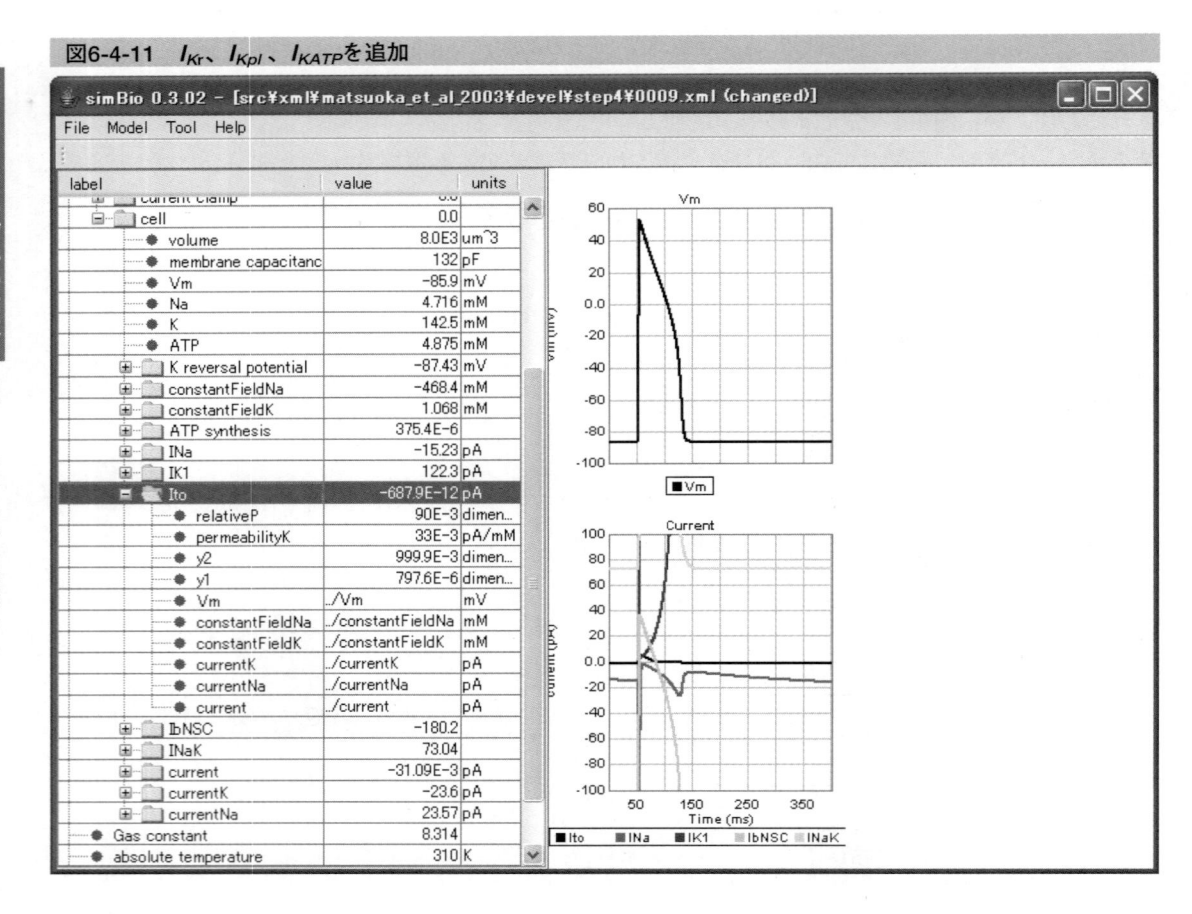

図6-4-11 I_{Kr}、I_{Kpl}、I_{KATP}を追加

参考 高速化について

モデルが大規模になるにつれ、計算時間を要するようになります。高速化、もしくは最適化については、計算速度を実際に測定し、ボトルネックを確認し、必要な場合だけ、解消に取り組みます。

VI－5　Caによる細胞内情報伝達

Ⅱ－1で説明したように、Ca^{2+}トランジエントが活動電位のシグナルを収縮に変換する役割を担っています。この節では、Ca^{2+}トランジエントを作成します。

VI－5－(1)　コンパートメント

心室筋細胞の内外で$[Ca^{2+}]$は異なり、細胞質と筋小胞体内でも$[Ca^{2+}]$は異なります。また、筋小胞体のCa^{2+}放出チャネルは局在しており、Ca^{2+}ポンプが存在する部位とで$[Ca^{2+}]$は異なるともいわれています。筋小胞体内でのCa^{2+}濃度勾配を計算しているモデルも存在します。

そこで、KyotoモデルではRudyらのLRdモデルを元に、筋小胞体をCa^{2+}放出チャネルが存在するコンパートメントとCa^{2+}ポンプが存在するコンパートメントの２つに分けてモデル化しています（図6-5-1）。

図6-5-1　SRを2つのコンパートメントでモデル化

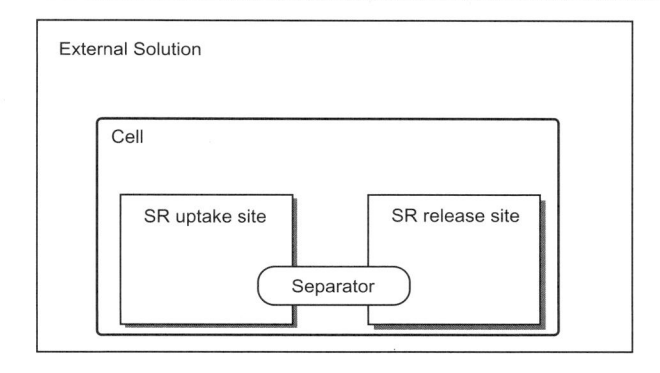

VI－5－(2)　Caバッファー

Na^{+}などと異なり、細胞質にはカルモデュリンとトロポニンというCa^{2+}結合タンパクが存在し、静止状態における$[Ca^{2+}]_i$を低く保っています。そのため、遊離Ca^{2+}とバッファリングされたCaを考慮する必要があります。計算上は、結合・乖離の速度定数を用いて、微分方程式でバッファリングを計算する手法が考えられます。しかしながら、イオンの結合・乖離速度はチャネルの開閉速度よりも速いため、積分間隔*dt*をより小さくする必要が生じ、全体として計算コストが上昇してしまいます。

一方、多くのモデルでは、結合速度が十分に速いため、常に平衡状態にあると仮定してより大きな*dt*で積分し、計算に要する時間を短縮しています。KyotoモデルでもZengら（1995）で示された解析式を用いて平衡状態の遊離Ca^{2+}を細胞質内のバッファリングされたCaを含んだ総Caから求めています。チャネルを通じて細胞膜を通過したCa^{2+}は総Caに反映されるので、総Caを積分変数とします。

そこで、遊離Ca^{2+}濃度をparameterとして、総Ca濃度をvariableとして0010.xmlの

cellの子要素に追加します。そして細胞外にはCa^{2+}濃度を追加しておきます。[Ca^{2+}]$_o$は[Na$^+$]$_o$や[K$^+$]$_o$と同じく、固定なのでparameterで良いでしょう。カルモデュリンとトロポニンによるバッファリングを解析解で計算するクラス、org.simBio.bio.faber_rudy_2000.molecule.DualCaBufferを他のクラスよりも、先に計算されるように挿入しておきます(図6-5-2)。

図6-5-2　DualCaBufferの追加

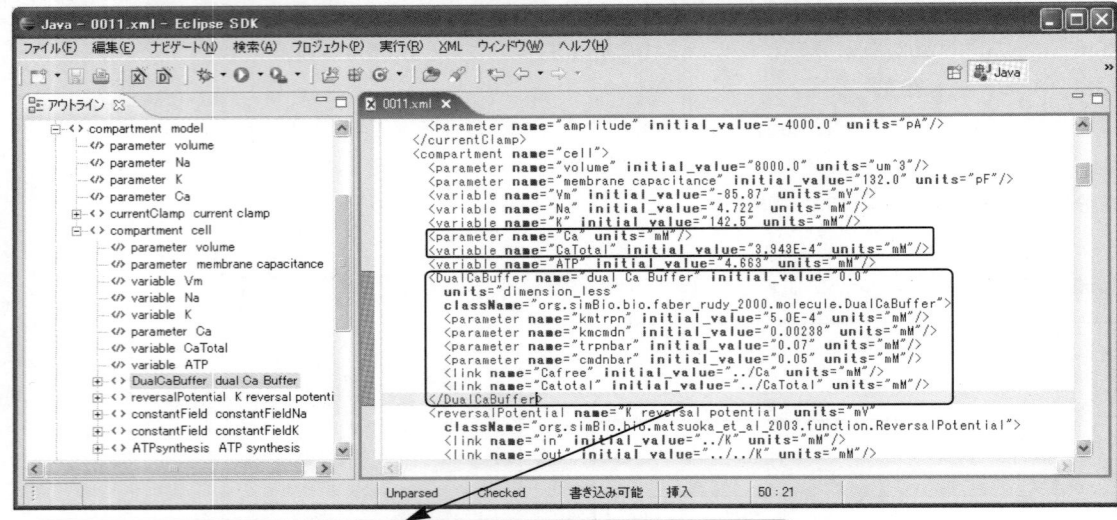

```
<DualCaBuffer name="dual Ca Buffer" initial_value="0.0"
  units="dimension_less"
  className="org.simBio.bio.faber_rudy_2000.molecule.DualCaBuffer">
  <parameter name="kmtrpn" initial_value="5.0E-4" units="mM"/>
  <parameter name="kmcmdn" initial_value="0.00238" units="mM"/>
  <parameter name="trpnbar" initial_value="0.07" units="mM"/>
  <parameter name="cmdnbar" initial_value="0.05" units="mM"/>
  <link name="Cafree" initial_value="../Ca" units="mM"/>
  <link name="Catotal" initial_value="../CaTotal" units="mM"/>
</DualCaBuffer>
```

Ca濃度を表示するグラフを追加し、0011.xmlを作成します(図6-5-3)。

●●●Ⅵ－5－(3)　細胞膜Ca電流系

続けて細胞膜にCa^{2+}電流系を追加していきます。

①L型Caチャネル

心筋細胞では主としてL型Ca^{2+}チャネルを通じてCa^{2+}が流入します。matsuoka_et_al_2003.current.cf.ICaLのように計算式をクラスにして、cellの子要素として追加し、計算に必要なconstantiFieldCa、currentCaを追加します。CurrentグラフのtargetをICaLにして0012.xmlの完成です。

ICaLは活動電位のプラトー相において、Ca^{2+}を流入させ内向き電流を形成するので、活動電位持続時間(APD)がmatsuoka_et_al_2003モデルとほぼ同程度まで延長しました(図6-5-4)。

図6-5-3 Ca濃度の表示

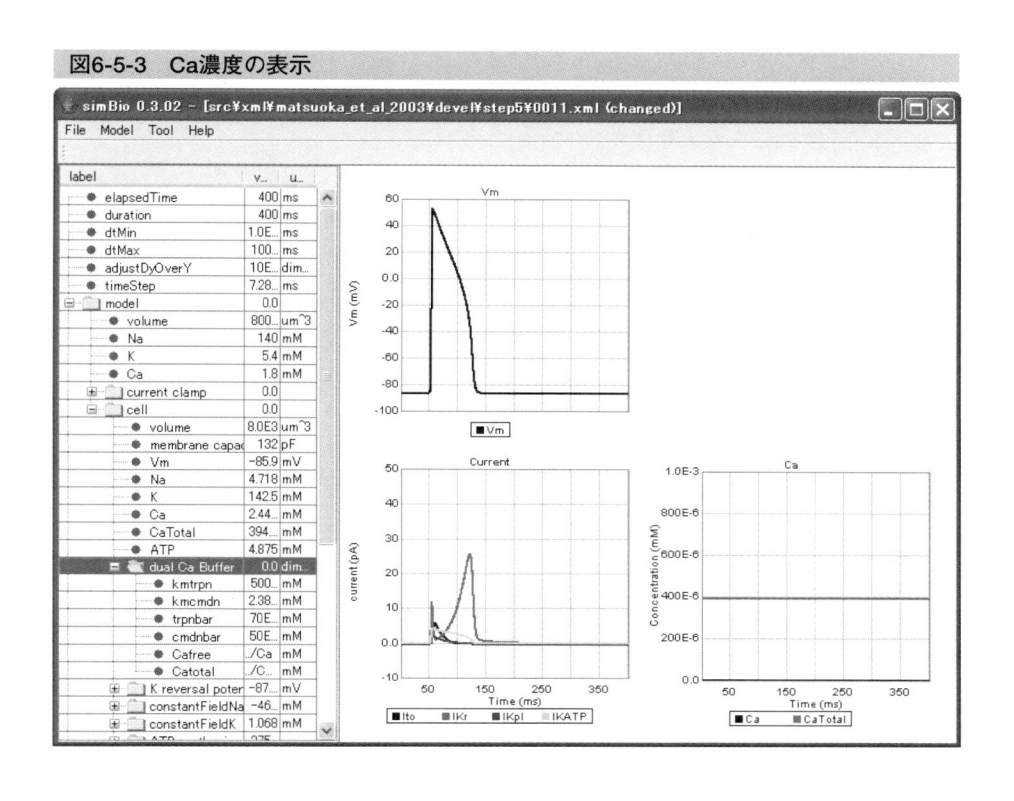

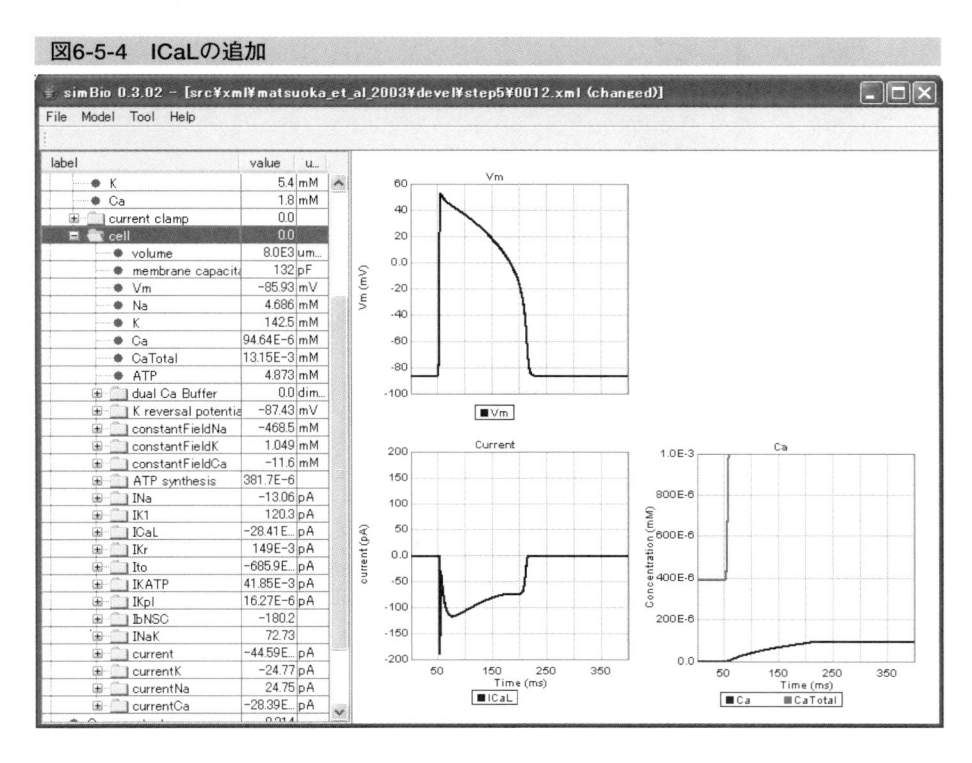

図6-5-4 ICaLの追加

② Na/Ca交換機転

Caグラフで明らかなように、このままでは細胞内にCa^{2+}が蓄積してしまいますので、排出系であるNa$^+$/Ca^{2+}交換機転を導入します。

V章で説明したmatsuoka_et_al_2003.current.carrier.INaCaをcellの子要素に追加します。CurrentグラフのtargetにINaCaを追加して0013.xmlの完成です（図6-5-5）。

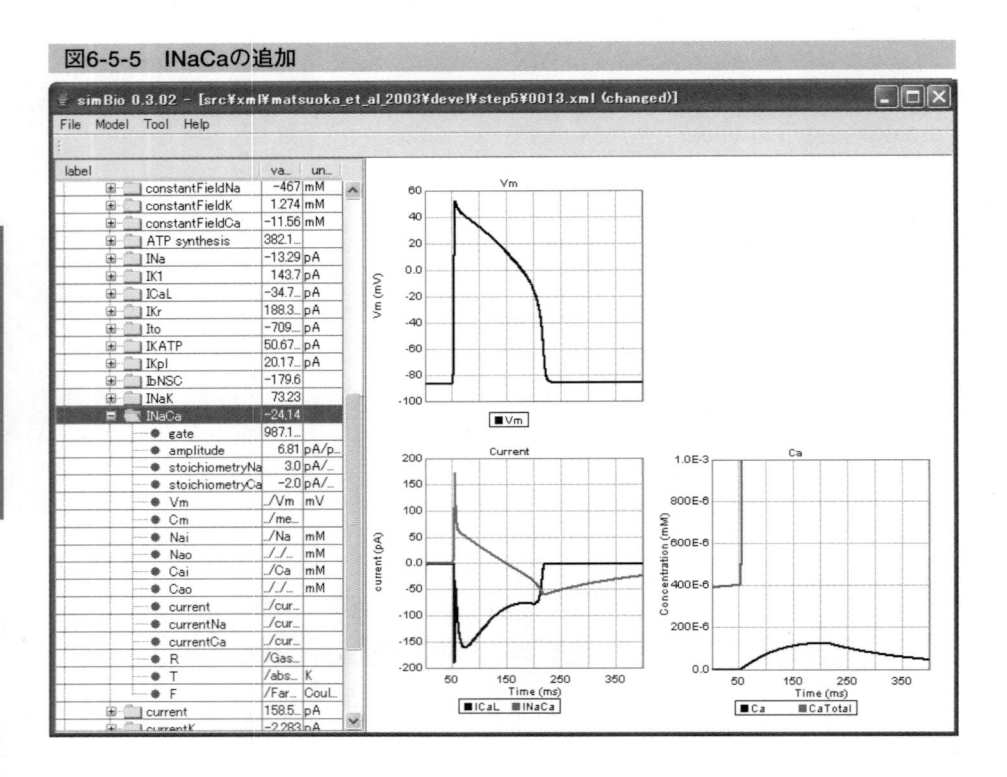

図6-5-5　INaCaの追加

これで、流入したCa^{2+}が排出され、[Ca^{2+}]$_i$の恒常性が保たれるようになりました。

③ ICaT、IKs、ILCCa、ICab

あとは、Ca^{2+}を透過させる電流系ICaT、ICabと計算に[Ca^{2+}]$_i$が必要なIKs、ILCCaを追加して膜電流系が勢揃いです。完成した0014.xmlを実行すると、次のようになります（図6-5-6）。

●●●●● Ⅵ－5－(4) 筋小胞体

次に、Ca^{2+}による細胞内情報伝達に取りかかりましょう。図6-5-1のように、筋小胞体（SR）は収縮機構である筋原繊維をネット状に取り囲み、細胞質に放出されたCa^{2+}をCa^{2+}ポンプによって取り込む部分（uptake site of SR）と、T管に接して、Ca^{2+}を放出する接合部（release site of SR）とに分けてモデル化します。

① Uptake site

Ca^{2+}を取り込むUptake site（SRup）には、Ca^{2+}ポンプの他に、静止時間の延長と

図6-5-6　電流系の追加

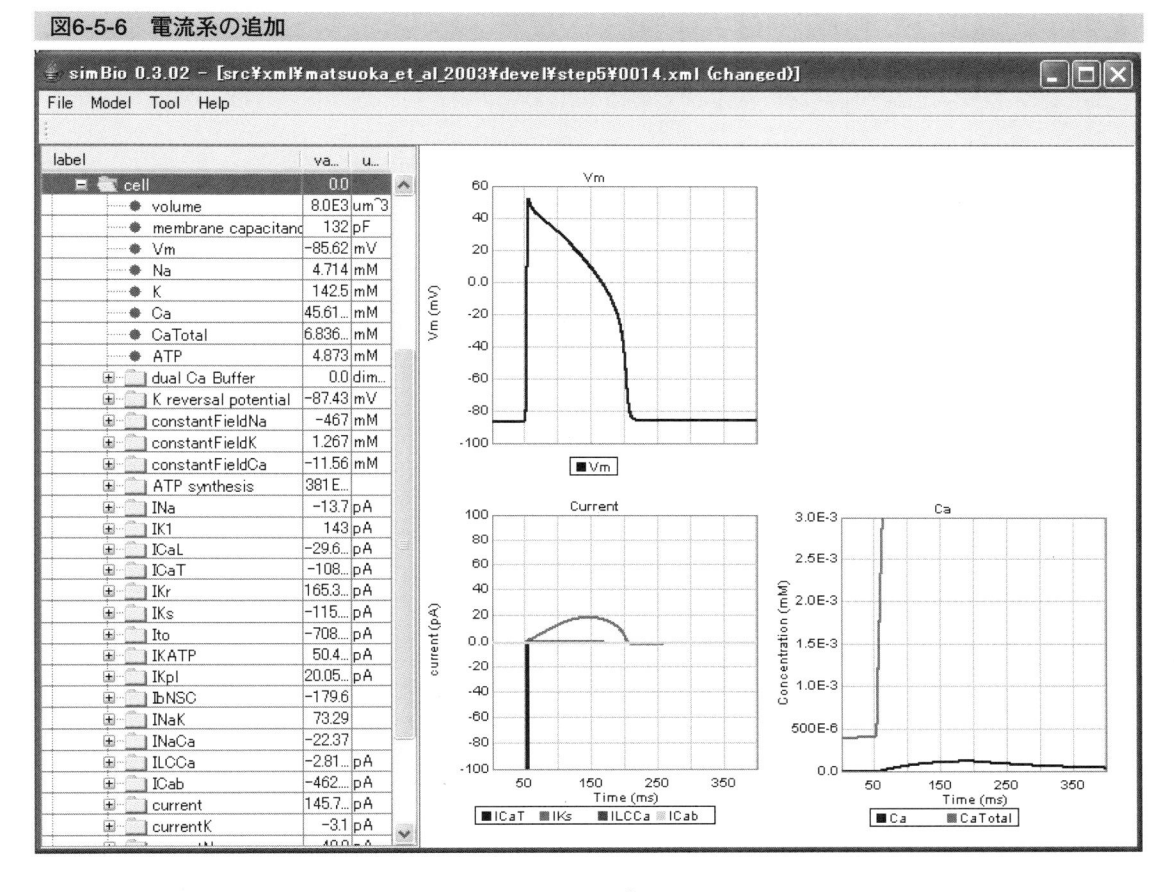

ともに、心筋収縮が減衰する現象を説明するため、Ca^{2+}リークの存在を想定しています。XMLは図6-5-7のように記述できます。

　SRupには細胞と同じく、Compartmentを使います。Matsuoka et al.,2003論文で、SRupの容積は細胞容積の5%と定義されているので、matsuoka_et_al_2003.function.Volumeを使って、細胞容積からSRupの容積を計算しています。

　Volumeクラスではcalculate()メソッドの中で容積を計算しています。この方法なら、細胞容積や比率がシミュレーション中に変わっても対処できます。しかし、このモデルではどちらの値も変化しませんので、次のように、prepare()メソッドを使って、事前に計算しておく手法が使用できます。そうすれば、シミュレーションに要する時間は少し短縮されるでしょう（図6-5-8）。

　tutorialプロジェクトにmatsuoka_et_al_2003.function.Volumeを作成し、XMLでもvolumeタグのclassName属性値を修正します。

　Ca^{2+}ポンプには、matsuoka_et_al_2003.current.carrier.ICaPumpを使っています。Kyotoモデルでは細胞内におけるCa^{2+}の移動も全てpA単位で計算しているので、Na/KポンプやNa/Ca交換機転と同じくCarrierクラスを継承して、再利用しています。ただし、SR膜の電位変化は無視しているので、膜容量にはICaPumpクラスの

図6-5-7　SRupのXML

```xml
<compartment name="SRup">
  <volume name="volume" initial_value="400.0" units="um^3"
    className="org.simBio.bio.matsuoka_et_al_2003.function.Volume">
    <link name="total" initial_value="../../volume" units="um^3"/>
    <parameter name="ratio" initial_value="0.05" units="/cell volume"/>
  </volume>
  <variable name="Ca" initial_value="2.590" units="mM"/>
  <ICaPump name="ISRCA"
    className="org.simBio.bio.matsuoka_et_al_2003.current.carrier.ICaPump">
    <parameter name="stoichiometryCa" initial_value="1.0" units="pA/mM"/>
    <parameter name="amplitude" initial_value="162500.0"/>
    <variable name="gate" initial_value="0.4565"/>
    <link name="Vi" initial_value="../../volume"/>
    <link name="F" initial_value="/Faraday constant"/>
    <link name="Cai" initial_value="../../Ca" units="mM"/>
    <link name="Cao" initial_value="../Ca" units="mM"/>
    <link name="ATP" initial_value="../../ATP" units="mM"/>
    <link name="current" initial_value="/dummy"/>
    <link name="currentCa" initial_value="../currentCa"/>
  </ICaPump>
  <diffusion name="leak"
    className="org.simBio.bio.matsuoka_et_al_2003.current.Diffusion">
    <parameter name="permeabilityCa" initial_value="459.0" units="pA/mM"/>
    <link name="Cai" initial_value="../../Ca" units="mM"/>
    <link name="Cao" initial_value="../Ca" units="mM"/>
    <link name="current" initial_value="/dummy"/>
    <link name="currentCa" initial_value="../currentCa"/>
  </diffusion>
  <current name="currentCa" units="pA"
    className="org.simBio.bio.matsuoka_et_al_2003.function.Current">
    <parameter name="valence" initial_value="2.0" units="dimension_less"/>
    <link name="in" initial_value="../Ca" units="mM"/>
    <link name="out" initial_value="../../CaTotal" units="mM"/>
    <link name="Vi" initial_value="../volume"/>
    <link name="Vo" initial_value="../../volume"/>
    <link name="F" initial_value="/Faraday constant"/>
  </current>
</compartment>
```

図6-5-8　新しいVolume.javaの作成

```java
* simBio is a Java package to create biological models.
package matsuoka_et_al_2003.function;

import org.simBio.bio.function.Function;
import org.simBio.core.Node;

* calculate volume at prepare()
public class Volume extends Function {

    public Node total;

    public double ratio;

    protected void prepare() {
        setValue(total.getValue() * ratio);
        super.prepare();
    }

    protected void calculate(double t) {
        // do nothing.
    }
}
```

図6-5-9 SRupの追加

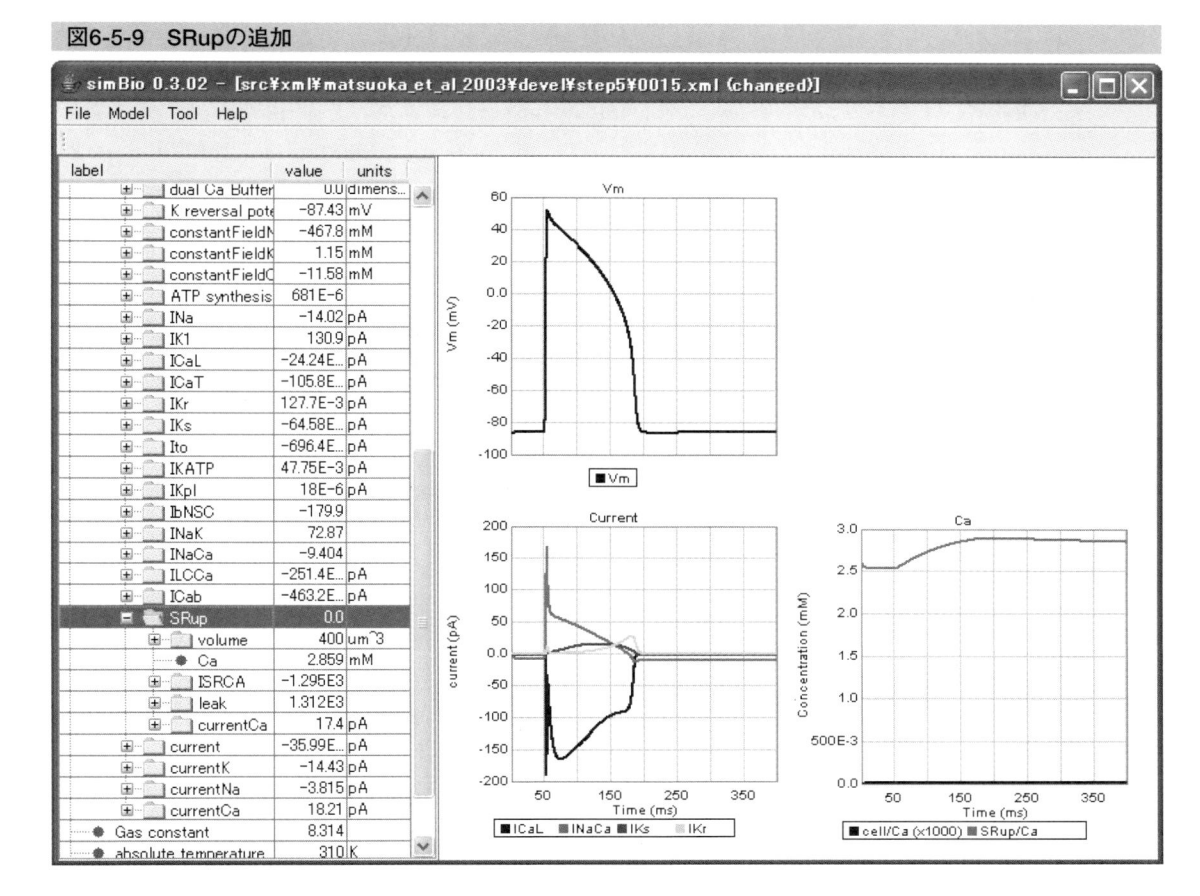

prepare()メソッドで1.0を設定し、総電流はXMLでdummyにリンクしています。また、ICaPumpクラスでは細胞質のCa^{2+}濃度にCaiという名前を使っているので、CaoをSRupコンパートメントのCa^{2+}濃度にリンクしています[※3]。

Ca^{2+}リークには、matsuoka_et_al_2003.current.Diffusionを使い、濃度勾配によってCa^{2+}は移動すると仮定しています。currentCaはSRupと細胞質の間のCa電流を表わします。

このXMLを組込み、0014.xmlを作ります。タグとクラス名は最初に一度だけ関連付ければ良いので、currentKのclassName属性は削除できます。CurrentグラフにICaL、INaCa、IKs、IKrを表示し、CaグラフにSRup/Caも表示するようにすると、0015.xmlの完成です(図6-5-9)。

Ca^{2+}ポンプは強力なので、I_{CaL}を通じて細胞内に流入したCa^{2+}はすぐにSRに取り込まれてしまいました。

② Release site

Ca^{2+}を放出するRelease site(SRrel)には、Ca^{2+}放出チャネル(RyR)とCa^{2+}バッファーであるカルセクエストリンが存在します。XMLは図6-5-10のように記述できます。

※3 iとo
SRupの内をin、外をoutと見なすと、細胞質のCa^{2+}をCaoにリンクするべきだったかもしれません。

図6-5-10 SRrelのXML

```xml
<compartment name="SRrel" initial_value="0.0">
  <volume name="volume" initial_value="160.0" units="um^3">
    <link name="total" initial_value="../../volume" units="um^3"/>
    <parameter name="ratio" initial_value="0.02" units="/cell volume"/>
  </volume>
  <parameter name="Ca" units="mM"/>
  <variable name="CaTotal" initial_value="9.422" units="mM"/>
  <analyticCaBuffer name="calsequestrin"
    className="org.simBio.bio.matsuoka_et_al_2003.molecule.buffer.Ca.Analytic_RK">
    <link name="Ca" initial_value="../Ca" units="mM"/>
    <link name="CaTotal" initial_value="../CaTotal" units="mM"/>
    <parameter name="Km" initial_value="0.8"/>
    <parameter name="total" initial_value="10.0"/>
  </analyticCaBuffer>
  <IRyR name="IRyR"
    className="org.simBio.bio.matsuoka_et_al_2003.current.channel.IRyR">
    <link name="Cai" initial_value="../../Ca" units="mM"/>
    <link name="Cao" initial_value="../Ca" units="mM"/>
    <link name="CaDiadic" initial_value="../../ICaL/CaDiadic" units="mM"/>
    <link name="current" initial_value="/dummy"/>
    <link name="currentCa" initial_value="../currentCa"/>
    <parameter name="permeabilityCa" initial_value="62000.0" units="pA/mM"/>
    <parameter name="diadicFactor" initial_value="-150.0"/>
    <variable name="close" initial_value="0.1883"/>
    <variable name="open" initial_value="3.330E-4"/>
  </IRyR>
  <current name="currentCa" units="pA">
    <link name="in" initial_value="../CaTotal" units="mM"/>
    <link name="out" initial_value="../../CaTotal" units="mM"/>
    <link name="Vi" initial_value="../volume"/>
    <link name="Vo" initial_value="../../volume"/>
    <link name="F" initial_value="/Faraday constant"/>
    <parameter name="valence" initial_value="2.0" units="dimension_less"/>
  </current>
</compartment>
```

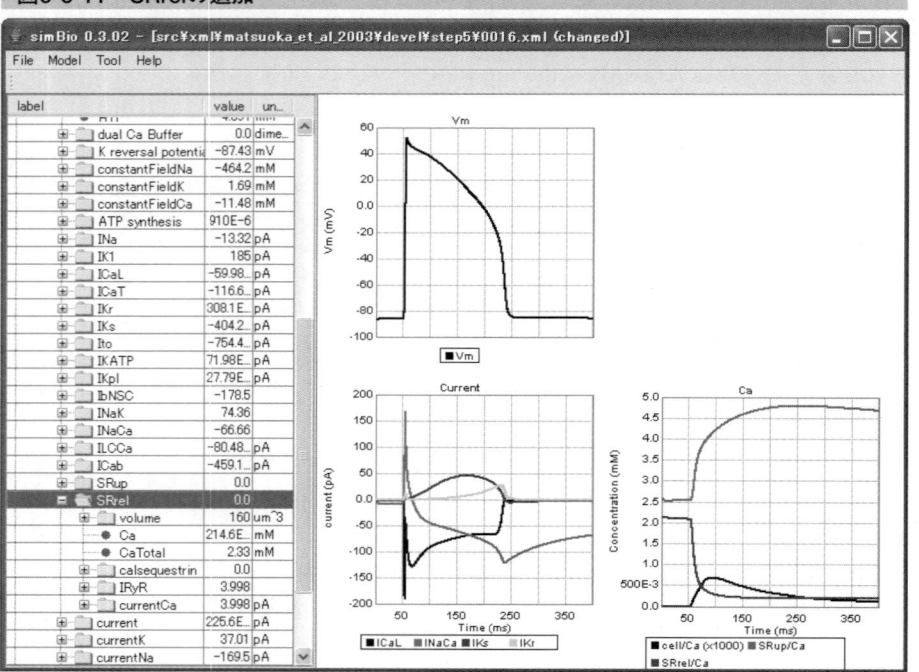

図6-5-11 SRrelの追加

Ca²⁺バッファーが存在するので、遊離Ca²⁺を示すparameter Caと総Caを表わすvariable CaTotalを定義します。解析解でCa²⁺バッファリングを解くmatsuoka_et_al_2003.molecule.buffer.Ca.Analytic_RKを用います。

RyRチャネルは細胞膜のI_{CaL}の極近傍に存在し、流入したCa²⁺が直接作用するので、それをICaL/CaDiadicへのリンクを用いて表わしています。

このXMLを組込み、CaグラフにSRrel/Caも表示するようにすると、0016.xmlの完成です（図6-5-11）。

Ca²⁺トランジエントが発生しましたが、2回目の活動電位に対しては発生しません。そこで、SRupに取り込まれたCa²⁺がSRrelに移動するように、拡散を導入します。

③ Ca拡散

SRupからSRrelへのCa²⁺移動を表現するため、その間をcurrentCaで接続し、濃度勾配に応じてCa²⁺が移動するよう設定します（図6-5-12）。

図6-5-12 濃度勾配に対応するCa²⁺の移動を設定

```xml
<compartment name="separator">
  <diffusion name="transfer" units="pA">
    <link name="Cai" initial_value="../../SRrel/Ca" units="mM"/>
    <link name="Cao" initial_value="../../SRup/Ca" units="mM"/>
    <link name="current" initial_value="/dummy"/>
    <link name="currentCa" initial_value="../currentCa"/>
    <parameter name="permeabilityCa" initial_value="386.0" units="pA/mM"/>
  </diffusion>
  <current name="currentCa" units="pA">
    <link name="in" initial_value="../../SRup/Ca" units="mM"/>
    <link name="out" initial_value="../../SRrel/CaTotal" units="mM"/>
    <link name="Vi" initial_value="../../SRup/volume"/>
    <link name="Vo" initial_value="../../SRrel/volume"/>
    <link name="F" initial_value="/Faraday constant"/>
    <parameter name="valence" initial_value="2.0" units="dimension_less"/>
  </current>
</compartment>
```

DiffusionとcurrentCaをグループ化しておくために、compartmentを用いてseparatorを作成しています。

このXMLを組込むと0017.xmlの完成です。論文とほぼ同様のCa²⁺トランジエントが発生します（図6-5-13）。

●●●●●● Ⅵ-5-(5) 解析解

0017.xmlで発生したCa²⁺トランジエントのピークは1 μMに達しておらず、Matsuokaら(2003)論文のFig. 2Cで示されているCa²⁺トランジエントよりも、やや小さいようです。

トロポニンの計算にmastuoka_et_al_2003モデルでは収縮モデルを用いており、0017.xmlでは、解析解を用いている点が異なります。そこで、微分方程式を用いる計算方法に変更して、その効果を調べてみます。

org.simBio.bio.matsuoka_et_al_2003.molecule.buffer.Ca.ODEを参考に、遊離Ca²⁺と結合し、総Caを変化させるように、matsuoka_et_al_2003.molecule.CaBuffer_RKをtutorialプロジェクトに作成します（図6-5-14）。

このクラスのXML定義を作成し、トロポニンの測定されたKm値と速度定数を設

図6-5-13　Caトランジエントの発生

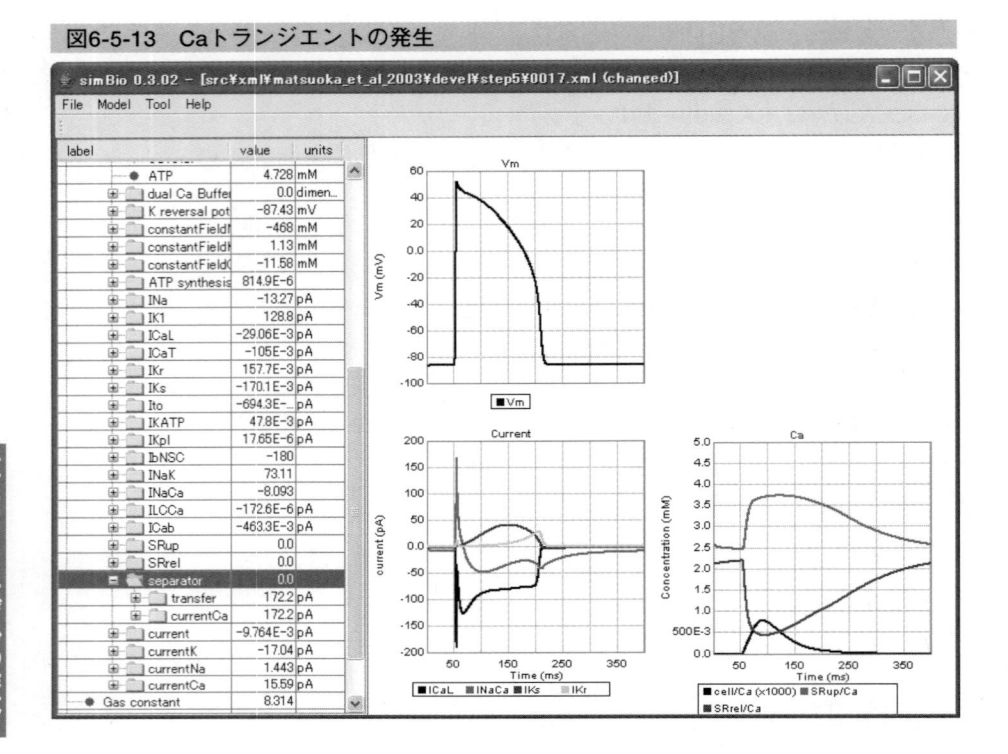

図6-5-14　CaBuffer_RK.java

```java
 * simBio is a Java package to create biological models.
package matsuoka_et_al_2003.molecule;

import org.simBio.bio.matsuoka_et_al_2003.molecule.buffer.Buffer;
import org.simBio.core.Node;

 * Calculate using ordinary differential equation,
public class CaBuffer_RK extends Buffer {

    /** free Ca concentration (mM) */
    public Node Ca;
    /** total Ca concentration (mM) */
    public Node CaTotal;
    /** Michaelis constant (mM) */
    public double Km;
    /** association constant (/ms) */
    public double alpha;

    /** dissociation constant (/mM/ms) */
    private double beta;

    protected void calculate(double t) {
        double buffered = total - free.getValue();
        double dCa = -alpha * free.getValue() * Ca.getValue() + beta * buffered;

        CaTotal.addDydt(dCa);
        free.addDydt(dCa);

        setValue(dCa);
    }
    protected void prepare() {
        beta = Km * alpha;
        super.prepare();
    }
}
```

定すると、図6-5-15のようになります。

図6-5-15 CaBuffer_RK.xml

```xml
<CaBuffer_RK name="Troponin" units="mM/ms"
  className="matsuoka_et_al_2003.molecule.CaBuffer_RK">
  <parameter name="Km" initial_value="7.70e-4" units="mM"/>
  <parameter name="alpha" initial_value="39" units="/mM/ms"/>
  <parameter name="total" initial_value="70e-3" units="mM"/>
  <variable name="free" initial_value="68.17e-3" units="mM"/>
  <link name="Ca" initial_value="../Ca" units="mM"/>
  <link name="CaTotal" initial_value="../CaTotal" units="mM"/>
</CaBuffer_RK>
```

　DualCaBufferをカルモデュリンの計算だけをするようAnalytic_RKに変更し、設定すると、0018.xmlができあがります。これを実行すると、論文と同様、Ca^{2+}トランジエントのピークは1 μMを超えました（**図6-5-16**）。

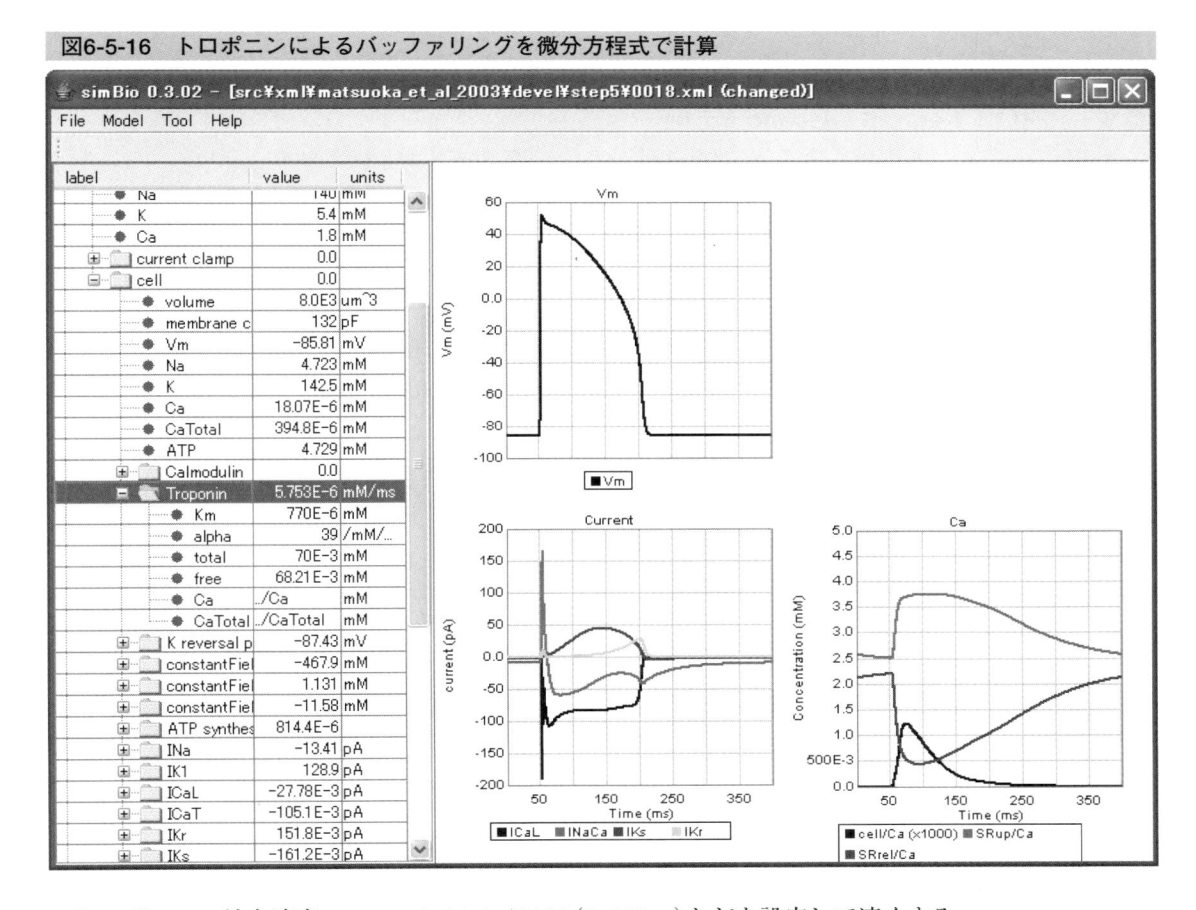

図6-5-16　トロポニンによるバッファリングを微分方程式で計算

　トロポニンの結合速度、Troponin/alphaに100（/mM/ms）などを設定して速くすると、ピークが低下し0017.xmlに近づきます。従って、トロポニン程度の反応速度の場合、平衡状態の値を計算する手法では明らかな誤差が生じることがわかります。
　さらにカルモデュリンを微分方程式で計算したり（0019.xml）、カルセクエスト

リンも変更しても(0020.xml)、明らかな変化は認められないようです。速い反応系が入ると、より細かい時間間隔で計算しなければならないので、計算速度は低下します。

Ⅵ－6　収縮させよう

この節ではNegroni-Lascanoモデルを結合し、興奮-収縮連関を再現します。

KyotoモデルはNegroniとLascano(1996)のモデルを収縮機構に採用しています。温度の違いによる補正とATP消費計算を追加する最小限の変更を加えるだけで、ほぼそのままモデルを結合して興奮-収縮連関をシミュレートしています。まず、NegroniとLascano(1996)論文の図を再現できるように、Negroni-Lascanoモデルを作成し、膜興奮−Caトランジエントモデルに結合し、温度補正、ATP消費を加えていきます。

● Ⅵ－6－(1)　Negroni-Lascanoモデル

simBioでは、モデルの数式全てを1つのReactorに記述できますが、捉えやすい概念毎にReactorを作成することで、モデルの拡張・改変が容易になります。Negroni-Lascanoモデルは仮想的なCa^{2+}放出(Qrel)と取り込み(Qpump)の数式を用いて、Ca^{2+}トランジエントを作り、4状態のトロポニンモデルを用いてCa^{2+}シグナルを伝え、力学モデルを用いて長さと張力を計算しています。そこでReactorとしてQrel、Qpump、Troponin、Cross bridgeの4つに分けてモデルを記述することにします。こうすることで、膜興奮−Caトランジエントモデルと結合させやすくなるでしょう。

Reactorを□で、Nodeを○で示し、参照を点線で示すと図6-6-1の相関図が描けます。

図6-6-1　NLモデルのReactorとNodeの相関図

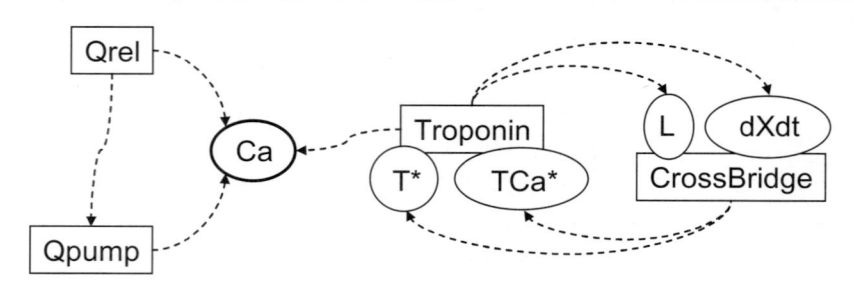

まず、Qpump、Qrelをモデル化し、NegroniとLascano(1996)論文のFig. 1を再現します。続いて、TroponinとCrossBridgeを作成します。TroponinからはCrossBridgeのLとdX/dtを、CrossBridgeからはTroponinのT*とTCa*を計算に用います

ので、相互にlinkします。

　src/xml/negroni_lascano_1996/model.xmlを実行すると、NegroniとLascano(1996)論文のFig. 2、3をほぼ再現できていることがわかります(図6-6-2)。

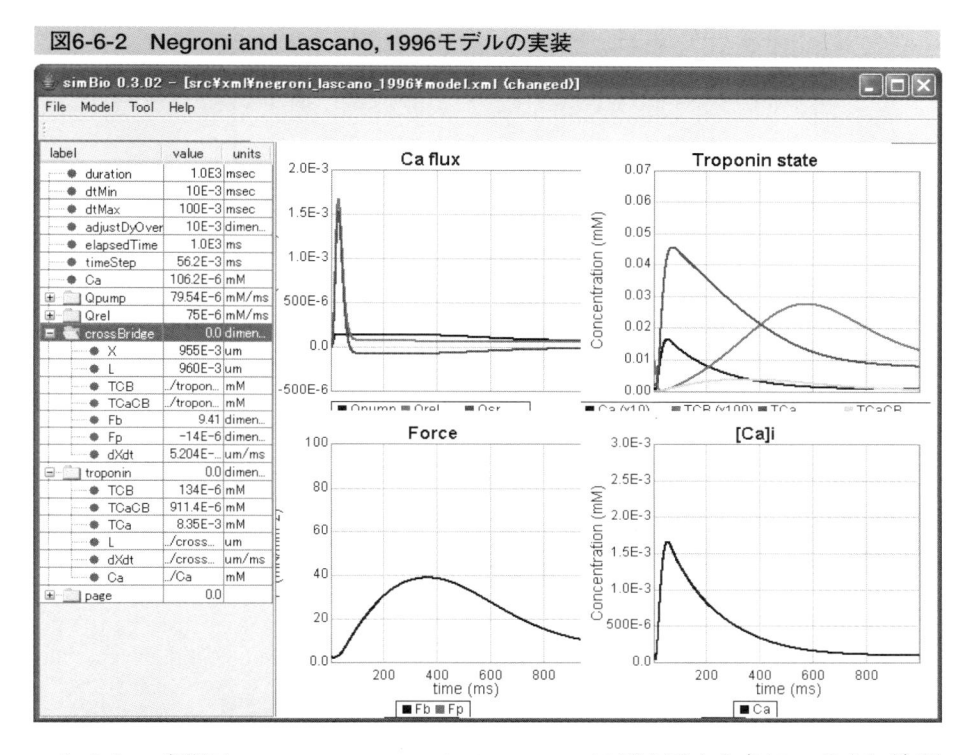

図6-6-2　Negroni and Lascano, 1996モデルの実装

　しかし、実際はnegroni_lascano_1996/Fig4.xmlに例を示すように、さらに検証をする必要があります(図6-6-3)。

●●Ⅵ－6－(2)　モデルの結合

　Negroni-Lascanoモデルを前節で作成した0019.xmlに結合します。図6-6-1から分かるように、TroponinとCrossBridgeを0019.xmlのトロポニンバッファーと交換し、張力をグラフ表示させれば、0021.xmlの完成です(図6-6-4)。

●●●Ⅵ－6－(3)　ATP消費を導入

　matsuoka_et_al_2003モデルではトロポニンが張力を発生しているとき、それに比例してATPを消費すると仮定して、Negroni-Lascanoモデルに付け加えています。モデルの拡張を、Negroni-Lascanoモデルのnegroni_lascano_1996.Troponinを継承して、matsuoka_et_al_2003.molecule.Troponinを作成することで表現します(図6-6-5)。

　まず、ATPはTCa*に比例して消費されると仮定して計算しています。0019.xmlでは$[Ca^{2+}]_i$の計算をCaだけで行っていますが、0018.xmlではカルモデュリンによるバッファリングを解析解で計算しているので、CaとCaTotalを用いて$[Ca^{2+}]_i$を計

図6-6-3　Negroni and Lascano, 1996論文Fig. 4の再現

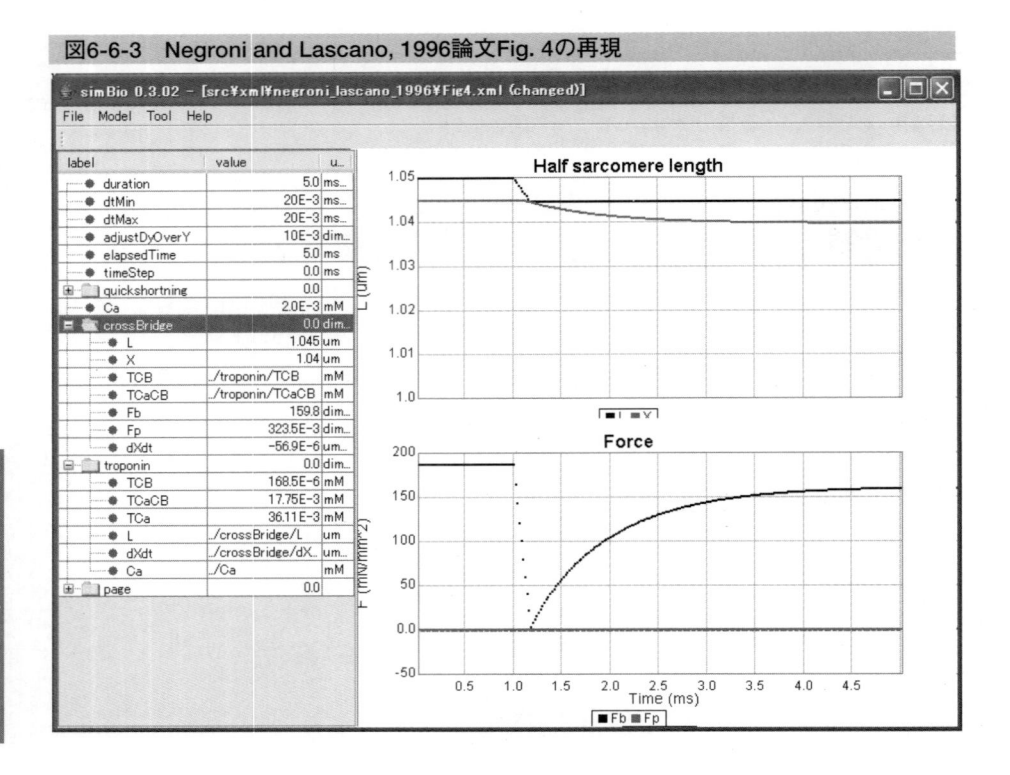

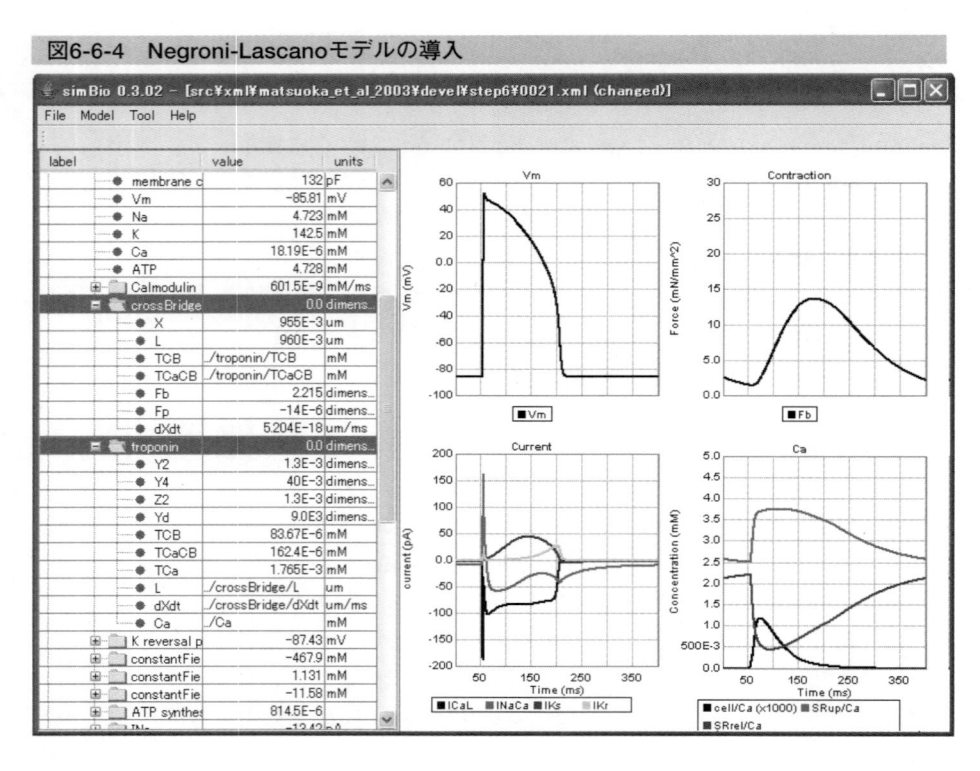

図6-6-4　Negroni-Lascanoモデルの導入

図6-6-5　Negroni-LascanoモデルのTroponin.javaを継承してATP消費を計算

```java
* simBio is a Java package to create biological models.
package matsuoka_et_al_2003.molecule;

import org.simBio.core.Node;
import org.simBio.core.Variable;

* Troponin state transition of Cardiac Muscle Model by Negroni and Lascano.
public class Troponin extends org.simBio.bio.negroni_lascano_1996.Troponin

    // link
    public Node CaTotal = null;

    public Node ATP = null;

    /**
     * @see org.simBio.bio.negroni_lascano_1996.Troponin#calculate(double)
     */
    protected void calculate(double t) {
        super.calculate(t);

        // ATP consumption
        double dATP_ = -0.4 * TCaCB.getValue();
        ATP.addDydt(dATP_);

        // Ca binding, for Runge-Kutta calculation.
        if ((CaTotal != null) && (CaTotal instanceof Variable))
            CaTotal.addDydt(dCa);
    }
}
```

算しています。その次のif文では、XMLファイルでCaTotalがリンクされていて、それがVariableクラスのインスタンスであれば、Caの結合速度をaddDydt()で設定し、どちらの計算方式でもこのReactorが使えるようにしています。TroponinとCrossBridgeを0018.xmlのトロポニンバッファーと交換し、張力グラフを付けます。matsuoka_et_al_2003モデルは体温でのモデル、NLモデルは室温でのモデルなので、温度差による反応速度の差を補正しています。Y2、Y4、Z2、Ydの値を3倍して、0022.xmlが完成です（図6-6-6）。

●●●●● Ⅵ－6－(4)　等張性収縮を計算

　Negroni-Lascanoモデルは筋節長を固定して、張力を計算しており、等尺性収縮を再現しています。心筋細胞をひとつずつバラバラにして顕微鏡で観察すると、細胞の収縮と弛緩を観察できます。これを再現するために、外力が一定のときの筋節長の変化、すなわち等張性収縮を計算します。そのためには、収縮蛋白が発生する張力と並列弾性要素が発生する張力、それに外力が釣り合う筋節長を、連立方程式を解いて求める必要があります。

　negroni_lascano_1996.exp.IsotonicContractionクラスでは、CrossBridgeクラスを継承して、bisection法、もしくはSecant法という連立方程式の解法を用いて、力が釣り合う筋節長を求めています。釣り合い計算が収束するように、並列弾性要素の作る力Fpの式に1次の項を追加しています。CrossBridgeクラスをIsotonicContractionクラスに変更して、張力Fの代わりに筋節長Lを表示し、グラフの縦軸を適当な値に変えると、収縮曲線が描けます（図6-6-7）。

図6-6-6　等尺性収縮モデルの完成

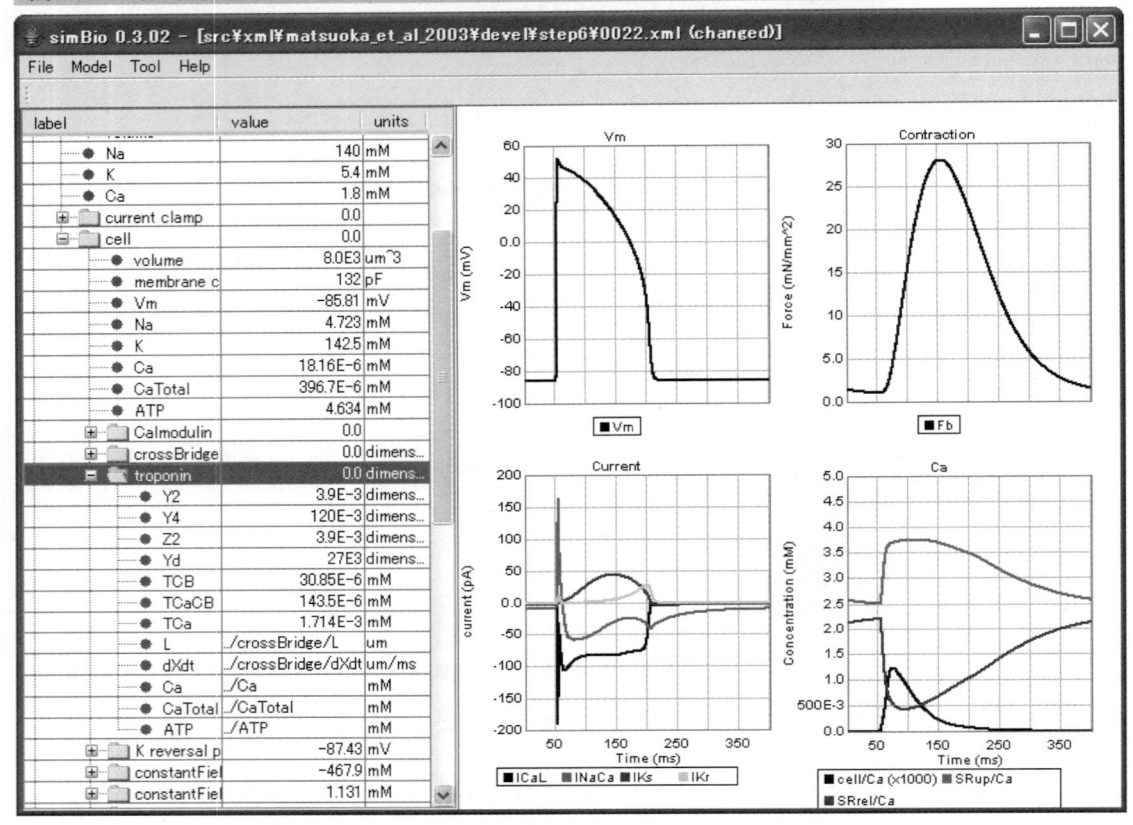

　しかし、実験データよりも急速に弛緩してしまっています。Negroni-Lascanoモデルでは、収縮速度dX/dtがCaの乖離を促進する効果が数式に組み込まれています。弛緩時の効果が強すぎるために、弛緩が速すぎると考えられます。そこで、これを弱めるために、図6-6-8のようなmatsuoka_et_al_2003.function.Converterクラスを作ってみます。

参考　論文の再現

Matsuoka et al.,2003論文の収縮曲線と比べるとピークでの筋節長がやや長い、すなわち、収縮が弱いことがわかります。ネットで公開されているソースコードと比較すると、Ydに相当する値に0.027が使われていたことがわかります。

参考　論文のミスプリント

Matsuoka et al.,2003論文の"Z4"は"Yd"のミスプリントでしょう。モデル論文で、ソースが公開されている場合は、paperとの食い違いを発見しやすくなります。

図6-6-7 弛緩速度が速すぎる

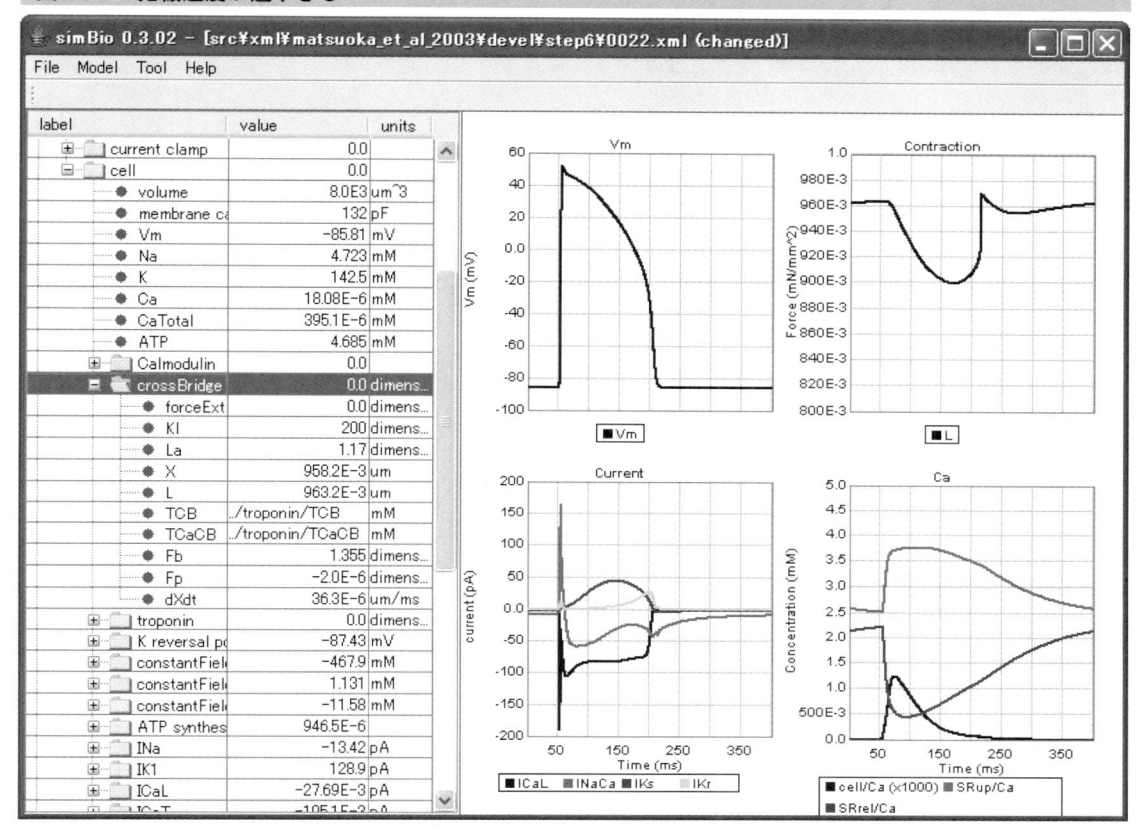

図6-6-8 Converter.java

```
 * simBio is a Java package to create biological models.
package matsuoka_et_al_2003.function;

import org.simBio.core.Node;
import org.simBio.core.Reactor;

 * Convert dXdt.
public class Converter extends Reactor {
    /** target of the linked value */
    public Node target = null;
    /** converting factor */
    public double factor = 1;

    protected void calculate(double t) {
        double d = target.getValue();
        if (d > 0)
            // weaken dX/dt factor when diastole.
            setValue(d * factor);
        else
            setValue(d);
    }
}
```

Ⅵ・Kyotoモデルの作成　Ⅵ-6　収縮させよう

dXdtへのlinkの代わりに、Converter.xmlを挿入し、factorを0.5にして弛緩時の効果を弱めてみます。これで0023.xmlが完成しました（**図6-6-9**）。matsuoka_et_al_2003フォルダにmodel.xmlとして保存します。

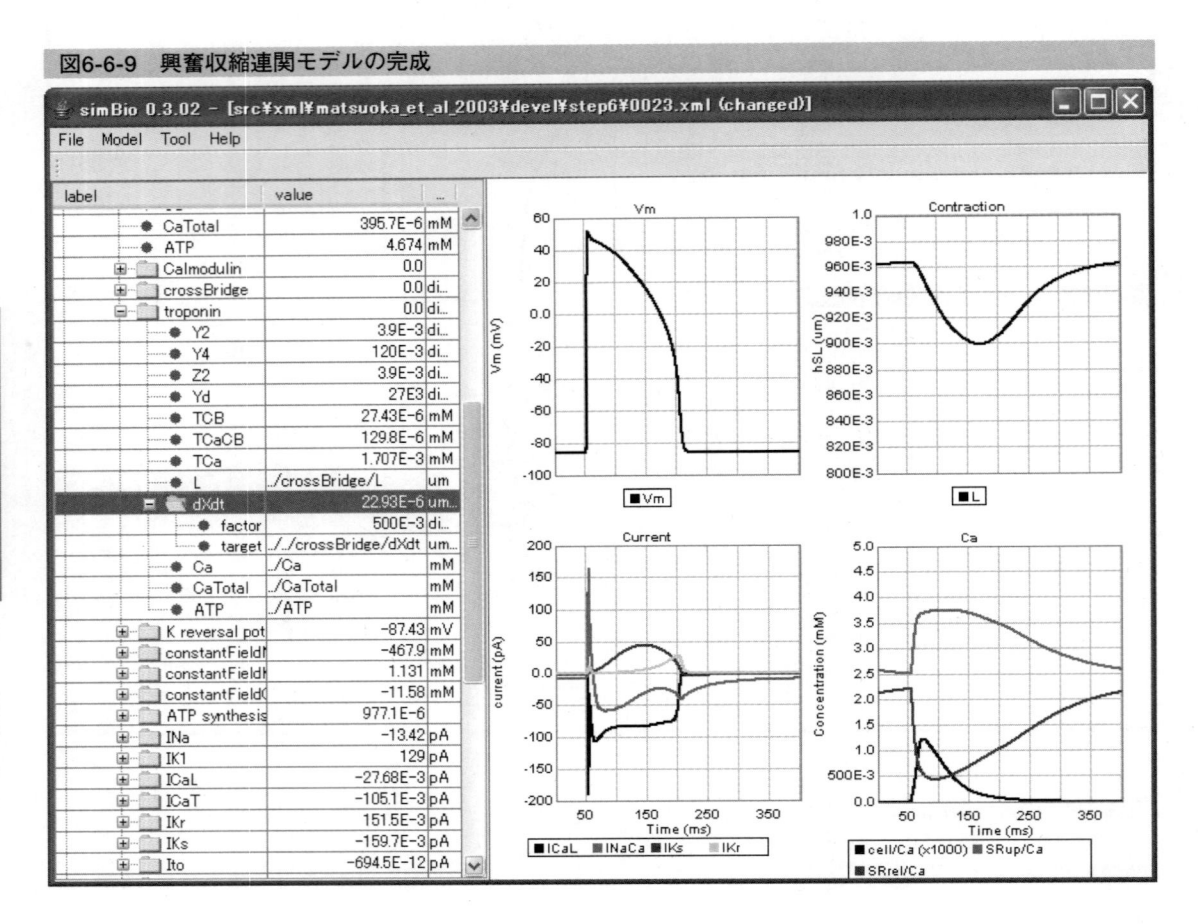

図6-6-9 興奮収縮連関モデルの完成

第 2 部　Manual編

I. Matsuoka_et_al_2003

Analytic_RK

- **■クラス名**　　org.simBio.bio.matsuoka_et_al_2003.molecule.buffer.Ca.Analytic_RK
- **■シミュレーション設定ファイル例**　　Analytic_RK_calmodulin.xml／Analytic_RK_calsequestrin.xml
- **■生理学的名称**　　Ca^{2+}濃度緩衝反応
- **■機能**　　Ca^{2+}緩衝分子(calmodulin、calsequestrin など)との結合定数から、Ca^{2+}濃度緩衝反応を計算する。
- **■解説**　　原形質内のtroponin、calmodulinはCa^{2+}と結合し、Ca^{2+}濃度緩衝物質として働く。この効果は極めて大きく、Ca^{2+}濃度緩衝反応を無視することはできない。同様に筋小胞体の終末漕(terminal cysterna、Ca^{2+}放出分画；matsuoka_et_al_2003 model[27]でいうところの<SRrel>)では、calsequestrinがCa^{2+}濃度緩衝分子として働く。これらの緩衝分子の濃度や結合速度定数、解離定数についてはこれまでのモデル計算で使用されてきたものと同様の値を用いた(Luo & Rudy model[23])。また、緩衝分子の濃度や結合速度定数、解離定数は実験値などを参考に決められている(Wire and Yue[54]、Robertson et al.[38]、Cannell and Allen[4])。結合速度定数と解離速度から、Ca^{2+}濃度緩衝反応は以下のように他のパラメータと同様にRunge-Kutta法によって計算することができる。

$$[Ca^{2+}] + [Buffer] \underset{k_b}{\overset{k_f}{\rightleftarrows}} [BufferedCa^{2+}]$$

(k_f：反応速度定数, k_b：解離定数)

$$\frac{d[Ca^{2+}]}{dt} = -k_f \cdot [Ca^{2+}] \cdot [Buffer] + k_b \cdot [BufferedCa^{2+}]$$

しかしながら、反応速度が速いために積分のための時間幅は極めて小さくする必要が生じ、計算速度は遅くなった。そこで、簡略化するために以下のような解析的な解から Ca^{2+}濃度緩衝反応を求めた。Troponin については、心筋収縮反応計算とも密接に関係してくるため、別項にて計算している(参照：Troponin)。

$$Km = \frac{[Ca^{2+}][Buffer]}{[BufferedCa^{2+}]} \tag{1}$$

$$[CaTotal] = [Ca^{2+}] + [BufferedCa^{2+}] \tag{2}$$

$$[total] = [Buffer] + [BufferedCa^{2+}] \tag{3}$$

(2)、(3)より

$$[BufferedCa^{2+}] = [CaTotal] - [Ca^{2+}] \tag{4}$$

$$[Buffer] = [total] - [CaTotal] + [Ca^{2+}] \tag{5}$$

(4)、(5)を(1)に代入すると

$$Km \cdot ([CaTotal] - [Ca^{2+}]) = [Ca^{2+}] \cdot ([total] - [CaTotal] + [Ca^{2+}])$$

すなわち
$$[Ca^{2+}]^2 + ([total] - [CaTotal] + Km) \cdot [Ca^{2+}] - Km \cdot [CaTotal] = 0 \qquad (6)$$
仮に
$b1 = [total] - [CaTotal] + Km$
$c1 = Km \cdot [CaTotal]$
とすると、(6)は
$[Ca^{2+}]^2 + b1 \cdot [Ca^{2+}] - c1 = 0$
となり、2次方程式の解の公式より解が求まる。
$$[Ca^{2+}] = \frac{-b1 + \sqrt{(b1)^2 + 4 \cdot c1}}{2}$$

ATP synthesis

- ■**クラス名**　　org.simBio.bio.matsuoka_et_al_2003.complex.ATPsynthesis
- ■**シミュレーション設定ファイル例**　　ATPsynthesis.xml
- ■**生理学的名称**　　ATP産生機構
- ■**機能**　　細胞内のADPをATPに変換する。
- ■**解説**　　細胞内ATPは、主にミトコンドリアでADPから合成され、その合成速度は基質であるADPの量によって制限されている。そこで、細胞におけるATP産生機構は、細胞内ADP濃度にのみ依存した1次反応であると仮定する。

　　maxProducingRate
　　[ADP] → [ATP]
　　maxProducingRate = 0.003 (ms^{-1})

ここで、maxProducingRateは反応のrate constantであり、モデルにおいて細胞内ATPが定常状態時の濃度(およそ4.7 mM)に保たれるように定めた値である。従って、ATP合成速度は以下の式で表すことができる。

$$d[ATP] / dt = maxProducingRate \cdot [ADP] \qquad (1)$$

さらに、ATPとADPの合計濃度(total adenosine)は常に一定であると仮定すると、式(3)が得られる。

$$total\ adenosine = [ADP] + [ATP] \qquad (2)$$
$$d[ATP] / dt = maxProducingRate \cdot (total\ adenosine - [ATP]) \qquad (3)$$

Caleak

- ■**クラス名**　　org.simBio.bio.matsuoka_et_al_2003.current.Diffusion
- ■**シミュレーション設定ファイル例**　　Caleak.xml
- ■**生理学的名称**　　の取り込み部位からのCa^{2+}リーク
- ■**機能**　　濃度勾配依存的な膜拡散に基づき、SRの取り込み部位からのCa^{2+}リーク電流を計算する。

■解説　　SRからのCa²⁺放出がEC couplingによるCa²⁺放出チャネル(IRyRを参照)からのみ起こるとすると、モルモット心室筋細胞の収縮が、静止時間の延長と共に減衰する実験事実を説明することが困難になる。そこで、KyotoモデルではSRの取り込み部位から細胞質へのリーク I_{SRL} を仮定した。I_{SRL} はイオンチャネルの概念に従って両部位の濃度差によると仮定した。

$$I_{SRL} = P_{SRL} \cdot \left([Ca^{2+}]_{SRup} - [Ca^{2+}]_i \right) \tag{1}$$

$$P_{SRL} = \begin{cases} 459 & \text{for ventricular cell} \\ 459 \cdot SAfactor & \text{for SA node cell} \end{cases} \text{(pA/mM)} \tag{2}$$

ここで P_{SRL} はSRの取り込み部位から細胞質へのCa²⁺の膜内拡散速度の大きさを表している。摘出した乳頭筋収縮力の減衰経過(ほぼ指数関数的で、その時定数は25〜30秒)に合わせて、心室筋で459 pA/mMとした。洞房結節では心室筋の3％とした。

Catransfer

■クラス名　　org.simBio.bio.matsuoka_et_al_2003.current.Diffusion
■シミュレーション設定ファイル例　　Catransfer.xml
■生理学的名称　　　　　　　　　　　　　移動フラックス
■機能　　濃度勾配依存的な膜拡散に基づき、SRの取り込み部位から放出部位へのCa²⁺移動フラックスを計算する。
■解説　　筋小胞体(SR)は筋原線維の最小単位の束をネット上に取り囲み、細胞質に放出されたCa²⁺をCa²⁺ポンプによって取り込む部分(SR uptake site)と、T管(transverse tubule)に接してCa²⁺を放出する部分(SR release site)に大別される。実際にはSRの取り込み部位と放出部位の間には膜が存在するわけではないが、その局所的かつ機能的な性質の相違からKyotoモデルではSRを取り込み部位と放出部位の2つのコンパートメントに分けている。このSRの取り込み部位から放出部位へのCa²⁺の移動フラックス I_{CaT} は両部位の濃度差に比例すると仮定した。

$$I_{CaT} = P_{CaT} \cdot \left([Ca^{2+}]_{SRup} - [Ca^{2+}]_{SRrel} \right) \tag{1}$$

$$P_{CaT} = \begin{cases} 386 & \text{for ventricular cell} \\ 386 \cdot SAfactor & \text{for SA node cell} \end{cases} \text{(pA/mM)} \tag{2}$$

ここで P_{CaT} はSRの取り込み部位から放出部位へのCa²⁺の移動速度の大きさを表している。洞房結節では心室筋の3％とした。

CfChannel

■クラス名　　org.simBio.bio.matsuoka_et_al_2003.current.cf.CfChannel
■シミュレーション設定ファイル例　　ICab.xml／IbNSC.xml
■生理学的名称　　constant Field theoryに基づき計算される膜チャネルの一般形
■機能　　Constant field theoryに基づき、Na⁺、K⁺、Ca²⁺の各イオン電流および全電流を計算する。

■**解説** 各イオン電流は、constant field theory に基づき計算されるイオンフラックス$\overline{f_x}$と透過係数、ゲートの開口確率の積で表される(1)。ただしイオン電流は内向き方向を正としている。

$$I_x = P_x \cdot \overline{f_x} \cdot pOpen \tag{1}$$

またチャネルは2種類以上のイオンに対して選択透過性がある場合も多い。この場合、全電流は各イオン電流の総和で計算される(2)。

$$I = \sum_1^N I_x \tag{2}$$

KyotoモデルではNa$^+$、K$^+$、Ca^{2+}電流の総和を計算している。

Charge

■**クラス名**　　org.simBio.bio.matsuoka_et_al_2003.function.Charge
■**シミュレーション設定ファイル例**　　Charge.xml
■**生理学的名称**　　膜電流
■**機能**　　細胞膜を介して流れるイオン電流から膜電位の変化を計算する。
■**解説**　　細胞膜をキャパシタとみなし、イオン電流による膜電位の変化を計算する。膜容量をC_m、イオン電流をIとすると、膜電位V_mの変化は以下の式で計算される。

$$\frac{dV_m}{dt} = -\frac{I}{C_m} \tag{1}$$

constantField

■**クラス名**　　org.simBio.bio.matsuoka_et_al_2003.function.constantField
■**シミュレーション設定ファイル例**　　constantField.xml
■**生理学的名称**　　定電場方程式
■**機能**　　Constant field theory に基づき、イオンフラックス$\overline{f_x}$を計算する。
■**解説**　　多くの心筋細胞モデルでは、膜を介するイオンの移動をオームの法則ではなく、拡散に基づく理論式で表している。イオンは、膜を介するイオン濃度勾配と電位勾配を駆動力とし、細胞内から膜を横切り細胞外に、また細胞外から細胞内に拡散する。この理論式はGoldmann-Hodgkin-Katz equationと呼ばれる(1)。細胞膜を一様な媒体とし、膜内は一定の電位勾配をとると仮定して導かれたものである。

$$f_x = P_x \cdot z \frac{FV_m}{RT} \cdot \frac{[X]_i - [X]_o \exp(-zFV_m/RT)}{1 - \exp(-zFV_m/RT)} \tag{1}$$

P_xは透過係数であり、チャネル毎に異なる値をもつ。そこであらかじめ透過係数を分離した形(2)で、イオンフラックス$\overline{f_x}$を計算する(3)。

$$f_x = P_x \cdot \overline{f_x} \tag{2}$$

$$\overline{f_x} = z \frac{FV_m}{RT} \cdot \frac{[X]_i - [X]_o \exp(-zFV_m/RT)}{1 - \exp(-zFV_m/RT)} \tag{3}$$

CrossBridgeNL

- **■クラス名**　　org.simBio.bio.matsuoka_et_al_2003.molecule.enzyme.CrossBridgeNL
- **■シミュレーション設定ファイル例**　　なし
- **■生理学的名称**　収縮機構
- **■機能**　　クロスブリッジ長の変化率(dX/dt)、収縮力(ForceCB)、受動成分(ForceEcomp)の計算。
- **■解説**　　筋収縮における分子メカニズムのモデルは図で示すように収縮要素と並列弾性要素(parallel elastic element)から成る。収縮要素は太いフィラメント(ミオシン)と細いフィラメント(アクチン)を結合するクロスブリッジをダンパーなし線形弾性体として表現したものであり、並列弾性要素はタイチンとコラーゲン繊維を表す。

Huxley(1957)によると、クロスブリッジは、結合性の無い平衡位置から最大に引き延ばされた極大位置までの任意な場所でアクチンに付着する。このモデルでは、全ての接合クロスブリッジについて平衡位置から現在の接合位置までの平均距離を伸び(h)として持つ仮想的な単一クロスブリッジを用いて表現する。ここで h は次式で表現できる(Negroni と Lascano[33], Eq. (5))。

$$h = L - X$$

(X: InextensibleLength, L: halfsarcomereLength in Java code)。

筋組織において、クロスブリッジはそれぞれが異なった状態にあり、この非同期な解離と再付着により、収縮力の変動が抑えられている。このモデルで用いるクロスブリッジでは安定した伸張距離 h_c (LowerLimitCB)を回復するためのクロスブリッジのアクチンへの再付着や解離を再現することが出来ない。このため、収縮力が急激に減少する。そこで、実際の筋組織における個々のクロスブリッジの非同期的な振る舞いを表現するため、クロスブリッジ長の h_c への回復はクロスブリッジの付着位置が移動するものとして説明し、Xの変化として表現する(Negroni と Lascano[33], Eq. (6))。

$$\frac{dX}{dt} = SlidingRate \cdot (h - LowerLimitCB)$$

クロスブリッジの収縮力(ForceCB)は、一つの筋節に付着した全クロスブリッジ([TCa*] + [T*])によって発生される力 F_b として以下の式で計算される (Negroni と Lascano[33], Eq. (18))。

$$ForceCB = forceFactor \cdot ([TCa^*] + [T^*]) \cdot (L - X)$$

並列弾性要素による張力(ForceEcomp)は以下の式で計算される (Negroni と Lascano[33], Eq. (4))。

$$ForceEcomp = KForceEC \cdot (L - ZeroForceEL)^5$$

Kyoto モデルでは、シミュレーションにおける計算不安定性を回避するため Negroni と Lascano モデルを改変し、受動成分に線形項を加えて ForceEcomp は以下の式で計算した。

$$ForceEcomp = KForceEC \cdot (ZeroForceEL - L)^5 + KForceLinearEc \cdot (ZeroForceEL - L)$$

筋節内において、TCa 濃度を計算する上では、全てのアクチン上のトロポニン C と Ca^{2+} は結合可能である。しかし、クロスブリッジは太いフィラメントと細いフィラメントが重なり合う領域でしか形成することは出来ない。そこで、クロスブリッジ形成に有効な TCa 濃度($[TCa]_{eff}$)は正規化した TCa 濃度に対して以下の式で計算される(Negroni と Lascano[33], Eq. (10))。

$$TCa_{eff} = e^{-20(L - optimumHSL)^2}$$

Current

■**クラス名**　　org.simBio.bio.matsuoka_et_al_2003.function.Current
■**シミュレーション設定ファイル例**　　Current.xml
■**生理学的名称**　　イオン電流
■**機能**　　イオン電流からイオン濃度変化を計算する。
■**解説**　　あるイオンの移動による電荷の移動、すなわちイオン電流を考える。単位時間当たりのイオン X の移動量を f_X、電荷（イオン価数）を z_X、ファラデー定数を F、イオン X のイオン電流を I_X とすると、以下の式が成り立つ。

$$I_X = z_X F f_X \tag{1}$$

したがって、イオン電流 I_X に対する単位時間当たりのイオン X の移動量 f_X は以下の式で求められる。

$$f_X = \frac{I_X}{z_X F} \tag{2}$$

2つの領域（領域1、領域2）の間でのイオン X の移動を考えると、一方の領域では単位時間当たりでイオン X が f_X 減少し、もう一方では f_X 増加する。イオン X が領域1から領域2へ移動したと仮定すると、各領域におけるイオン X の濃度 $[X]_1$ および $[X]_2$ の単位時間当たりの変化量は以下の式で求められる。

$$\frac{d[X]_1}{dt} = \frac{-f_X}{v_1} = -\frac{I_X}{v_1 z_X F} \tag{3}$$

$$\frac{d[X]_2}{dt} = \frac{f_X}{v_2} = \frac{I_X}{v_2 z_X F} \tag{4}$$

ただし、v_1 および v_2 はそれぞれ領域1および領域2の体積である。

CurrentClamp

■**クラス**　　org.simBio.bio.matsuoka_et_al_2003.current.pipette.CurrentClamp
■**シミュレーション設定ファイル例**　　CurrentClamp.xml
■**生理学的名称**　　刺激電流
■**機能**　　電流を与えて細胞を刺激する。
■**解説**　　パッチクランプ実験による電流刺激を再現するために、モデル内で一定の電流刺激を与える操作を行っている。図1に示すように、ピペットと細胞が繋がっており、電流がピペット内の電極から細胞膜全体を介して細胞外液の電極へと流れる。一定の刺激電流を電極間に流した場合に、発生する電位（膜電位）を記録することができる。

(1)刺激時間の取り扱い
　onset：　次に刺激を開始する時間
　offset：　次に刺激を停止する時間

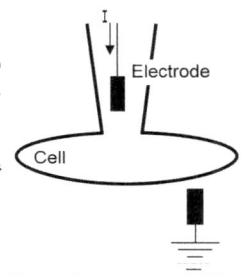

図1　パッチクランプ実験(whole cell recording)の模式図

時間 t が onset < t < offset にある間は、刺激電流 amplitude を持ち続ける。計算上の操作としては、t が onset

及び offset を上回った時点で、それぞれ amplitude の適用開始、終了を行い、同時に onset 及び offset に interval が加算され新たな値に更新される。

(2)刺激電流の適用

刺激電流 amplitude は total（総電流）及び cK（K イオン電流）に適用される。

total：膜を介する電流の総和で刺激時は total = amplitude となっている。

cK： 流れた電流を K イオンの細胞膜を介した移動に換算するために amplitude の値を適用する。cK はイオン流に変換された後、細胞内外の K イオン濃度変化が計算される。刺激電流はすべて K イオンの移動によるものと仮定されているため cK= amplitude とし、他のイオンが運ぶ電流は 0 としている。ピペット内液組成がほとんど K イオンであることからこのように仮定されているが、実際には他のイオンが運ぶ電流も存在する。

Diffusion

■クラス名　　　org.simBio.bio.matsuoka_et_al_2003.current.Diffusion
■シミュレーション設定ファイル例　　　Caleak.xml／Catransfer.xml
■生理学的名称　　　各イオン濃度勾配によるイオンの膜透過
■機能　　　濃度勾配依存的な膜拡散に基づく、Na⁺、K⁺、Ca²⁺の各イオン電流および全電流を計算する。
■解説　　　溶液中で距離 dx 離れた 2 点間に濃度差 dC_S が存在する時に、ある中性溶質 S の流束 J_S は拡散係数 D_S を用いて、式(1)のフィックの式として表される。

$$J_S = -D_S \frac{dC_S}{dx} \tag{1}$$

膜における拡散移動によるイオン x の電流は式(1)の関係から、膜で仕切られた領域間におけるイオン x の濃度差と透過係数 P_x の積で表される。ただし、ここでは拡散移動を生ずる 2 領域をそれぞれ in、out とし、out → in 方向の電流を正と定義した。

$$I_x = P_x \cdot ([x]_{in} - [x]_{out}) \tag{2}$$

Kyoto モデルでは Na⁺、K⁺、Ca²⁺ についてイオン電流を計算している。拡散によるイオンの膜透過は膜や領域の性質によっては複数のイオンに対して生じ得る。この場合、全電流は、各イオン電流が独立にあるとすると式(3)から計算できる。

$$I = \sum I_x \tag{3}$$

IbNSC

■クラス名　　　org.simBio.bio.matsuoka_et_al_2003.current.cf.CfChannel
■シミュレーション設定ファイル例　　　IbNSC.xml
■生理学的名称　　　非選択性カチオンチャネル　　nonselective cation (NSC) channel
■機能　　　Constant field theory に基づき膜電流を計算する。
■解説　　　外液の Na⁺イオンを除去するとき、膜コンダクタンスが減少することが観察され、この電流成分の

存在が洞房結節と心室筋細胞で示された。この電流成分は、アミロイドで部分的にブロックされるが、その成分の逆転電位より、Na$^+$とK$^+$イオンによって運ばれることが示されている。逆転電位を+25mV付近にあうようパラメータを調整した。

$$I_{bNSC} = I_{bNSC}Na + I_{bNSC}K$$

$$I_{bNSC}Na = P_{bNSC} \cdot \overline{f_{Na}}$$

$$I_{bNSC}K = 0.4 P_{bNSC} \cdot \overline{f_K}$$

透過係数は心室筋で0.385、心房筋で0.152とした。

ICab

- ■クラス　　org.simBio.bio.matsuoka_et_al_2003.current.cf.CfChannel
- ■設定ファイル例　　ICab.xml
- ■生理学的名称　　背景カルシウム電流
- ■機能　　Constant field theory に基づき背景カルシウム電流を計算する。
- ■解説　　ラットの収縮の階段減少に関係するもので、いろいろな静止時間の後に刺激するとき、張力が静止している時間の延長と共に回復することを説明するために必要である。実験データを再現できるよう電流の振幅を調整した。

$$I_{bCa} = P_{bCa} \cdot \overline{f_{Ca}}$$

透過係数は心室筋では0.04、心房筋では0.008とした。

ICaL

- ■クラス名　　org.simBio.bio.matsuoka_et_al_2003.current.cf.ICaL
- ■シミュレーション設定ファイル例　　ICaL.xml
- ■生理学的名称　　L型Ca^{2+}チャネル電流
- ■機能　　細胞外から細胞内にCa^{2+}を取り込む。
- ■解説　　L型Ca^{2+}チャネルにはCa^{2+}、K$^+$、Na$^+$の透過性が報告されている[25]。そこで、電流（I_{CaL}）はそれぞれの成分（Ca^{2+}電流（$I_{CaL}Ca$）、K$^+$電流（$I_{CaL}K$）、Na$^+$電流（$I_{CaL}Na$））の和によって表し、逆転電流を+50mV付近に設定した。

$$I_{CaL} = I_{CaL}Ca + I_{CaL}K + I_{CaL}Na \tag{1}$$

各イオン成分は透過係数（P_{CaL}）とチャネルの開確率（$p(open_{CaL})$）の積として表した。P_{CaL}は心室筋細胞の実験結果に合うように設定した因子である。SA細胞では活動電位の立ち上がり速度が実験結果に合うように設定されている[22]。

$$I_{CaL}Ca = P_{CaL} \cdot CF_{Ca} \cdot p(open_{CaL})$$

$$I_{CaL}K = 0.000365 \cdot P_{CaL} \cdot CF_K \cdot p(open_{CaL})$$

$$I_{CaL}Na = 0.0000185 \cdot P_{CaL} \cdot CF_{Na} \cdot p(open_{CaL}) \quad (2)$$

$$P_{CaL} = \begin{matrix} 8712 & \text{for ventricular cell} \\ 2112 & \text{for SA node cell} \end{matrix}$$

L型Ca^{2+}チャネルの開確率($p(open_{CaL})$)の計算は式(3)のように表されている。Kyotoモデルでは Shirokov 等のモデル[43,6]を参考にVoltage-dependent gate と Ca^{2+}-dependent gate の2つに分けて考えている。また Ultra-slow gate (y)や、Noma等の実験[35]を元にしてL型Ca^{2+}チャネルのATP濃度依存性のパラメータ ($1/(1 + (1.4/[ATP])^3)$) も加味している。

$$p(open_{CaL}) = p(AP) \cdot (p(U) + p(UCa)) \cdot y /(1 + (1.4/[ATP])^3) \quad (3)$$

Voltage-dependent gate

Voltage-dependent gate には、Shirokov 等の 4-state モデルを用いた。

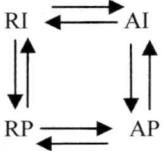

```
RI ⇌ AI
↕    ↕
RP → AP
```

R (resting) と A (active) の状態間の活性化ゲートの遷移速度は指数関数で表されていて、P (primed) と I (inactivated) の状態間の不活性化ゲートの遷移速度は経験的な式で表されている。速度定数はHagiwara等の実験[10]を元に式(4)のように設定した。$k_{RP,RI}$、$k_{RI,RP}$は microscopic reversibility が成り立つように設定した。

$$k_{RP,AP} = \frac{1}{0.27 \cdot e^{-V_m/5.9} + 1.5 \cdot e^{-V_m/65}}, \quad k_{AP,RP} = \frac{1}{480 \cdot e^{V_m/7} + 2.2 \cdot e^{V_m/65}}$$

$$k_{RI,AI} = \frac{1}{0.0018 \cdot e^{-V_m/7.4} + 2 \cdot e^{-V_m/100}}, \quad k_{AI,RI} = \frac{1}{2200000 \cdot e^{V_m/7.4} + 11 \cdot e^{V_m/100}} \quad (4)$$

$$k_{AP,AI} = 0.004, \quad k_{AI,AP} = 0.001, \quad k_{RI,RP} = 0.04 - k_{RP,RI}$$

$$k_{RP,RI} = \frac{0.04}{1 + k_{AI,AP} \cdot k_{AP,RP} \cdot k_{RI,AI} / k_{AI,AP} / k_{RP,AP} / k_{AI,RI}}$$

それぞれのゲートの状態の存在確率は式(5)で計算される。

$$\frac{d(p(RP))}{dt} = k_{AP,RP} \cdot p(AP) - (k_{RP,AP} + k_{RP,RI}) \cdot p(RP) + k_{RI,RP} \cdot p(RI)$$

$$\frac{d(p(AP))}{dt} = k_{RP,AP} \cdot p(RP) - (k_{AP,RP} + k_{AP,AI}) \cdot p(AP) + k_{AI,AP} \cdot p(AI) \quad (5)$$

$$\frac{d(p(AI))}{dt} = k_{AP,AI} \cdot p(AP) - (k_{AI,AP} + k_{AI,RI}) \cdot p(AI) + k_{RI,AI} \cdot p(RI)$$

$$p(RI) = 1 - p(RP) - p(AP) - p(AI)$$

Ca^{2+}-dependent gate

Ca^{2+}-dependent gateにもShirokov等の4-stateモデルを用いた。Cはcoveredの状態、Uはuncoveredの状態を示している。

```
C  ⇌  U
   Ca²⁺    Ca²⁺
CCa ⇌ UCa
```

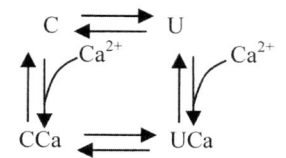

KyotoモデルではShirokov等のオリジナルモデルの速度定数を多少変化させて設定した。$k_{UCa,U}$ は microscopic reversibility が成り立つように設定した。

$$k_{C,U} = 0.143, \quad k_{U,C} = 0.35, \quad k_{CCa,UCa} = 0.0003, \quad k_{UCa,CCa} = 0.35$$

$$k_{C,CCa} = 6.954 \quad (mM^{-1} \cdot ms^{-1}), \quad k_{CCa,C} = 0.0042 \tag{6}$$

$$k_{U,UCa} = k_{C,CCa}, \quad k_{UCa,U} = k_{CCa,C} \cdot k_{C,U} \cdot k_{UCa,CCa} / k_{U,C} / k_{CCa,UCa}$$

Ca^{2+}結合の状態変化（U→UCa, C→CCa のステップ）では、チャネル直下の Ca^{2+} 濃度が関与している。U→UCa のステップでは、Voltage-dependent gate が開いている状態（$p(AP)$）では、細胞質側のチャネル開口部付近の Ca^{2+} 濃度（$[Ca^{2+}]cm$, single channel current (i_{CaL}) の関数で計算される）が作用していて、gate が閉じている状態（$1-p(AP)$）では、細胞内の free の Ca^{2+}濃度（$[Ca^{2+}]_i$）が作用している。U→UCa ステップにおける遷移速度定数 $k_{U,UCa,Ca}$ は

$$k_{U,UCa,Ca} = k_{U,UCa} \cdot ([Ca^{2+}]_{cm} \cdot p(AP) + [Ca^{2+}]_i \cdot (1 - p(AP))) \cdot p(U)$$

$$[Ca^{2+}]_{cm} = [Ca^{2+}]_i - 0.3 \cdot i_{CaL} \tag{7}$$

$$i_{CaL} = 0.0676 \cdot CF_{Ca}$$

と表される。また、C→CCaステップにおける遷移速度定数 k_{CCCaCd} は、閉じている場合はVoltage-dependent gate を通過してきた Ca^{2+} が作用するものとしたので、以下の式で表される。

$$k_{C,CCaCa} = k_{C,CCa} \cdot ([Ca^{2+}]_{cm} \cdot p(AP)) \cdot p(U) \tag{8}$$

以上の速度定数より、それぞれの状態の存在確率は(9)式で計算される。

$$\frac{d(p(U))}{dt} = k_{C,U} \cdot p(C) + k_{UCa,U} \cdot p(UCa) - (k_{U,C} + k_{U,UCa,Ca}) \cdot p(U)$$

$$\frac{d(p(UCa))}{dt} = k_{U,UCa,Ca} \cdot p(U) + k_{CCa,UCa} \cdot p(CCa) - (k_{UCa,U} + k_{UCa,CCa}) \cdot p(UCa) \tag{9}$$

$$\frac{d(p(C))}{dt} = k_{CCa,C} \cdot p(CCa) + k_{U,C} \cdot p(U) - (k_{C,U} + k_{C,CCa,Ca}) \cdot p(C)$$

$$p(CCa) = 1 - p(U) - p(UCa) - p(C)$$

Ultra-slow gate

近年、非常に遅い不活性化のメカニズム（Ultra-slow gate）が発見された[3,46]。

```
        α_y
(1-y) ⇌ y
        β_y
```

Ultra-slow gate をモデルに導入する時に、ゲートの速度定数をSA細胞の高K⁺液中の自発興奮の消失実験[34]が再構成できるように式(10)のように設定した。

$$\alpha_y = \frac{1}{250000 \cdot e^{V_m/9} + 58 \cdot e^{V_m/65}}$$

$$\beta_y = \frac{1}{1800 \cdot e^{-V_m/14} + 66 \cdot e^{-V_m/65}} \tag{10}$$

Ultra-slow gate は式(11)で計算される。

$$\frac{dy}{dt} = \alpha_y \cdot (1-y) - \beta_y \cdot y \tag{11}$$

ICaPump

■クラス名　　　org.simBio.bio.matsuoka_et_al_2003.current.carrier.ICaPump
■シミュレーション設定ファイル例　　ICaPump.xml
■生理学的名称　　筋小胞体Caポンプ
■機能　　細胞内のCaイオンを小胞体に移動させる。
■解説　　Na/KポンプやNa/Ca交換機転と同様なモデル化ができる。状態遷移を以下のように表し、イオンの結合は十分速いと仮定して2状態モデルに簡略化する。

ただし、Ca結合部位が細胞質側に向いている状態をE_2、小胞体内腔側に向いている状態をE_1とする。Ca結合状態では、開口部が細胞質からSR側に変わる速度定数k_2が大きく、Caを持たない状態ではSR側から細胞質側に変わる速度定数k_3が大きい。

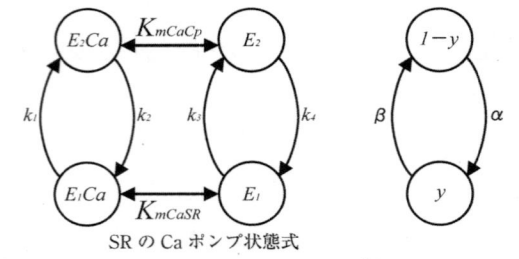

SRのCaポンプ状態式

開口部が細胞質側にありCaを結合したとき(E_2Ca)に、細胞質側からリン酸化されると、開口部がSR側に向いた状態が安定になると推定されるため、k_2の関与するステップがATP濃度依存性(Km値：0.1mM)になっている。

ストイキオメトリーは、ATP1分子につき、Caイオンが2つ移動する。しかし現在のところ実験データがないため、ヒル係数は1にしてある。

Ca結合定数は、$Km_{CaCp} = 0.0008$, $Km_{CaSR} = 0.08$

$I_{cap} = I_{max} \{k_1 \cdot P(E_1Ca) \cdot y - k_2 \cdot p(E_2Ca) \cdot (1-y)\}$

$I_{max} = 162500$ (for V cell) または $162500 \cdot SAfactor$ (for SA cell)[pA]

$k_1 = 0.01 \quad k_2 = \dfrac{1}{1+\dfrac{Km_{ATP}}{ATP}} \quad k_3 = 1 \quad k_4 = 0.01$

$p(E_1Ca) = \dfrac{1}{1+\dfrac{Km_{CaSR}}{[Ca]_{SR}}} \quad p(E_2Ca) = \dfrac{1}{1+\dfrac{Km_{CaCp}}{[Ca]_i}} \quad p(E_1) = \dfrac{1}{1+\dfrac{[Ca]_{SR}}{Km_{CaSR}}} \quad p(E_2) = \dfrac{1}{1+\dfrac{[Ca]_i}{Km_{CaCp}}}$

$\alpha_y = k_2 \cdot p(E_2Ca) + k_4 \cdot p(E_2) \qquad \beta_y = k_1 p(E_1Ca) + k_3 \cdot p(E_1)$

上式のSAfactorは洞房結節細胞筋小胞体の心室筋細胞の筋小胞体に対する割合を示し、現在のモデルでは0.03

である。筋小胞体を巡るイオンフラックスを統一して変更するためのものである。
また、プラスのチャージは4つ動くが、現在のところ、電位は考慮しない。

ICaT

■**クラス名**　　org.simBio.bio.matsuoka_et_al_2003.current.cf.ICaT
■**シミュレーション設定ファイル例**　　ICaT.xml
■**生理学的名称**　　電位依存性T型 Ca チャネル
■**機能**　　T 型 Ca^{2+} チャネル電流を計算する。
■**解説**　　脱分極により活性化されるゲート($y1$)および不活性化されるゲート($y2$)の独立した2ゲートから成るモデルとする。

活性化ゲート：　$O_1 \underset{\beta_{y1}}{\overset{\alpha_{y1}}{\rightleftarrows}} C_1$

不活性化ゲート：$O_2 \underset{\beta_{y2}}{\overset{\alpha_{y2}}{\rightleftarrows}} C_2$

チャネルはCa^{2+}のみ通すと仮定し、Constant field theoryに基づき式(1)から電流値I_{CaT}を計算する。P_{CaT}は膜の透過係数で心室筋・心房筋ともに612(pA/mM)とする。f_{Ca}はconstant field theoryから計算されるイオンフラックスである。

$$I_{CaT} = P_{CaT} \cdot f_{Ca} \cdot y1 \cdot y2 \tag{1}$$

速度定数は、Hagiwara等の実験結果を採用した。ただし、その式をそのまま使うと膜電位固定実験で大きな膜電位変化に際して積分が破綻する危険があるので、近似するための式を新たに作った(式(2))。

$$\alpha_{y1} = \frac{1}{0.019 \exp(-\frac{Vm}{5.6}) + 0.82 \exp(-\frac{Vm}{250})}, \beta_{y1} = \frac{1}{40 \exp(\frac{Vm}{6.3}) + 1.5 \exp(\frac{Vm}{10000})}$$

$$\alpha_{y2} = \frac{1}{62000 \exp(\frac{Vm}{10.1}) + 30 \exp(\frac{Vm}{3000})}, \beta_{y2} = \frac{1}{0.0006 \exp(-\frac{Vm}{6.7}) + 1.2 \exp(-\frac{Vm}{25})} \tag{2}$$

IK1

■**クラス名**　　org.simBio.bio.matsuoka_et_al_2003.current.potassium.IK1
■**生理学的名称**　　内向き整流性 K チャネル
■**機能**　　内向き整流性 K 電流を計算する。
■**解説**　　チャネル電流は全てK⁺で運ばれるとされている。他の K channel 同様、流れる電流は細胞外液のK 濃度に依存する。

$$I_{K1} = G_{K1} \cdot (V_m - E_K) \cdot (f_o^4 + 4 \cdot \frac{2}{3} \cdot f_o^3 \cdot f_B + 6 \cdot \frac{1}{3} \cdot f_o^2 \cdot f_B^2) \cdot y \tag{1}$$

$$G_{KI} = \begin{cases} 151.1 \cdot ([K]_o/5.4)^{0.4} & \text{for ventricular cell} \\ 0.1 \cdot ([K]_o/5.4)^{0.4} & \text{for SA node cell} \end{cases} \quad (2)$$

開閉機構に関しては、細胞内Mg^{2+}、ポリアミン(PA)によって外向き電流がブロックされる結果、内向き整流性が生じるとされている。(1)式における($f_O^4 + 4\frac{1}{2}f_O^3 f_B + 6\frac{1}{3}f_O^2 f_B^2$)が$Mg^{2+}$によるブロックを、yがポリアミンによるブロックを表し、それぞれ独立してブロックが起こるものとする。Ishiharaらのモデルの一部を修正して使用している。

$$\boxed{\text{PA Block}} \underset{\beta}{\overset{\alpha}{\rightleftarrows}} \boxed{\text{Open}} \underset{\mu}{\overset{4\mu}{\rightleftarrows}} \boxed{\text{Mg}^{2+}\text{ Block2}} \underset{2\mu}{\overset{3\mu}{\rightleftarrows}} \boxed{\text{Mg}^{2+}\text{ Block2}} \underset{3\mu}{\overset{2\mu}{\rightleftarrows}} \boxed{\text{Mg}^{2+}\text{ Block3}} \underset{4\mu}{\overset{\mu}{\rightleftarrows}} \boxed{\text{Mg}^{2+}\text{ Block4}}$$

Mg^{2+}によるブロックに関しては、一つのチャネルあたり4個のMg^{2+}結合部位があるとし、それぞれの結合は互いに影響することなく、二項定理が適用できるものとする。Mg^{2+}が1個結合するとチャネルコンダクタンスは2/3、2個結合すると1/3、3個以上Mg^{2+}が結合した場合はコンダクタンス0とした。

$$\mu = \frac{0.75 \cdot e^{0.035 \cdot (V_m - E_K - 10)}}{1 + e^{0.03 \cdot (V_m - E_K - 70)}} \quad (3a)$$

$$\lambda = \frac{3 \cdot e^{-0.048 \cdot (V_m - E_K - 10)} \cdot \left(1 + e^{0.064 \cdot (V_m - E_K - 38)}\right)}{1 + e^{0.03 \cdot (V_m - E_K - 70)}} \quad (3b)$$

ここで、Mg^{2+}によるブロックは比較的速いため、常に定常状態にあるとした。(1)式におけるf_O、f_Bは次式で与えられる。

$$f_O = \frac{\lambda}{\lambda + \mu} \qquad f_B = \frac{\mu}{\mu + \lambda} \quad (4)$$

ポリアミンによるブロックはやや遅く、時間依存性の電流変化を与える。速度定数α、βは以下の式で表される。

$$\alpha = \frac{1}{8000 \cdot e^{(V_m - E_K - 97)/8.5} + 7 \cdot e^{(V_m - E_K - 97)/300}} \quad (5a)$$

$$\beta = \frac{1}{0.00014 \cdot e^{-(V_m - E_K - 97)/9.1} + 0.2 e^{-(V_m - E_K - 97)/500}} \quad (5b)$$

IKATP

■**クラス名**　　org.simBio.bio.matsuoka_et_al_2003.current.potassium.IKATP
■**シミュレーション設定ファイル例**　　IKATP.xml
■**生理学的名称**　　ATP感受性K^+チャネル電流
■**機能**　　ATP感受性K^+電流を計算する。
■**解説**　　KATPチャネルは細胞内ATP濃度の低下を感知して開口する。このチャネルによる電流(I_{KATP})は実験で確認された5種類の背景電流（I_{bNSC}, I_{Kph}, I_{LCCa}, I_{KATP}, I_{Cab}）のうちの1つである。基本的なデータは論文[16, 17]を参照した。
細胞1個あたりのチャネルの総数(N)については心室筋細胞では実験値があるので2333とし、洞房結節細胞では1000と仮定した（式(1)）。E_KはK^+の平衡電位である。

$$I_{KATP} = N \cdot \gamma \cdot pOpen \cdot (V_m - E_K) \quad (1)$$

単一チャネルコンダクタンス(γ)は外液K$^+$濃度([K$^+$]$_o$)に依存して決定される(式(2))。

$$\gamma = 0.0236 \cdot \left[K^+\right]_o^{0.24} \tag{2}$$

チャネルの開口確率(pOpen)は細胞内ATP濃度[ATP]$_i$に依存する(式(3))。

$$pOpen = \frac{0.8}{1 + \left(\dfrac{[ATP]_i}{0.1}\right)^2} \tag{3}$$

IKpl

- **■クラス名**　　org.simBio.bio.matsuoka_et_al_2003.current.cf.IKpl
- **■シミュレーション設定ファイル例**　　IKpl.xml
- **■生理学的名称**　　背景電流(外向き整流性)
- **■機能**　　外向き整流性の背景電流をK$^+$電流と仮定し、計算する。
- **■解説**　　洞房結節細胞では、I_{Kr}をE4031でブロックした後にも残る外向き整流性電流が確認されている[15]。今回はこの電流をK$^+$電流と仮定した(I_{Kpl})。I_{Kpl}のイオン選択性など詳しい性質は未だ明らかにされていないが、この電流は洞房結節活動電位のオーバーシュートがCa^{2+}電流の逆転電位から大きく離れていることを説明するために必要である[55]。

I_{Kpl}の外向き整流性は、実験による洞房結節活動電位のオーバーシュート電位並びに電流－電圧曲線の形に合わせることによって決定した(式(1))。$\overline{f_K}$はconstant field theoryから計算されるイオンフラックスである。

$$I_{Kpl} = P_{Kpl} \cdot \overline{f_K} \cdot \left(\frac{V_m + 3}{1 - \exp\left(-\left(\dfrac{V_m + 3}{13}\right)\right)} \right) \tag{1}$$

また、チャネルの透過係数(P_{Kpl})の外液K$^+$濃度([K$^+$]$_o$)依存性も実験結果に合わせた(式(2))。心室筋細胞におけるI_{Kpl}は微少であり、amplitudeを任意に仮定した。

$$\begin{aligned}P_{Kpl} &= 0.00011 \cdot \left(\frac{[K^+]_o}{5.4}\right)^{0.16} \text{ for ventricular cell} \\ P_{Kpl} &= 0.007 \cdot \left(\frac{[K^+]_o}{5.4}\right)^{0.16} \text{ for SA node cell}\end{aligned} \tag{2}$$

IKr

■クラス名　　org.simBio.bio.matsuoka_et_al_2003.current.potassium.IKr
■生理学的名称　　遅延整流 K$^+$電流の速い成分
■機能　　I$_{Kr}$を計算する。
■解説　　K$^+$のみ透過性を示すと仮定する。細胞外へ K$^+$が流出することにより膜電位を興奮状態から安静状態に戻す。すなわちプラトー相形成後の再分極に寄与する。

電流値 I$_{Kr}$は式(1)より求められる。

$$I_{Kr} = G_{Kr} \cdot C_m \cdot (V_m - E_K) \cdot p(open) \tag{1}$$

G_{Kr}はチャネルコンダクタンス、C_mは膜キャパシタンス、V_mは膜電位、E_KはK$^+$の平衡電位、$p(open)$はチャネルの開確率である。G_{Kr}は細胞外K$^+$イオン濃度(細胞外)に依存的であり、チャネルゲーティングは膜電位に依存的である。

G_{Kr}は次式で与えられる[58]。

$$G_{Kr} = 0.00864 \, ([K]_o/5.4)^{0.2} \quad \text{for ventricular cell} \tag{2}$$

$$G_{Kr} = 0.1045 \, ([K]_o/5.4)^{0.2} \quad \text{for SA node cell} \tag{3}$$

$p(open)$は次式で与えられる。

$$p(open) = (0.6 \cdot y_1 + 0.4 \cdot y_2) \cdot y_3 \tag{4}$$

ここでy_1, y_2は活性化機構における速い成分の活性化パラメータ、遅い成分の活性化パラメータをそれぞれ示し、y_3は不活性化機構によるパラメータである。不活性化機構は活性化機構とは独立にはたらく。活性化パラメータのy_1, y_2はそれぞれ60%、40%の比率で寄与する。y_1, y_2, y_3のおのおのは2状態ゲーティングモデルとして下記の変化率で記述される。

$$\frac{dy}{dt} = \alpha(1.0 - y) - \beta y \qquad \text{Close(1-y)} \underset{\beta}{\overset{\alpha}{\rightleftarrows}} \text{Open(y)} \tag{5}$$

αは閉口→開口への反応速度定数(rate constant)、βは開口→閉口への反応速度定数(rate constant)であり、その値は膜電位のみに依存し下記のとおりである。

$$\alpha y_1 = \frac{1}{20.0 \exp(-V_m/11.5) + 5.0 \exp(-V_m/300)} \tag{6}$$

$$\beta y_1 = \frac{1}{160.0 \exp(V_m/28.0) + 200.0 \exp(V_m/1000)} + \frac{1}{2500 \exp(V_m/20)} \tag{7}$$

$$\alpha y_2 = \frac{1}{200 \exp(-V_m/13) + 20 \exp(-V_m/300)} \tag{8}$$

$$\beta y_2 = \frac{1}{1600 \exp(V_m/28.0) + 2000 \exp(V_m/1000)} + \frac{1}{10000 \exp(V_m/20)} \tag{9}$$

$$\alpha y_3 = \frac{1}{10 \exp(V_m/17) + 2.5 \exp(V_m/300)} \tag{10}$$

$$\beta y_3 = \frac{1}{0.35 \exp(-V_m/17) + 2.0 \exp(-V_m/150)} \tag{11}$$

IKs

■クラス名　　　org.simBio.bio.matsuoka_et_al_2003.current.potassium.IKs
■シミュレーション設定ファイル例　　IKs.xml
■生理学的名称　　遅延整流 K$^+$ 電流の遅い成分
■機能　　膜電位と細胞内 Ca^{2+} 濃度に依存して変化する遅延整流性 K$^+$ 電流の遅い成分である I$_{Ks}$ の電流値を計算する。
■解説　　この電流の逆転電位は通常の K$^+$ の平衡電位よりも正電位側にあり、また、この電流に関わるチャネルは K$^+$ だけでなく Na$^+$ も通す。この電流は K$^+$ と Na$^+$ の成分 (Constant Field 式) の和として表され (式(1))、透過性の比率を K : Na = 1 : 0.04 としている (式(2)、(3))。開閉機構に関しては、基本的に Matsuura ら[28] の解析から電位依存性の変数 (y_1 ゲート) を、また Tohse ら (1987) の解析から細胞内 Ca^{2+} 濃度依存性の変数 (y_2 ゲート) を加えている。y_1 は電位依存性の開確率、y_2 は細胞内 Ca^{2+} 濃度に依存する開確率である。実験結果と一致させるため y_1 を二乗にしている。大量のキレート剤 (EGTA) 使用下では Ca^{2+} 濃度と独立して 1 割程度の電流が流れるとしている (式(2)、(3))。

$$I_{Ks} = I_{Ks}K + I_{Ks}Na \tag{1}$$

$$I_{Ks}K = 5.04 \cdot CF_K \cdot y_1^2 \cdot (0.9 \cdot y_2 + 0.1) \tag{2}$$

$$I_{Ks}Na = 0.2016 \cdot CF_{Na} \cdot y_1^2 \cdot (0.9 \cdot y_2 + 0.1) \tag{3}$$

電位依存性の開確率 (y_1) の時間変化は以下の式で表すことができ、速度定数 α、β は膜電位 (V_m) に依存して変化する。

$$dy_1/dt = \alpha_{y1} \cdot (1 - y_1) + \beta_{y1} \cdot y_1$$

$$\alpha_{y1} = 1/(85 \cdot \exp(-V_m/10.5) + 370 \cdot \exp(-V_m/62))$$

$$\beta_{y1} = 1/(1450 \cdot \exp(V_m/20) + 260 \cdot \exp(V_m/100))$$

細胞内 Ca^{2+} 濃度依存性の開確率 (y_2) についても電位依存性の場合と以下の式で表すことができ、速度定数 α は膜電位 (V_m) に依存して変化する定数である。

$$dy_2/dt = \alpha_{y2} \cdot (1 - y_2) + \beta_{y2} \cdot y_2$$

$$\alpha_{y2} = 3.7 \cdot [Ca^{2+}]_i$$

$$\beta_{y2} = 0.004444$$

スローゲートの活性化に関しては、Wang[52] に記述されている。
以上の電位依存 (y_1) または細胞内 Ca^{2+} 濃度依存のチャネルの開確率 (y_2) をもとめられれば、それを (式(1)、(2)、(3)) に代入すれば I_{Ks} を求めることができる。実際に IKs で計算されているのはチャネルの開確率 ($= y_1^2 \cdot (0.9 \cdot y_2 + 0.1)$) で、電流量の計算は親クラスで行われている。

ILCCa

■クラス名　　　org.simBio.bio.matsuoka_et_al_2003.current.cf.ILCCa
■シミュレーション設定ファイル例　　　ILCCa.xml
■生理学的名称　　　背景電流のCa^{2+}濃度依存性成分／Calcium-activated non-selective cation channel
■機能　　　Constant field theory に基づきCa^{2+}濃度依存的な背景電流を計算する。
■解説　　　細胞内Ca^{2+}濃度の上昇で活性化される背景電流成分I_{LCCa}は実験的に単一チャネル記録で発見されたものである[5]。その逆転電位が0 mVで実験値に合うようにパラメータを調整し、また、論文に記載されているCa^{2+}濃度依存性を用いた。

$$I_{LCCa} = I_{LCCa}K + I_{LCCa}Na$$

$$I_{LCCa}K = \frac{P_{LCCa} \cdot \overline{f_K}}{1 + \left(0.0012/\left[Ca^{2+}\right]_i\right)^3}$$

$$I_{LCCa}Na = \frac{P_{LCCa} \cdot \overline{f_{Na}}}{1 + \left(0.0012/\left[Ca^{2+}\right]_i\right)^3}$$

透過係数P_{LCCa}は心室筋で0.11、洞房結節で0.44とした。

INa

■クラス名　　　org.simBio.bio.matsuoka_et_al_2003.current.cf.INa
■シミュレーション設定ファイル例　　　INa.xml
■生理学的名称　　　電位依存性ナトリウムチャネル
■機能　　　このチャネルは主にNa^+を透過するが、K^+に対してもわずかながら透過性を示す。チャネルのゲーティングは膜電位に依存する。
■解説　　　ナトリウム電流I_{Na} (pA)は、Na^+成分$I_{Na}Na$ (pA)とK^+成分$I_{Na}K$ (pA)からなる。

$$I_{Na} = I_{Na}Na + I_{Na}K \tag{1}$$

Na^+成分、K^+成分はそれぞれ式(2)、(3)で表される。

$$I_{Na}Na = P_{Na} \cdot CF_{Na} \cdot p(AP) \cdot y \tag{2}$$

$$I_{Na}K = 0.1 \cdot P_{Na} \cdot CF_K \cdot p(AP) \cdot y \tag{3}$$

P_{Na}は scale factor (pA/mM)、CF_{Na}・CF_KはNa^+、K^+電流成分についてのconstant field theoryによるイオン濃度と膜電位への依存性を表す。

p (AP)およびyは、それぞれ、4-state voltage gateにおける活性・開口状態(AP)およびultra slow inactivationにおける活性状態の状態確率である。4-state voltage gateおよびultra slow inactivationは互いに独立した過程であることから、p (AP)・yでナトリウムチャネルが開いている確率(開口確率)が求められる。

4-state voltage gateの状態遷移は図1で表される[43]。各状態はR (resting)、A (active)、P (primed)、I (inactive)を表す。

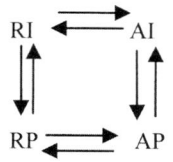

図1　4-state 状態遷移図

各状態の状態確率は以下の式より得られる。

$$dp(RP)/dt = k_{AP,RP} \cdot p(AP) - (k_{RP,AP} + k_{RP,RI})p(RP) + k_{RI,RP} \cdot p(RI) \tag{4}$$
$$dp(AP)/dt = k_{RP,AP} \cdot p(RP) - (k_{AP,RP} + k_{AP,AI})p(AP) + k_{AI,AP} \cdot p(AI) \tag{5}$$
$$dp(AI)/dt = k_{AP,AI} \cdot p(AP) - (k_{AI,AP} + k_{AI,RI})p(AI) + k_{RI,AI} \cdot p(RI) \tag{6}$$
$$p(RI) = 1 - p(RP) - p(AP) - p(AI) \tag{7}$$

各状態間の rate constant（状態遷移確率密度関数）は膜電位に依存し、実験結果などから式(8)-(13)と定式化される[29, 30, 31]。

$$k_{RP,AP} = 1/(0.127 \cdot \exp(-V_m/8) + 0.25 \cdot \exp(-V_m/50)) \tag{8}$$
$$k_{AP,RP} = 1/(26 \cdot \exp(V_m/17) + 0.02 \cdot \exp(V_m/800)) \tag{9}$$
$$k_{RI,AI} = 1/(0.0001027 \cdot \exp(-V_m/8) + 5 \cdot \exp(-V_m/400)) \tag{10}$$
$$k_{AI,RI} = 1/(1300 \cdot \exp(V_m/20) + 0.04 \cdot \exp(V_m/800)) \tag{11}$$
$$k_{AP,AI} = 1/(0.8 \cdot \exp(-V_m/400)) \tag{12}$$
$$k_{AI,AP} = 0.0000875 \tag{13}$$

式(14)、(15)は microscopic reversibility によるものであり、時計周り、反時計周りの rate constant の積が等しくなる事を表している。

$$k_{RP,RI} = 0.01/(1 + k_{AI,AP} \cdot k_{AP,RP} \cdot k_{RI,AI}/k_{AP,AI}/k_{RP,AP}/k_{AI,RI}) \tag{14}$$
$$k_{RI,RP} = 0.01 - k_{RP,RI} \tag{15}$$

ultra slow inactivation は 2 状態ゲートで表される。y は活性状態、$(1-y)$ は不活性状態である。活性状態の状態確率 y は以下の式で求められる。

$$dy/dt = \alpha_y(1-y) - \beta_y \cdot y \tag{16}$$

α_y および β_y は以下の式(17)、(18)より得られる。

$$\alpha_y = 1/(9000000000 \cdot \exp(V_m/5) + 8000 \cdot \exp(V_m/100)) \tag{17}$$
$$\beta_y = 1/(0.014 \cdot \exp(-V_m/5) + 4000 \cdot \exp(-V_m/100)) \tag{18}$$

INaCa

■**クラス名**　　org.simBio.bio.matsuoka_et_al_2003.current.carrier.INaCa
■**シミュレーション設定ファイル例**　　INaCa.xml
■**生理学的名称**　　Na/Ca 交換機転
■**機能**　　Na$^+$濃度勾配を駆動力として Ca^{2+}を細胞外に排出する。
■**解説**　　最も簡単なモデルは、イオンの結合は早く、イオンの結合した後交換体分子が構造変化をし、イオンを反対側へ移動するステップが律速段階であると仮定する。さらに、Na$^+$を運ぶステップが起電性であると仮定する。6 状態モデルで、イオン結合部位が細胞内側に向かっている状態をE_1、外側に向かっている状態

をE_2としている。

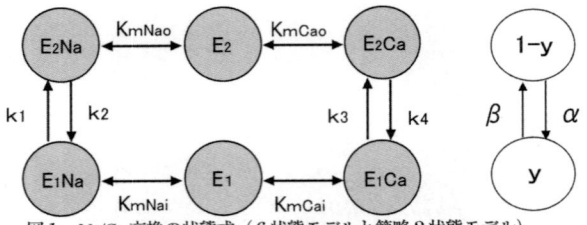

図1　Na/Ca交換の状態式（6状態モデルと簡略2状態モデル）

それぞれのステップの平衡定数は実験に基づき、以下の値が用いられている。

$K_{mNao}=87.5$

$K_{mCao}=1.38$

$K_{mNai}=8.75$

$K_{mCai}=0.00138$　(mM)

○存在確率

$$p(E_1Na) = \frac{1}{1 + (K_{mNai}/[Na]_i)^3 (1 + [Ca]_i/K_{mCai})}$$

$$p(E_2Na) = \frac{1}{1 + (K_{mNao}/[Na]_o)^3 (1 + [Ca]_o/K_{mCao})}$$

$$p(E_1Ca) = \frac{1}{1 + (K_{mCai}/[Ca]_i)^3 (1 + [Na]_i/K_{mNai})}$$

$$p(E_2Ca) = \frac{1}{1 + (K_{mCao}/[Ca]_o)^3 (1 + [Na]_o/K_{mNao})}$$

○速度定数

$$k_1 = \exp\frac{0.32 F \cdot V_m}{R \cdot T}$$

$$k_2 = \exp\frac{(0.32-1) F \cdot V_m}{R \cdot T}$$

$$k_3 = 1$$

$$k_4 = 1$$

○2状態モデル

$$I_{NaCa} = 6.81 C_m (k_1 \cdot p(E_1Na) y - k_2 \cdot p(E_2Na)(1-y))$$

$$\alpha_y = k_2 \cdot p(E_2Na) + k_4 \cdot p(E_2Ca)$$

$$\beta_y = k_1 \cdot p(E_1Na) + k_3 \cdot p(E_1Ca)$$

INaK

■**クラス名**　　org.simBio.bio.matsuoka_et_al_2003.current.carrier.INaK

■**シミュレーション設定ファイル例**　　INaK.xml

■**生理学的名称**　　Na/K ポンプ電流
■**機能**　　ATP の加水分解により生成される化学エネルギーを駆動力として、3 個の細胞内 Na+ と 2 個の細胞外 K+ を交換する。
■**解説**

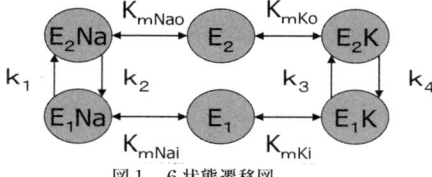

図1　6状態遷移図

Na/Kポンプには、イオン結合部位が細胞内に向いているE_1状態と、細胞外に向いているE_2状態の2種類の状態がある。また、E_1、E_2の各状態についてそれぞれ、Na+（及びATP）を結合した状態（E_1Na, E_2Na）、K+を結合した状態（E_1K, E_2K）、および、何も結合しない状態（E_1, E_2）が存在する。これらの状態遷移を図1の6状態式で表す。ここで、K_{mNao}、K_{mKo}、K_{mNai}、K_{nKi}は細胞外Na+、K+、細胞内Na+、K+とイオン結合部位との間の解離定数であり、次の値を用いる[27]。

K_{mNao}=69.8、　　K_{mKo}=0.258、　　K_{mNai}=4.05、　　K_{nKi}=32.88（mM）

E_1状態とE_2状態の間の速度定数k_1、k_2、k_3、k_4については、以下の式を用いる。ここで式(1)はNa/KポンプのATP依存性を表す。[ATP]$_i$ は細胞内におけるATP濃度である。

$$k_1 = 0.37 \cdot (1/(1+0.094/[ATP]_i)) \tag{1}$$
$$k_2 = 0.04 \tag{2}$$
$$k_3 = 0.01 \tag{3}$$
$$k_4 = 0.165 \tag{4}$$

ここで、イオン結合速度は、担体分子の立体構造変化（k_1〜k_4）に比較して十分速いとすれば、E_1あるいはE_2に対してNaの結合とKの結合は拮抗的で、それぞれ細胞内外での結合定数が与えられればよく、先ほどの解離定数を用いると、E_1全体の中でE_1NaとE_1Kの占める割合は、それぞれ、

$$p(E_1Na) = \frac{1}{1 + (K_{mNai}/[Na]_i)^{1.06}\{1 + ([K]_i/K_{mKi})^{1.12}\}} \tag{5}$$

$$p(E_1K) = \frac{1}{1 + (K_{mKi}/[K]_i)^{1.12}\{1 + ([Na]_i/K_{mNai})^{1.06}\}} \tag{6}$$

で与えられる。ここでヒル定数に匹敵する指数はNaの結合に対して3、あるいはKの結合について2でなく、実際の細胞で得られた値を用いている。同様にE_2全体の中でE_2NaとE_2Kの占める割合は、それぞれ、

$$p(E_2Na) = \frac{1}{1 + (K_{mKi}/[Na]_{eff})^{1.06}\{1 + ([K]_o/K_{mKo})^{1.12}\}} \tag{7}$$

$$p(E_2K) = \frac{1}{1 + (K_{mKo}/[K]_o)^{1.12}\{1 + ([Na]_{eff}/K_{mNao})^{1.06}\}} \tag{8}$$

である。Gadsby ら[8]は E_2 状態で、Na イオンの結合部位は完全に細胞外液に面しているのでなく、細胞外液に向かってあたかもイオンチャネルのようなポア構造があって、いわばその井戸構造（access channel）の底の部分に Na 結合部位があると予測している。井戸構造は細胞膜電位の影響を受けるので、Na の結合部位での Na イオン実効濃度 $[Na]_{eff}$ は細胞外液のそれとは異なる。

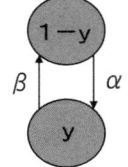

$$[Na]_{eff} = [Na]_o \cdot \exp(-0.82 F \cdot V_m/R/T) \tag{9}$$

図2　2状態遷移図

この式で、0.82 は膜の一定電位勾配の中でのいわば井戸の相対的な深さを表している。以上の仮定が正しければ、6 状態モデルは図 2 のような 2 状態モデルまで簡略化できる。y は E_1 の全体を、$(1-y)$ は E_2 の全体を示す。2 状態モデルでの速度定数を α と β とすれば、それぞれ、

$$\alpha = k_2 \cdot p(E_2Na) + k_4 \cdot p(E_2K) \tag{10}$$
$$\beta = k_1 \cdot p(E_1Na) + k_3 \cdot p(E_1K) \tag{11}$$

Na/KポンプにおけるATPの結合によって消費されるATPの濃度変化は式(8)のように計算されている。

$$dATP/dt = -total/V_i/F \tag{12}$$

ここで、$total$ はNa/Kポンプ電流を表す。Na/Kポンプ電流を表すには、Naを結合した状態が電荷を運ぶのか、Kを結合した状態が電荷を運ぶのか決定する必要がある。Gadsbyら[32, 7]は前者が電荷を運ぶと結論している。そこで、ポンプ電流は、次のように表すことができる。

$$total = amplitude \cdot C_m \cdot \{k_1 \cdot p(E_1Na) \cdot y - k_2 \cdot p(E_2Na) \cdot (1-y)\} \tag{13}$$

$amplitude \cdot C_m$ は電流密度で、このモデルでは、次のような値を用いている。

$$\begin{cases} amplitude = 21 \quad (pA/pF) \\ C_m = 132 \quad (pF) \end{cases}$$

C_m は全膜容量であり、膜表面積に比例するパラメータである。
Na/Kポンプの交換比は3Na$^+$:2K$^+$:1ATPである。

IRyR

■**クラス名**　　org.simBio.bio.matsuoka_et_al_2003.current.channel.IRyR
■**シミュレーション設定ファイル例**　　IRyR.xml
■**生理学的名称**　　ライアノジン受容体(RyR)チャネル電流
■**機能**　　SR 内のカルシウムを細胞質内に放出する。
■**解説**　　KyotoモデルRyRチャネルはHilgemannらの3 stateモデル[12]を少し改良して用いている。

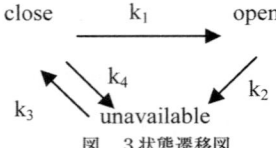

```
       k₁
close ────→ open
  ↑  k₄      │ k₂
k₃│  ↓       │
  unavailable←┘
```
図　3状態遷移図

Ca^{2+}によって誘導されるRyRチャネルの活性化はL型Ca^{2+}チャネルを通過するCa^{2+}フラックスと細胞質のCa^{2+}濃度の両方に依存していて、活性化の速度定数(k_1)はシングルチャネル電流(i_{CaL})、チャネルの開確率 p($open_{CaL}$)や細胞質Ca^{2+}濃度 ($[Ca^{2+}]_i$) によって(1)のように計算している。

$$k_1 = 280000 \cdot [Ca^{2+}]_i^2 - 150 \cdot i_{CaL} \cdot p(open_{CaL}) \tag{1}$$

チャネルはCa^{2+}によって不活性化されるが、Ca^{2+}結合部位がRyRチャネルの開口部に存在し、チャネルを介するCa^{2+}フラックスは十分大きく、放出されたCa^{2+}の拡散が制限されているとすると、結合部位のCa^{2+}濃度はSR内のCa^{2+}濃度に比例すると仮定できる。そこで、不活性化の速度定数(k_2)は、SRから放出されるサイトのCa^{2+}濃度 ($[Ca^{2+}]_{rel}$) の関数で(2)のように計算している。

$$k_2 = \frac{0.08}{(1 + 0.36/[Ca^{2+}]_{rel})} \tag{2}$$

Isenbergら[14]の細胞内Ca^{2+}濃度測定実験によると、SRのCa^{2+}濃度増加に伴ってCa^{2+}放出が促進される。この性質を表すためにUnavailable→Close State の状態遷移がSR内のCa^{2+}濃度の関数であると仮定し、速度定数(k_3)は$[Ca^{2+}]_{rel}$の関数で(3)のように計算している。

$$k_3 = 0.000377 \cdot [Ca^{2+}]_{rel}^2 \qquad (3)$$

Close→Unavailable State の状態遷移の速度定数(k_4)は平衡状態が成立するように調節した値である。

$$k_4 = 0.000849$$

以上の速度定数より、各状態の存在確率は(5)のように表される。 (4)

$$\frac{d(p(open))}{dt} = k_1 \cdot p(close) - k_2 \cdot p(open)$$

$$\frac{d(p(close))}{dt} = k_3 \cdot p(unavailable) - (k_1 + k_4) \cdot p(close) \qquad (5)$$

$$p(unavailable) = 1 - p(open) - p(close)$$

SRから細胞質への電流 I_{RyR}をSR−細胞質間のCa^{2+}濃度勾配とRyRチャネルの開確率 $p\ (open_{RyR})$ で計算した。P_{RyR}はモデル調整のための定数である。

$$I_{RyR} = P_{RyR} \cdot ([Ca^{2+}]_{rel} - [Ca^{2+}]_i) \cdot p(open)$$

$$P_{RyR} = \begin{array}{ll} 62000 & \text{for ventricular cell} \\ 62000 \cdot \ SA\ node\ factor & \text{for SA node cell} \end{array}$$

IsometricContraction

- **■クラス名**　　　org.simBio.bio.matsuoka_et_al_2003.molecule.enzyme.IsometricContraction
- **■シミュレーション設定ファイル例**　　IsometricContraction.xml
- **■生理学的名称**　　等尺性収縮
- **■機能**　　筋長が変化しない状態での発生張力を計算する
- **■解説**　　等尺性な筋収縮における発生張力(*F*)はクロスブリッジによる収縮力(*ForceCB*)と並列弾性要素(*ForceEcomp*)によって以下の式で決定される(NegroniとLascano[30], Eq. (3)):

$$F = ForceCB + ForceEcomp$$

IsotonicContraction

- **■クラス名**　　　org.simBio.bio.matsuoka_et_al_2003.molecule.enzyme.IsotonicContraction
- **■シミュレーション設定ファイル例**　　IsotonicContraction.xml
- **■生理学的名称**　　等張性筋収縮
- **■機能**　　張力が一定のときの筋節長の計算
- **■解説**　　等張性な収縮の場合は外力(*load*、*forceExt*)、クロスブリッジによる収縮力(*ForceCB*)と並列弾性要素の関連が次のように考慮されている：

$$forceExt = ForceCB - ForceEcomp$$

(*ForceEcomp* 変数は CrossBridgeNL で定義されている)。
Lの値は上の式が釣り合う長さとして計算されますが、方程式の非線形のため、本モデルでは次の近似法が実装されています：
1. *ProductA = forceExt+ForceEcomp-ForceCB* の計算
2. *ProductA*の値が負の場合、正の増分(＝resolution value)を使い結果の根は右から近似されます。正の場合、負の増分が使われます。
3. Lの値は*ProductA*が$0±0.5 \cdot 10^{-5}$に近似されるまで反復計算されます。毎回、hが増分され、次にLが決定される。次のループで必要な*ForceEcomp*と*ForceCB*が計算され、最後に*ProductA*が計算される。

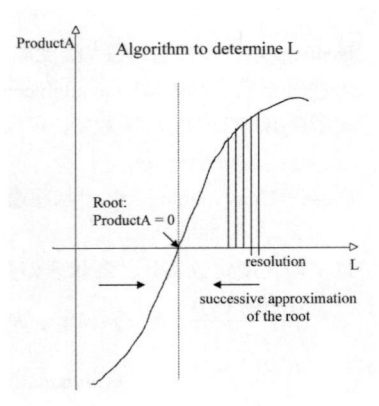

Ito

■クラス名　　　org.simBio.bio.matsuoka_et_al_2003.current.cf.Ito
■シミュレーション設定ファイル例　　Ito.xml
■生理学的名称　　一過性外向き電流
■機能　この電流は心室細胞のみ存在し、単一の電流成分でなく、K^+、Cl^-等の数種の電流成分の総和である。
■解説　この電流は心室細胞のみ存在し、単一の電流成分でなく、数種の電流成分の総和である。これまで4-APでブロックされ、主にK^+で運ばれる成分と、Ca^{2+}で活性化するCl^-電流が知られている。しかし、いずれもモルモット心臓では顕著でないので、今回のモデルでは、ほとんど流れないように設定した。電流の記載はLuoとRudy[23]のものを採用している。K^+の透過係数については 0.033 pA/mM、Na^+の透過係数についてはK^+の0.09倍(0.00297 pA/mM)とした。活性化ゲートをy_1、不活性化ゲートをy_2とし、ゲートが閉じた状態$(1 - y_i)$から開いた状態y_iへの速度定数をα_{yi}、開いた状態から閉じた状態への速度定数をβ_{yi}とした($i = 1, 2$)。

$$I_{to} = I_{toK} + I_{toNa} \tag{1}$$
$$I_{toK} = 0.033 \cdot CF_K \cdot y_1^3 \cdot y_2 \tag{2}$$
$$I_{toNa} = 0.00297 \cdot CF_{Na} \cdot y_1^3 \cdot y_2 \tag{3}$$
$$\alpha_{y_1} = \frac{1}{11e^{-V_m/28} + 0.2e^{-V_m/400}}, \quad \beta_{y_1} = \frac{1}{4.4e^{V_m/16} + 0.2e^{V_m/500}} \tag{4}$$
$$\alpha_{y_2} = \frac{0.0038e^{-(V_m+13.5)/11.3}}{1 + 0.051335e^{-(V_m+13.5)/11.3}}, \quad \beta_{y_2} = \frac{0.0038e^{(V_m+13.5)/11.3}}{1 + 0.067083e^{(V_m+13.5)/11.3}} \tag{5}$$

モルモットではこの電流は極めて小さいようである。ラットなどI_{to}が顕著な動物のシミュレーションでは、電流の記載を変更する必要があるかも知れない。

KoDependency

- ■**クラス名**　　org.simBio.bio.matsuoka_et_al_2003.function.KoDependency
- ■**シミュレーション設定ファイル例**　　KoDependency.xml
- ■**生理学的名称**　　チャネルの外液 K^+ 濃度依存性
- ■**機能**　　チャネルの外液 K^+ 濃度依存性を計算する。
- ■**解説**　　いくつかの K^+ チャネル電流(I_{K1}、I_{Kr}、I_{KATP}、I_{Kpl})には、外液中 K^+ 濃度依存性が確認されている(式(1))。

$$Factor = Amplitude \cdot C_m \cdot \left(\frac{[K]_o}{constant} \right)^n \tag{1}$$

Amplitude、C_m、*constant*、n はチャネルの種類によって異なる。ここで計算された *Factor* を、チャネルの透過係数として用いる。

ReversalPotential

- ■**クラス名**　　org.simBio.bio.matsuoka_et_al_2003.function.ReversalPotential
- ■**シミュレーション設定ファイル例**　　ReversalPotential.xml
- ■**生理学的名称**　　逆転電位
- ■**機能**　　特定のイオンの逆転電位を計算する
- ■**解説**　　溶液中で距離 dx 離れた2点間に濃度差 dC_i が存在するとき、イオンのような荷電分子のフラックス(流束、J_i)はネルンスト-プランクの式で表される(式(1))。

$$J_i = -u_i \cdot C_i \cdot \left(RT \frac{d \ln C_i}{dx} + z_i F \frac{d\psi}{dx} \right) \tag{1}$$

水溶液中で電荷をもつイオンの濃度勾配が存在すれば、それによるイオン拡散は電位差を作りだす。あるイオン種のみが濃度勾配に従って一方向へ拡散しはじめるや否や、溶液内で微視的に電荷の分離が生ずるので電位差が発生する。この電位差は濃度勾配とは反対方向へそのイオンを移動させようとする。そしてこの二つの力がつり合うところで平衡に達し、正味のイオンフラックスはゼロとなる。それゆえ、ネルンスト-プランクの式(式(1))より式(2)が得られる。

$$\frac{d\psi}{dx} = -\frac{RT}{z_i F} \cdot \frac{d \ln C_i}{dx} \tag{2}$$

同じイオンを異なる濃度含む溶液1(細胞外に相当)と溶液2(細胞内に相当)が、このイオンのみを通しうる境界相で接するとき、この濃度差とつり合う電位差(E_i)は、式(2)を積分して得られる(式(3))。

$$E_i = \Delta \psi = \psi_2 - \psi_1 = \frac{RT}{z_i F} \ln \frac{C_1}{C_2} \tag{3}$$

この電位(E_i)は平衡電位あるいはネルンストの電位と呼ばれ、式(3)はネルンストの式と呼ばれる。
膜電位固定実験では、V_m をステップ状に変え、その際記録される電流 I を記録し、V_m(横軸)と I(縦軸)の関係を電流・電圧関係としてプロットする。電流・電圧曲線が横軸と交わる点が実験的に求まる逆転電位で

ある。ここで、逆転電位の値と式(3)から計算して求めた E_i の値が一致すれば、そのイオンチャネルはイオン i に選択的であると結論される。

TroponinNL

■クラス名　　org.simBio.bio.matsuoka_et_al_2003.buffer.Ca.TroponinNL
　　　　　　　org.simBio.bio.matuoka_et_al_2003.buffer.Ca.TroponinNL_RK
■シミュレーション設定ファイル例　　TroponinNL.xml／TroponinNL_RK.xml
■生理学的名称　　トロポニンの4状態モデルおよびATP消費
■機能　　状態変数 (T、TCa、TCa*、T*)の遷移速度の計算、[Ca^{2+}]と[ATP]の結合・消費速度の計算。
■解説

1. Ca^{2+} キネティックス

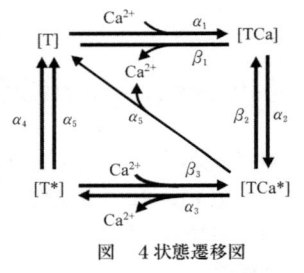

Ca^{2+}はトロポニンCに結合し、トロポニンCのATPase抑制効果を制御する役割を担う。Ca^{2+}とトロポニンCの結合は、図に示した4状態モデルで表現され、それぞれの状態は、トロポニンにCa^{2+}と結合していない状態(T)、Ca^{2+}が結合した状態(TCa)、Ca^{2+}が結合した上に更にクロスブリッジが形成された状態(TCa*)、最後にクロスブリッジが形成されたままCa^{2+}が解離した状態 (T*)を意味する。Ca^{2+} キネティックスは以下で示す Negroni と Lascano (1996) の式を用いた。ここで、TCa、TCa*、T*の濃度は正規化した濃度比率で表現され、Ca^{2+}濃度は mM で表現されている。
(NegroniとLascano[33]はTCa、TCa*、T*も濃度で表現している。)

図　4状態遷移図

TとCa^{2+}の結合速度は次の式で計算される。

$$Q_1 = \alpha_1 \cdot [Ca^{2+}] \cdot free - \beta_1 \cdot TCa$$

Ca^{2+}と結合していないトロポニン濃度比率は以下の式で計算される。

$$free = 1 - TCa - TCa* - T*$$

ここで、free 変数はBufferクラス(org.simBio.bio.matsuoka_et_al_2003.molecule.buffer.Buffer)で定義されている。また、TCa* への変化速度は

$$Q_2 = \alpha_2 \cdot TCa_{eff} - \beta_2 \cdot TCa*$$

となり、実結合率 TCa_{eff} は"CrossBridgeNL"で計算される。クロスブリッジから解離するCa^{2+}の速度(T*への変化速度)は以下の式で計算される。

$$Q_3 = \alpha_3 \cdot TCa* - \beta_3 \cdot T* \cdot [Ca^{2+}]$$

更に、安定したL状態でのクロスブリッジの解離率(Q_d)や筋節長が変わる状態でのクロスブリッジの解離率(Q_{d1})は合わせて以下の式で計算される。

$$Q_4 = \alpha_4 \cdot T* + \alpha_5 \cdot (dX/dt)^2 \cdot T*$$

ここで、$(dX/dt)^2$ は"CrossBridgeNL"で計算される。筋節長の急激な変化の場合に生じるTCa*からのクロスブリッジの解離率は以下の式で計算される。

$$Q_5 = \alpha_5 \cdot (dX/dt)^2 \cdot TCa*$$

よって、TCa、$TCa*$、$T*$の変化率および$[Ca^{2+}]$の変化速度は以下の式で計算される。

$$dTCa/dt = Q_1 - Q_2$$
$$dTCa*/dt = Q_2 - Q_3 - Q_5$$
$$dT*/dt = Q_3 - Q_4$$
$$d[Ca^{2+}]/dt = total \cdot (-Q_1 + Q_3 + Q_5)$$

total 変数は Buffer クラスでは total Ca buffer (mM) として定義されている値である。Runge-Kutta 法で計算している場合(TroponinNL_RK.クラス)の Ca^{2+}変化速度の計算は、以下の式で表される。

$$d(CaTotal)/dt = total \cdot (-Q_1 + Q_3 + Q_5)$$

２．ATP 消費

興奮収縮連関の筋収縮における ATP 消費速度はミオシンによるATP 消費速度だけを考慮し、以下の式で見積もった(Matsuoka ら [27]; table 3, equation 10)。

$$d[ATP]/dt = 0.4 \cdot TCa* \cdot total$$

VoltageClamp

- ■**クラス名**　　　org.simBio.bio.matsuoka_et_al_2003.current.pipette.VoltageClamp
- ■**シミュレーション設定ファイル例**　　　VoltageClamp.xml
- ■**生理学的名称**　　　電圧固定
- ■**機能**　　　電圧を固定する。
- ■**解説**　　　パッチクランプ実験による電圧固定を再現するために、モデル内で一定の電圧に固定する操作を行っている。図 1 に示すように、ピペットと細胞が繋がっており、電流がピペット内の電極から細胞膜全体を介して細胞外液の電極へと流れる。電極間に一定の電圧をかけた場合に、細胞膜を介して流れる電流を記録する。

(1) 電圧固定を行う時間の取り扱い

　onset：次に刺激を開始する時間

　offset：次に刺激を停止する時間

電極間の固定電圧(*apply*)はholding Potentialの値を保持しているが、時間tがonsetを上回った時点でtest Potential に変更される。その後tがoffsetを上回ると、元のholding Potentialの値に戻される。各々の操作の際に、onsetとoffsetはそれぞれintervalが加算されて新たな値に更新される。

(2) 電圧刺激による電流変化

外部電流(*total*)と膜電位(*Vm*)変化速度との関係は膜電流(*current*)、膜容量(*Cm*)を使って式(1)で表すことができる。

$$\frac{dV_m}{dt} = -(current + total)/C_m \tag{1}$$

よって膜電位をテスト電圧(*apply*)にシフトさせるために必要な外部電流は式(2)で計算できる。

$$total = -current - \frac{C_m \cdot (apply - V_m)}{dt} \tag{2}$$

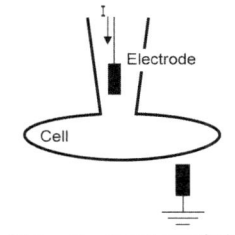

図1　パッチクランプ実験 (whole cell recording)模式図

$$cK = total \tag{3}$$

発生した電流はすべてK⁺が運ぶと仮定されているため(3)式のようになり、cK（K⁺電流）はイオン流に換算されて細胞内外のK⁺濃度変化の計算に用いられる。また、(2)式の dt は、本来 time step（積分計算の時間幅）の値を用いるべきだが、膜電位の急激な変化による計算の破綻を防ぐため、その4倍の値である $delta$ を用いている。また、time stepが0.001msecより小さい場合、同様の理由で $delta = 0.001$ と見なしている(4)。

$$total = -current - \frac{C_m \cdot (apply - V_m)}{delta}$$
$$delta = \begin{cases} 4 \cdot dt, & \text{if } (0.001 < dt) \\ 0.001, & \text{Otherwise} \end{cases} \tag{4}$$

II. Matsuoka_et_al_2004

Acidity

■クラス名　　　org.simBio.bio.matsuoka_et_al_2004.function.Acidity
■シミュレーション設定ファイル例　　Acidity.xml
■生理学的名称　　pH
■機能　　プロトン濃度(mM)から溶液のpHを計算する。
■解説　　式(1)に従って、溶液中のプロトン濃度[H⁺]からpHを計算する。Kyotoモデルでは、プロトン濃度は単位がmMで表されているため、pHの計算の際に1/1000倍する必要がある。Aはプロトン活性を表し、通常は1.0である。

$$pH = -\log\left(A \cdot \frac{[H^+]}{1000}\right) \tag{1}$$

AK

■クラス名　　　org.simBio.bio.matsuoka_et_al_2004.molecule.enzyme.AK
■シミュレーション設定ファイル例　　AK.xml
■生物学的名称　　アデニル酸キナーゼ触媒反応
■機能　　アデニル酸キナーゼ触媒反応の反応速度および、ADP、ATP濃度変化を計算する。
■解説　　ADP、AMP、ATPは相互変換可能である。アデニル酸キナーゼはこの反応を触媒する。

$$ADP_{free,cell} + ADP_{Mg,cell} \underset{kbAK}{\overset{kfAK}{\rightleftarrows}} ATP_{Mg,cell} + AMP_{cell} \tag{1}$$

この反応の反応速度は式(2)で表される。

$$vAK = kfAK \cdot [ADP_{free}]_{cell} \cdot [ADP_{Mg}]_{cell} - kbAK \cdot [ATP_{Mg}]_{cell} \cdot [AMP]_{cell} \tag{2}$$

ADP、ATPはMg²⁺と複合体をつくるため、その総量はfree-体とMg²⁺複合体の和で表される(3)。

$$[ADP_{total}]_{cell} = [ADP_{free}]_{cell} + [ADP_{Mg}]_{cell}$$
$$[ATP_{total}]_{cell} = [ATP_{free}]_{cell} + [ATP_{Mg}]_{cell} \tag{3}$$

よってアデニル酸キナーゼ触媒反応における、ADP_{total}、ATP_{toal}の濃度変化は式(4)で計算できる。

$$\frac{d[ADP_{total}]_{cell}}{dt} = \frac{d[ADP_{free}]_{cell}}{dt} + \frac{d[ADP_{Mg}]_{cell}}{dt} = -2 \cdot vAK$$
$$\frac{d[ATP_{total}]_{cell}}{dt} = \frac{d[ATP_{Mg}]_{cell}}{dt} = vAK \tag{4}$$

反応速度定数は文献値[50]から計算した値 $kfAK$ = 0.783 (/ms)、$kbAK$ = 0.683 (/ms)を使った。

ANT

- **■クラス名**　　　org.simBio.bio.matsuoka_et_al_2004.molecule.Transporter.ANT
- **■シミュレーション設定ファイル例**　　　ANT.xml
- **■生理学的名称**　　　ADP/ATP carrier／ADP/ATP translocase／Solute Carrier Family 25, Member 4 (SLC25A4)
- **■機能**　　　ミトコンドリア内 ATP と細胞質内 ADP、H^+ とを交換輸送する。
- **■解説**　　　ADP/ATP translocase(ANT)はミトコンドリア内膜に発現し、ミトコンドリア内 ATP と細胞質内 ADP との交換輸送を媒介するトランスポータである。この輸送は F1-F0-ATPase によるミトコンドリア内での ATP 産生と連動しており、ミトコンドリア内に取り込まれた ADP は電気化学勾配を利用してリン酸化される。

KyotoモデルではKorzeniewskiとZoladz[19]モデルをそのまま採用した。

$$vANT = 15 \cdot kEX \cdot (ATP_{ratio, cell} - ATP_{ratio, mito}) \cdot ADPfactor \tag{1}$$

ここで、

$$ATP_{ratio, cell} = \frac{[ADP_{free}]_{cell}}{[ADP_{free}]_{cell} + [ADP_{free}]_{cell} \cdot 10^{-\Psi_{cell}/Z}} \tag{2}$$

$$ATP_{ratio, mito} = \frac{[ADP_{free}]_{mito}}{[ADP_{free}]_{mito} + [ADP_{free}]_{mito} \cdot 10^{-\Psi_{mito}/Z}} \tag{3}$$

$$ADPfactor = \frac{1}{1 + \frac{Km_{ADP}}{[ADP_{free}]_{cell}}} \tag{4}$$

であり、kEX は Korzeniewski と Zoladz[19] の 54,572 (μM/min) を換算した値、9.09533E-4 (mM/msec) を用いた。同様に、Km_{ADP} は Korzeniewski と Zoladz[19] の値を採用し、0.0035 (mM) とした。
ミトコンドリア内の濃度変化を計算する場合、ミトコンドリアと細胞質の容積比(Rcm)を考慮する必要があるので注意する。つまり、ミトコンドリア内の濃度変化は細胞質内の濃度変化にRcm値をかけることで算出する。細胞質およびミトコンドリアにおけるATP、ADP、H^+濃度変化は式(5)の微分方程式で計算される。ただし、ミトコンドリアのADP濃度は別の計算から求め、細胞質のH^+濃度は固定値であるため、ここではその濃度変化を計算しない。

$$\begin{aligned}\frac{d[ADP_{total}]_{cell}}{dt} &= -vANT \\ \frac{d[ATP_{total}]_{cell}}{dt} &= vANT \\ \frac{d[ATP_{total}]_{mito}}{dt} &= -vANT \cdot Rcm \\ \frac{d[H^+]_{mito}}{dt} &= u \cdot vANT \cdot Rcm / r_{buffer, mito}\end{aligned} \tag{5}$$

ここで、$r_{buffer, mito}$ はミトコンドリアマトリックスにおけるプロトンバッファの強さを表す変数である(Hbuffering 参照)。また、膜電位/プロトン駆動力($\Delta\Psi/\Delta p$)を意味する u 値は 0.861 とした。

ATPsynthase

■**クラス名**　　org.simBio.bio.matsuoka_et_al_2004.molecule.RespiratoryChain.ATPsynthase
■**シミュレーション設定ファイル例**　　ATPsynthase.xml
■**生理学的名称**　　Mitochondrial F1/F0 ATPase／F1/F0 ATP 合成酵素／
　　　　　　　　Synonym; ATP synthase, H$^+$-ATPase, H$^+$-transporting, Mitochondrial F1 complex
■**機能**　　酸化的リン酸化によってミトコンドリア内膜に生じたプロトン駆動力を使って、ミトコンドリアマトリックス中のADPと無機リン酸(Pi)からATPを合成する。
■**解説**　　ミトコンドリア内膜に存在するF1/F0-ATPaseはF1、F0、F1 inhibitor、オリゴマイシン感受性付与タンパク質(OSCP)などの構成要素からなるタンパク質複合体である。ATP加水分解を触媒する可溶性タンパク質F1は質量378kDaのタンパク質で、5種類のサブユニットからなり、α3β3γδεで表される。可溶化したF1が示すATPase活性は、正規の作用の逆反応である。また、ミトコンドリア内膜に局在する疎水性タンパク質F0はプロトンチャネルであり、4種類のサブユニットからなる。F1とF0を繋ぐ柄の部分には主に機能調整の役割を果たすタンパク質を含む。その一つであるOSCPはオリゴマイシン感受性に関係し、オリゴマイシンはOSCPに結合し、プロトン勾配によるプロトン透過を妨げてATP合成を阻害する抗生物質である。
F1タンパク質はADPとPiからATPを合成する以下の反応を触媒する。

$$ADP^{3-} + Pi^{2-} + H^+ \Leftrightarrow ATP^{4-} + H_2O$$

実際の基質はADPとATPのMg^{2+}複合体である。F0を通ってくるプロトンはATP合成ではなく、F1/F0-ATPaseからATPを触媒部位から脱離させる役割を担う。
KorzeniewskiとZoladzモデル[19]ではプロトン駆動力(Δp)とリン酸化における内部エネルギー(ΔG_p)からギブスの自由エネルギー(ΔG_{SN})を計算することで、F1/F0-ATPaseの反応速度を計算している。まず、リン酸化における内部エネルギーΔG_pはミトコンドリア内における[ATP]、[ADP]、[Pi]、ΔG_{p0} = 31.9 (J/mmol)を用いて、式(1)として表される。

$$\Delta G_P = \frac{\Delta G_{P0}}{F} + Z \cdot \log\left(1000 \cdot \frac{[ATP_{total}]_{mito}}{[ADP_{total}]_{mito} \cdot [Pi]_{mito}}\right) \quad (1)$$

次に、F1/F0-ATPaseの触媒する反応におけるギブスの自由エネルギーΔG_{SN}はプロトン駆動力Δp、プロトンのストイキオメトリーn_A = 2.5、式(1)で求めたΔG_pを用いて、式(2)として表される。

$$\Delta G_{SN} = n_A \cdot \Delta p - \Delta G_P \quad (2)$$

最後にΔG_{SN}を用いて、F1/F0-ATPaseの触媒するATP合成速度は式(3)として表される。Kyotoモデルでは速度定数k_{SN}の値をKorzeniewskiとZoladz[19]の34,316 (μM/min)を換算し、0.00057193 (mM/msec)としている。

$$v_{SN} = k_{SN} \frac{\gamma - 1}{\gamma + 1} \quad \text{where;} \quad \gamma = 10^{\Delta G_{SN}/Z} \quad (3)$$

ここで求めたF1/F0-ATPaseの反応速度は基質の反応速度を意味する。基質濃度変化およびプロトンの輸送速度はF1/F0-ATPaseのストイキオメトリーn_Aを用いて、式(4)の微分方程式で計算される。ここで、$r_{buffer,mito}$はミトコンドリアマトリックスにおけるプロトンバッファの強さを表す変数である (Hbuffering 参照)。

$$\frac{d[ATP_{total}]_{mito}}{dt} = v_{SN} \cdot Rcm$$

$$\frac{d[Pi]_{mito}}{dt} = -v_{SN} \cdot Rcm \quad (4)$$

$$\frac{d[H^+]_{mito}}{dt} = n_A \cdot v_{SN} \cdot Rcm / r_{buffer,mito}$$

CK

- **■クラス名**　　org.simBio.bio.matsuoka_et_al_2004.molecule.enzyme.CK
- **■シミュレーション設定ファイル例**　　CK.xml
- **■生物学的名称**　　クレアチンキナーゼ(creatine kinase)触媒反応
- **■機能**　　クレアチンキナーゼ触媒反応の反応速度および、クレアチンリン酸、ADP、ATPの濃度変化を計算する。
- **■解説**　　心筋細胞は、転移能の高いリン酸基をクレアチンリン酸のかたちでもっている。クレアチンリン酸は、自分のもつリン酸基をたやすくATPに転移することができる。クレアチンキナーゼはこの反応を触媒する。

$$Phosphocreatine + ADP_{total,cell} + H^+ \underset{kbCK}{\overset{kfCK}{\rightleftarrows}} ATP_{total,cell} + Creatine \quad (1)$$

この反応の反応速度は式(2)で表される。

$$\begin{aligned} vCK &= kfCK \cdot [Phosphocreatine] \cdot [ADP_{total}]_{cell} \cdot [H^+]_{cell} \\ &\quad - kbCK \cdot [ATP_{total}]_{cell} \cdot [Creatine] \end{aligned} \quad (2)$$

よってクレアチンリン酸、ADP_{total}、ATP_{toal}の濃度変化は式(3)で計算できる。

$$\begin{aligned} \frac{d[Phosphocreatine]}{dt} &= -vCK \\ \frac{d[ADP_{total}]_{cell}}{dt} &= -vCK \\ \frac{d[ATP_{total}]_{cell}}{dt} &= vCK \end{aligned} \quad (3)$$

クレアチン濃度は微分方程式ではなく、クレアチンとクレアチンリン酸の総量から計算される。よってこのクラス内で微分方程式は記述しない。

平衡定数は文献値[11]が利用できるが、速度定数に関するデータはない。反応速度が速いことは知られているため、次の値に決定した。

$$k_f = 16.05 \, (\text{ms}^{-1}), \quad k_b = 9.67 \cdot 10^{-6} \, (\text{ms}^{-1})$$

CN

- **■クラス名**　　org.simBio.bio.matsuoka_et_al_2004.function.chemical.CN
- **■シミュレーション設定ファイル例**　　CN.xml
- **■生理学的名称**　　シアン化合物(CN)による呼吸鎖 Complex IV の阻害効果
- **■機能**　　CNによる呼吸鎖 Complex IV の阻害として、CN濃度に依存して減少するk_{C4}を計算する。
- **■解説**　　CNはComplex IVを阻害することで、結果として呼吸鎖の反応、ミトコンドリアのATP生産能を低下させる効果を持つ化合物である。CNによる阻害効果はGriffithsらによって、ミトコンドリアにおけるNADHレベルの上昇として観測されている。CNによるComplex IVの阻害は式(1)のように速度定数k_{C4}にかかる形で表した。

$$k'_{C4} = k_{C4} \cdot \frac{1}{1+\left(\frac{[CN^-]}{K_i}\right)^n} \tag{1}$$

ConcentrationAMP

- **クラス名**　　org.simBio.bio.matsuoka_et_al_2004.function.ConcentrationAMP
- **シミュレーション設定ファイル例**　　ConcentrationAMP.xml
- **生理学的名称**　　細胞質 AMP 濃度
- **機能**　　質量保存則に従って、細胞質における AMP 濃度を計算する。
- **解説**　　Kyotoモデルでは、細胞質中におけるアデノシン濃度(7.0 mM)を設定している。細胞質中の AMP 濃度は ATP、ADP 濃度から式(1)のように求まる。

$$[AMP]_{cell} = [A_{total}]_{cell} - [ATP_{total}]_{cell} - [ADP_{total}]_{cell} \tag{1}$$

ConcentrationCyta2

- **クラス名**　　org.simBio.bio.matsuoka_et_al_2004.function.ConcentrationCyta2
- **シミュレーション設定ファイル例**　　ConcentrationCyta2.xml
- **生理学的名称**　　シトクローム a^{2+}（Cyt a^{2+}）濃度
- **機能**　　Cyt a^{2+} 濃度を酸化還元電位から計算する。
- **解説**　　Kyotoモデルでは Korzeniewski と Zoladz[19] モデルの計算と同様、式(1)を用いて、Complex IV における Cyt a^{2+} 濃度を酸化還元電位 E_{ma} から決定している。Cyt a の総タンパク質濃度を 0.135 mM、標準酸化還元電位 E_{ma0} = 540 mV とした。

$$[Cyta^{2+}] = \frac{[Cyta]_{total}}{1+10^{(E_{ma}-E_{ma0})/Z}} \tag{1}$$

ConcentrationPi

- **クラス名**　　org.simBio.bio.matsuoka_et_al_2004.function.ConcentrationPi
- **シミュレーション設定ファイル例**　　ConcentrationPi.xml
- **生理学的名称**　　細胞質無機リン酸(Pi)濃度
- **機能**　　質量保存則に従って、細胞質におけるPi濃度を計算する。
- **解説**　　Kyotoモデル(Matsuoka_et_al_2004版)では、細胞全体における総無機リン酸濃度 $[Pi]_{total}$ は46.0mM

と設定した。細胞質中のPi濃度は細胞質中のATP、ADP、AMP、PCr (Phosphocreatine)、濃度、ミトコンドリア中のATP、ADP、Pi濃度から式(1)のように求まる。Rcmは細胞質とミトコンドリアマトリックスの体積比を表す。

$$[Pi]_{total} = [Pi]_{total} - (3 \cdot [ATP_{total}]_{cell} + 2 \cdot [ADP_{total}]_{cell} + [AMP]_{cell} + [PCr]) \\ - (3 \cdot [ATP_{total}]_{mito} + 2 \cdot [ADP_{total}]_{mito} + [Pi]_{mito}) / Rcm \quad (1)$$

Diffusion

■**クラス名**　　org.simBio.bio.matsuoka_et_al_2004.molecule.Diffusion
■**シミュレーション設定ファイル例**　　Diffusion.xml
■**生理学的名称**　　２領域の間における物質濃度勾配の単純拡散
■**機能**　　濃度勾配依存的な拡散に基づく、物質交換速度を計算する。
■**解説**　　溶液中で距離 dx 離れた２点間に濃度差 dC_S が存在する時に、ある中性溶質 S の流束 J_S は拡散係数 D_S を用いて、式(1)のフィックの式として表される。

$$J_S = -D_S \frac{dC_S}{dx} \quad (1)$$

膜や空間で隔てられた２つの領域間の物質xの拡散移動は膜で空間におけるイオンxの濃度差と透過係数P_xの積で表される（式(2)）。ただし、ここでは拡散移動を生ずる２空間をそれぞれ in、outとし、$in \rightarrow out$方向を正と定義した。

$$J_x = P_x \cdot ([x]_{in} - [x]_{out}) \quad (2)$$

Kyotoモデルでは細胞外の酸素濃度を設定することができる。通常のモデルでは細胞内外で酸素濃度一定としているが、拡散速度を考え、ミトコンドリア内の酸素濃度を見積もる時にこのクラスを用いて計算する。

FCCP

■**クラス名**　　org.simBio.bio.matsuoka_et_al_2004.function.chemical.FCCP
■**シミュレーション設定ファイル例**　　FCCP.xml
■**生理学的名称**　　FCCPによるプロトン勾配消失効果
■**機能**　　FCCPによるミトコンドリア内膜でのプロトン勾配消失効果を計算する。
■**解説**　　FCCPはミトコンドリア内膜のプロトンリークを増大させ、ミトコンドリア内膜を挟んだプロトン濃度勾配を消失させる化合物である。多くの実験によって、μM単位のFCCPによって、ミトコンドリア内膜におけるプロトン濃度勾配が壊れることが知られている。FCCPによるプロトン勾配消失効果はプロトンリークを増大させることと同様の意味である。FCCP効果の計算は以下の式で表され、プロトンリークの速度定数であるk_{LK1}を濃度依存的に増幅させる（ProtonLeak参照）。

$$k'_{LK1} = k_{LK1} \cdot \left(1 + \frac{1000}{1 + 0.0001/[FCCP]}\right) \quad (1)$$

GradientP

- ■**クラス名**　　org.simBio.bio.matsuoka_et_al_2004.function.GradientP
- ■**シミュレーション設定ファイル例**　　GradientP.xml
- ■**生理学的名称**　　プロトン駆動力Δp
- ■**機能**　　プロトン濃度勾配からプロトン駆動力を計算する。
- ■**解説**　　Kyotoモデルでは、プロトン駆動力Δpを式(1)で計算している。プロトン駆動力は酸化的リン酸化のATP合成において、反応推進力となる。ここで、u値は膜電位/プロトン駆動力を意味し、u = 0.861 としている。

$$\Delta p = \Delta pH \cdot \frac{1}{1-u} \tag{1}$$

GradientpH

- ■**クラス名**　　org.simBio.bio.matsuoka_et_al_2004.function.GradientpH
- ■**シミュレーション設定ファイル例**　　GradientpH.xml
- ■**生理学的名称**　　プロトン濃度勾配
- ■**機能**　　細胞質-ミトコンドリアマトリックス間のプロトン濃度勾配を計算する。
- ■**解説**　　Kyotoモデルでは、プロトン濃度勾配・pHを下式で計算している。ここで、$Z = 2.303 \cdot F/R/T$（Zvalueの項を参照）である。

$$\Delta pH = Z \cdot (pH_{mito} - pH_{cell}) \tag{1}$$

Hbuffering

- ■**クラス名**　　org.simBio.bio.matsuoka_et_al_2004.molecule.buffer.Hbuffering
- ■**シミュレーション設定ファイル例**　　Hbuffering.xml
- ■**生理学的名称**　　溶液中のプロトンバッファの効果
- ■**機能**　　溶液中のプロトンバッファの効果を計算する。
- ■**解説**　　溶液中のプロトンバッファリングの効果 r_{buffer} は、式(1)のように仮定した。ここで、c_{buffer} はプロトンバッファリング容量を意味し、C_0 は標準プロトンバッファリング容量を意味する。また、C_0 は式(2)のように定義し、約 2.3 [H⁺] となるように pH の微小変化 dpH を 0.001 とした。ミトコンドリアマトリックス中の時、$c_{buffer} = 0.022$（M H⁺ per pH unit）とした。

$$C_0 = (10^{-pH} - 10^{-pH-dpH})/dpH \tag{1}$$
$$r_{buffer} = c_{buffer}/C_0 \tag{2}$$

MassConservation

■**クラス名**　　org.simBio.bio.matsuoka_et_al_2004.function.MassConservation
■**シミュレーション設定ファイル例**　　MassConservation.xml
■**生理学的名称**　　質量保存則
■**機能**　　質量保存則に従って、物質濃度を計算する。
■**解説**　　物質 X が2個の物質からなるとき、全体の濃度 $[X]_{total}$ に対して、$[X]_2$ が決まっていれば、$[X]_1$ は式(1)で書かれる。また、複数個の物質からなり、幾つかの空間に分けることが出来る時、スケールファクターとして、A、Bを用いて、式(2)のように書くことが出来る。

$$[X]_1 = [X]_{total} - [X]_2 \tag{1}$$

$$[X]_1 = [X]_{total} - A \cdot [X]_2 - B \cdot [X]_3 \tag{2}$$

MembranePotential

■**クラス名**　　org.simBio.bio.matsuoka_et_al_2004.function.MembranePotential
■**シミュレーション設定ファイル例**　　MembranePotential.xml
■**生理学的名称**　　膜電位
■**機能**　　ミトコンドリア内膜の膜電位を計算する。
■**解説**　　ATP合成の駆動力となるミトコンドリア内膜におけるプロトン駆動力 Δp は膜電位 $\Delta \Psi$ とプロトン濃度勾配 ΔpH の和で表現される。よって、ミトコンドリア内膜の $\Delta \Psi$ は、下式で計算することが出来る。

$$\Delta \Psi = -(\Delta p - \Delta pH) \tag{1}$$

MetalFreeConcentration

■**クラス名**　　org.simBio.bio.matsuoka_et_al_2004.function.MetalFreeConcentration
■**シミュレーション設定ファイル例**　　MetalFreeConcentration.xml
■**生理学的名称**　　金属イオン非結合物質濃度
■**機能**　　物質濃度からフリー物質の濃度を計算する。
■**解説**　　ATPやADPは Mg^{2+} と結合した状態で、酸化的リン酸化、ADP/ATP 交換などと反応する。このクラスでは物質 X の全体濃度と金属イオン M の濃度からフリー物質濃度を、下式で計算する。k_D は物質 X と金属イオン M の結合定数である。

$$[X]_{free} = \frac{[X]_{total}}{1 + \frac{[M]}{k_D}} \tag{1}$$

OxidativePhosphorylation

■クラス名

org.simBio.bio.matsuoka_et_al_2004.molecule.RespiratoryChain.OxidativePhosphorylation

org.simBio.bio.matsuoka_et_al_2004.molecule.RespiratoryChain.ComplexI

org.simBio.bio.matsuoka_et_al_2004.molecule.RespiratoryChain.ComplexIII

org.simBio.bio.matsuoka_et_al_2004.molecule.RespiratoryChain.ComplexIV

■シミュレーション設定ファイル例　　OxidativePhosphorylation.xml

■生理学的名称

構成要素：　Complex I (Synonym: NADH-Ubiquinone oxidoreductase, NADH dehydrogenase)

　　　　　　Complex III (Synonym: Ubiquinol-cytochrome c reductase, Cytochrome bc1 complex)

　　　　　　Complex IV (Synonym: Cytochrome c oxidase, COX IV, COX4)

■機能　　　NADH、ユビキノン（Q）、シトクロムc（Cyt c）、シトクロムa（Cyt a）の酸化還元電位とプロトン駆動力から電子伝達系におけるプロトン伝達およびプロトンポンプの反応速度を計算する。

■解説　　　ミトコンドリアはその内膜において酸化的リン酸化によってプロトン勾配を作り出している。酸化的リン酸化は脂肪酸の酸化やクエン酸回路などで生成されるNADHやFADH$_2$といった高エネルギー分子から一連の電子伝達体を介して酸素へ電子を渡し、結果としてATPが合成される過程をいう。この過程は好気性生物の主要なATP供給源となっている。酸化的リン酸化は第一段階として、電子が駆動する3つのプロトンポンプ、つまりNADH-Q還元酵素（Complex I）、シトクロム還元酵素（Complex III）、シトクロム酸化酵素（Complex IV）によって電子駆動力からプロトン駆動力へ変換される。第二段階は、ATP合成酵素（ATPsynthase参照）でプロトン駆動力がリン酸化能となり、ATPが合成される。本クラスでは、第一段階におけるComplex I、Complex III、Complex IVの還元反応速度およびプロトン流出速度を計算している。

Complex I は NADH の 2 個の電子をフラビンモノヌクレオチド（Flavin mononucleotide; FMN）、鉄－硫黄クラスター（Fe-S）という 2 種類の補欠分子族を介して、Qへ転移させ、ユビキノール（QH$_2$）を生成する。Complex I を経由する NADH から QH$_2$ への電子 2 個の転移は、結果としてミトコンドリア内膜のマトリックス側から細胞質側へプロトンを 4 個汲み出す。

$$NADH + H^+ + Q \rightarrow NAD^+ + QH_2$$
$$4H^+_{matrix} \rightarrow 4H^+_{cytosol}$$

Complex IIIは電子をQH$_2$からCyt c^{3+}へ転移させ、Cyt c^{2+}を生成する。Complex IIIはヘム補欠分子族を含む電子伝達タンパク質であるシトクロムb、Fe-Sタンパク質、シトクロムc1から構成される。シトクロムに含まれる鉄原子は、電子伝達の間に還元型二価鉄と酸化型三価鉄の状態を交互に取る。Complex IIIを経由して電子 2 個が移動すると、細胞質側へ差し引き 2 個のプロトンが輸送される。

$$QH_2 + 2Cyt\ c^{3+} \rightarrow 2Cyt\ c^{2+} + Q$$
$$2H^+_{matrix} \rightarrow 4H^+_{cytosol}$$

Complex IVはCyt c^{3+}から最終の電子受容体である酸素分子（O$_2$）への電子伝達を触媒する。4 個の電子はO$_2$へ流れ込み、O$_2$を完全に還元してH$_2$Oを生成する。Complex IVはヘムA基 2 個と銅イオン 2 個を含む。ヘムA基を持つComplex IVの酸化還元部位はシトクロムa（Cyt a）と呼ばれる。Complex IVを経由して 1 対の電子が移動すると、細胞質側へ 4 個のプロトンが輸送される。

$$4Cyt\ c^{2+} + O_2 \rightarrow 4Cyt\ c^{3+} + 2H_2O$$
$$8H^+_{matrix} \rightarrow 4H^+_{cytosol}$$

KorzeniewskiとZoladz (2001) モデル[19]では酸化的リン酸化に関するタンパク質の触媒する各反応はプロトン駆動力(Δp)、NADH-NAD$^+$の酸化還元電位(E_{mN})、Q-QH$_2$の酸化還元電位(E_{mU})、Cyt C^{3+}-Cyt c^{2+}の酸化還元電位(E_{mc})から計算される（酸化還元電位の計算はRedoxPotential参照）。ただし、Complex IVの酵素反応速度は反応型であるComplex IV還元型Cyt a^{2+}と、基質であるCyt c^{2+}およびO$_2$濃度によって決定される。

$$v_{C1} = k_{C1} \cdot \Delta G_{C1} \tag{1}$$
where; $\Delta G_{C1} = E_{mU} - E_{mN} - \Delta p \cdot 4/2$ (thermodynamic span of Complex I)

$$v_{C3} = k_{C3} \cdot \Delta G_{C3} \tag{2}$$
where; $\Delta G_{C3} = E_{mc} - E_{mU} - \Delta p \cdot (4-2u)/2$ (thermodynamic span of Complex III)

$$v_{C4} = k_{C4} \cdot [Cyta^{2+}] \cdot [Cytc^{2+}] \cdot \frac{1}{1 + \frac{K_{mO}}{[O_2]}} \tag{3}$$

ここでは、k_{C1} = 0.000039825 (mM/mV/msec)、k_{C3} = 0.0000033735 (mM/mV/msec)、k_{C4} = 0.06000 (mM/msec)、K_{mO} = 0.0008 (mM)を各反応速度定数として採用している。KorzeniewskiとZoladz (2001) モデル[19]は哺乳類における骨格筋細胞の酸素消費を検討しうるモデルであり、その速度定数は流速解析によって決定されている。

ここで求めた酸化的リン酸化に関する各反応速度は基質の反応速度を意味する。酸化的リン酸化による基質濃度変化およびプロトンの汲み出しは膜電位/プロトン駆動力 ($\Delta\Psi/\Delta p$) を意味する u = 0.861を用いて、以下の微分方程式で計算される。ここで、r_{buffer}はミトコンドリアマトリックスにおけるプロトンバッファの強さを表す変数である（Hbuffering参照）。

$$\frac{d[NADH]}{dt} = -v_{C1} \cdot Rcm/5$$

$$\frac{d[UQH2]}{dt} = (v_{C1} - v_{C3}) \cdot Rcm$$

$$\frac{d[Cytc^{2+}]}{dt} = (v_{C3} - 2 \cdot v_{C4}) \cdot 2 \cdot Rcm \tag{4}$$

$$\frac{d[H^+]_{mito}}{dt} = (2 \cdot (2+2u) \cdot v_{C4} + (4-2u) \cdot v_{C3} + 4 \cdot v_{C1}) \cdot Rcm/r_{buffer,mito}$$

酸化的リン酸化の推進力は、O$_2$の電子伝達電位に対するNADH、FADH$_2$の電子伝達電位である。酸化的リン酸化の反応における標準自由エネルギーの差は$\Delta G^{o'}$ = -52.6 (kcal/mol)であり、エネルギー放出反応である。このことから、酸化的リン酸化の反応は決して逆流しないと定義することが出来る。

PartialPotential

■クラス名　　　org.simBio.bio.matsuoka_et_al_2004.function.PartialPotential
■シミュレーション設定ファイル例　　　PartialPotential.xml
■生理学的名称　　　部分電位
■機能　　膜電位から部分電位を計算する。
■解説　　Kyotoモデルでは、ミトコンドリア内膜の膜電位 $\Delta\Psi$ から、細胞質側の部分電位 $\Delta\Psi_{cell}$ ミトコンドリアマトリックス側の部分電位 $\Delta\Psi_{mito}$ を、下式のように定義している。

$\Delta\Psi_{cell} = 0.65 \cdot \Delta\Psi$

$\Delta\Psi_{mito} = -0.35 \cdot \Delta\Psi$

Phosphate Carrier

■クラス名　　　org.simBio.bio.matsuoka_et_al_2004.molecule.Transporter.PhosphateCarrier
■シミュレーション設定ファイル例　　PhosphateCarrier.xml
■生理学的名称　　phosphate transporter/phosphate carrier (PiC)/proton/phosphate symporter
■機能　　細胞質内からミトコンドリア内にリン酸(Pi)とH⁺を共輸送する。
■解説　　phosphate carrier (PiC) はミトコンドリア膜に発現し、細胞質内からミトコンドリアのマトリックスにリン酸(Pi)とH⁺を共輸送するトランスポータである。PiC の輸送はとても速く、ATP 合成に必要なPiのほとんどがこのトランスポータによって輸送される。
KyotoモデルではKorzeniewskiとZoladzのモデル[19]をそのまま採用した。

$$vPI = 15 \cdot kPI \cdot \left([P_{ij}]_{cell} \cdot [H^+]_{cell} - [P_{ij}]_{mito} \cdot [H^+]_{mito} \right)$$

ここで、

$$[P_{ij}]_{cell} = \frac{[P_i]_{cell}}{1 + 10^{pH_{cell} - pKa}}$$

$$[P_{ij}]_{mito} = \frac{[P_i]_{mito}}{1 + 10^{pH_{mito} - pKa}}$$

であり、kPIはKorzeniewskiとZoladz[19]の69.421 /μM/minを換算した値、1.157016667 /mM/msecを用いた。pKa=6.8である。ミトコンドリア内のPiおよびH⁺の濃度変化は細胞質とミトコンドリアの容積比Rcmをスケールファクターとして、以下の微分方程式で計算される。また、r_{buffer}はミトコンドリアマトリックスにおけるプロトンバッファの強さを表す変数である（Hbuffering参照）。

$$\frac{d[H^+]_{mito}}{dt} = (1-u) \cdot vPI \cdot Rcm / r_{buffer,mito}$$

$$\frac{d[P_i]_{mito}}{dt} = vPI \cdot Rcm$$

PlessureToConcentration

■クラス名　　　org.simBio.bio.matsuoka_et_al_2004.function.PlessureToConcentration
■シミュレーション設定ファイル例　　PlessureToConcentration.xml
■生理学的名称　　分圧から溶液中の分子濃度を計算する
■生理学的機能　　分圧から溶液中の分子濃度を計算する。
■解説　　溶液中の分子は分圧 P を使うと、下式のように計算される。ここで、溶解定数 S は物質固有な値である。

$$concentration = P \cdot S \cdot 1000 \cdot 22.4/760$$

ProtonLeak

- ■クラス名　　　org.simBio.bio.matsuoka_et_al_2004.molecule.Transporter.ProtonLeak
- ■シミュレーション設定ファイル例　　ProtonLeak.xml
- ■生理学的名称　　proton leak
- ■機能　　細胞質内からミトコンドリア内へのH⁺リーク。
- ■解説　　ミトコンドリア内の complex I、III、IV によって、H⁺はミトコンドリアから細胞質側へ汲み出される。ここで、このH⁺の電気化学勾配を利用して ATP を産生するのが F1-F0-ATPase であるが、この他にわずかに電気化学勾配に従ったH⁺のリークが認められる。ここではこのリークを計算する。
KyotoモデルではKorzeniewskiとZoladz（2001）モデル[19]をそのまま採用した。

$$vLK = 15 \cdot k_{LK1} \cdot \left(e^{k_{LK2} \cdot \Delta P} - 1\right)$$

k_{LK1}はKorzeniewskiとZoladz[19]の2.5 (μM/min)を換算した値、4.16667E-8 (mM/msec)を、k_{LK2}は0.038 (/mV)を用いた。プロトンリークによるミトコンドリア内のH⁺の濃度変化は細胞質とミトコンドリアの容積比Rcmをスケールファクターとして、以下の微分方程式で計算される。また、r_{buffer}はミトコンドリアマトリックスにおけるプロトンバッファの強さを表す変数である（Hbuffering参照）。

$$\frac{d[H^+]_{mito}}{dt} = vLK \cdot Rcm / r_{buffer,mito}$$

RedoxPotential

- ■クラス名　　　org.simBio.bio.matsuoka_et_al_2004.function.RedoxPotential
- ■シミュレーション設定ファイル例　　RedoxPotential.xml
- ■生理学的名称　　酸化還元電位
- ■機能　　物質濃度から酸化還元電位を計算する。
- ■解説　　NADH、Q、Cyt c、Cyt a の酸化還元電位は以下のように定義される。ここで各標準酸化還元電位は、E_{mN0} = -320 mV、E_{mU0} = 85 mV、E_{mc0} = 250 mV である。

$$E_{mN} = E_{mN0} + \frac{Z}{2} \cdot \log\left(\frac{[NADH]}{[NAD^+]}\right)$$

$$E_{mU} = E_{mU0} + \frac{Z}{2} \cdot \log\left(\frac{[UQ]}{[UQH_2]}\right)$$

$$E_{mc} = E_{mc0} + Z \cdot \log\left(\frac{[Cytc^{2+}]}{[Cytc^{3+}]}\right)$$

$$E_{ma} = E_{mc} + \Delta P \cdot (2 + 2 \cdot u)/2$$

SubstrateDehydrogenation

■**クラス名**　　org.simBio.bio.matsuoka_et_al_2004.molecule.SubstrateDehydrogenation
■**生理学的名称**　　NAD の脱水素化反応
■**機能**　　ミトコンドリア内の脱水素酵素による NAD の脱水素化速度を計算する。
■**解説**　　ミトコンドリアマトリックス内には酸化的リン酸化の基質となる NADH を産生するいくつかの脱水素酵素が存在する。ミトコンドリア全体における脱水素酵素による脱水素化速度は Korzeniewski と Zoladz (2001) モデル[19]に従い、以下の式で計算した。

$$vDH = 15 \cdot \frac{kDH}{\left(1 + \frac{KmN}{[NAD]/[NADH]}\right)^{PD}}$$

ここで、各定数は Korzeniewski と Zoladz (2001) モデル[19]の値を採用し、kDH = 4.679E-4 (mM/ms)、KmN = 100、PD = 0.8 とした。ミトコンドリア全体における NAD の脱水素化速度は細胞質とミトコンドリアの容積比 Rcm をスケールファクターとして、以下の微分方程式で計算される。また、NADH のバッファリング係数を 5 と仮定した。

$$\frac{d[NADH]}{dt} = vDH \cdot Rcm / 5$$

VolumeRatio

■**クラス名**　　org.simBio.bio.matsuoka_et_al_2004.function.VolumeRatio
■**シミュレーション設定ファイル例**　　VolumeRatio.xml
■**生理学的名称**　　細胞質におけるミトコンドリアマトリックス体積の比率
■**機能**　　細胞質におけるミトコンドリアマトリックス体積の比率を計算する。
■**解説**　　細胞質におけるミトコンドリアマトリックスの体積比 Rcm を計算する。ここで Rcm は細胞質体積/ミトコンドリアマトリックス体積である。Kyoto モデルでは細胞質とミトコンドリアマトリックスとの物質交換の際、細胞質側の物質交換速度を計算しているので、ミトコンドリアマトリックス側の物質交換速を乗じる必要がある。

Zvalue

■**クラス名**　　org.simBio.bio.matsuoka_et_al_2004.function.Zvalue
■**シミュレーション設定ファイル例**　　Zvalue.xml
■**生理学的名称**　　Z 値

- ■**機能**　　Z 値を計算する。
- ■**解説**　　Kyoto モデルでは、Z 値を以下のように定義している。

$$Z = \frac{2.303 \cdot F}{R \cdot T}$$

III. Terashima_et_al_2006

AmplitudeNaK

- ■クラス名　　org.simBio.bio.terashima_et_al_2006.function.AmplitudeNaK
- ■シミュレーション設定ファイル例　　AmplitudeNaK.xml
- ■生理学的名称　　細胞容積変化による Na^+/K^+ pump 電流（I_{NaK}）の調節
- ■機能　細胞容積の変化に応じて Na^+/K^+ pump 電流（I_{NaK}）を調節する。
- ■解説　INaK は低浸透圧条件下では増大し、高浸透圧条件下では減少することが実験により明らかにされており、細胞容積変化によって Na^+/K^+ pump が制御を受けることが示されている[53,40]。Kyoto モデル[26,27]では、

$$I_{NaK} = amplitude \cdot C_m \cdot \left(k_1 \cdot p(E_1Na) \cdot y - k_2 \cdot p(E_2Na) \cdot (1-y)\right)$$

で表される。Na^+/K^+ pump の細胞容積依存性は便宜上 Na^+/K^+ pump の機能分子数が変化すると仮定し、amplitude（pA msec/pF）が細胞容積（total cell volume; V_t（μm^3））依存的に調節を受けるものとした。

$$amplitude = amplitudeNaK \cdot \frac{M}{1 + \exp\left(-\dfrac{V_t - V_t^{1/2}}{slope}\right)}$$

ここで、amplitudeNaK（細胞容積が変化しない場合における I_{NaK} の amplitude（pA msec/pF））、M（変化を規定する因子、maxFactor）、$V_t^{1/2}$（I_{NaK} の変化が最大の1/2の値をとるときの細胞容積（μm^3））、slope（傾き（μm^3））である。各パラメータは、I_{NaK} が75％の低浸透圧刺激時、130％の高浸透圧刺激時にそれぞれ約166％、約85％となること[40]と、浸透圧－細胞容積曲線[41]を参考に調節した。

ICFTR

- ■クラス名　　org.simBio.bio.terashima_et_al_2006.current.cf.ICFTR
- ■シミュレーション設定ファイル例　　Table2-2.5Hz.xml
- ■生理学的名称　　CFTR チャネル (cystic fibrosis transmembrane conductance regulator Cl$^-$ channel) 電流
- ■機能　βアドレナリン刺激によって活性化されて Cl$^-$ 電流を発生する。
- ■解説　CFTR チャネルのモデルは、イソプレナリン（β アゴニスト）の暴露濃度に応じて、(1) cAMP が上昇し、これによって(2)PKA が活性化され、リン酸化によって、(3)開確率が上昇するといった3段階のプロセスをモデル化している。

(1) イソプレナリンによるcAMP濃度上昇

βアドレナリン刺激を行った際のcAMP濃度(mM)は、イソプレナリン濃度(μM)に応じて以下の式で表される。計算に用いられている定数は、Saucermanら[42]によって報告されているラット心室筋細胞におけるイソプレナリン濃度と細胞内cAMP濃度の関係を再現するように設定されている。

$$[cAMP] = 0.000168 \cdot \frac{15}{1 + \left(\frac{0.005}{[Isoprenaline]}\right)}$$

(2) cAMP濃度上昇によるPKA活性化

PKAの活性化率($cPKA$)は、cAMP濃度(mM)に依存して変化するため以下の式で表される。

$$cPKA = \frac{1}{1 + \left(\frac{Kd}{[cAMP]}\right)^{11}}$$

Kd = 0.0029 (mM)

(3) PKA活性化によるCFTRチャネル開確率の上昇

CFTRチャネルのゲーティングモデルは下図のモデルにPKA活性化率($cPKA$)を反映させる改良を行って作成した。チャネルには2つのnucleotide binding site (NBC1、2)があり、ATPの結合とその脱リン酸化によってチャネルの開閉が制御されている。NBD1に結合したATPが脱リン酸化によってADPになると(k_1)、チャネルは一時的開口状態になる。ADPとリン酸が放出されるとチャネルは閉じる(k_2)一方、さらにNBD2のADPがリン酸化を受けると安定開口状態になる。この後、NBD2のATPが脱リン酸化されると一時開口状態に戻る。k_1及びk_3の反応はPKAが触媒する反応なので、それぞれの速度定数に$cPKA$を乗ずる。

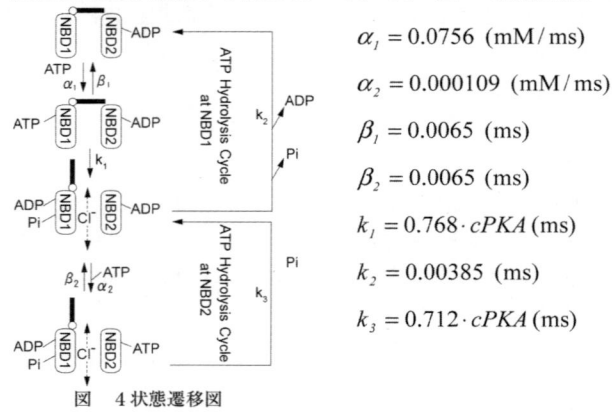

$\alpha_1 = 0.0756$ (mM/ms)

$\alpha_2 = 0.000109$ (mM/ms)

$\beta_1 = 0.0065$ (ms)

$\beta_2 = 0.0065$ (ms)

$k_1 = 0.768 \cdot cPKA$ (ms)

$k_2 = 0.00385$ (ms)

$k_3 = 0.712 \cdot cPKA$ (ms)

図 4 状態遷移図

開確率$pOpen$は以下の式で表される。

$$pOpen = \frac{A}{B}$$

$$A = \alpha_1 \cdot [ATP] \cdot \beta_2 \cdot k_1 + \alpha_1 \cdot [ATP] \cdot k_1 \cdot k_3 + \alpha_1 \cdot \alpha_2 \cdot [ATP]^2 \cdot k_1$$

$$B = \alpha_1 \cdot [ATP] \cdot \beta_2 \cdot k_1 + \alpha_1 \cdot [ATP] \cdot k_1 \cdot k_3 + \alpha_1 \cdot \alpha_2 \cdot [ATP]^2 \cdot k_1 + \alpha_1 \cdot [ATP] \cdot \beta_2 \cdot k_2$$
$$+ \alpha_1 \cdot [ATP] \cdot k_2 \cdot k_3 + \beta_1 \cdot \beta_2 \cdot k_2 + \beta_1 \cdot k_2 \cdot k_3 + \beta_2 \cdot k_1 \cdot k_2 + k_1 \cdot k_2 \cdot k_3$$

上記3段階のプロセスを経て得られるCFTRチャネル電流は、以下の式で表される。

$$I_{CFTR} = P \cdot CF \cdot Cm \cdot pOpen$$

P (pA/pF/mM): permeability of Cl$^-$ ion
Cm (pF): membrane capacitance

$$CF = \frac{z_{Cl} \cdot F \cdot Vm}{R \cdot T} \cdot \frac{[Cl]_i - [Cl]_o \exp\left(\frac{-z_{Cl} \cdot F \cdot Vm}{R \cdot T}\right)}{1 - \exp\left(\frac{-z_{Cl} \cdot F \cdot Vm}{R \cdot T}\right)}$$

k_1及びk_3値をそれぞれ元モデルで使用されている値の400倍とすることとKd値を調整することで、イソプレナリン濃度とチャネル開確率の関係や、イソプレナリン濃度が0.01、0.1 μMのときの電流-電圧曲線をモルモット心室筋細胞における実験結果（それぞれTareenら[47]とTareenら[48]）に近似させた。

IVRCC

■**クラス名**　　org.simBio.bio.terashima_et_al_2006.current.cf.IVRCC
■**シミュレーション設定ファイル例**　　IVRCC.xml
■**生理学的名称**　　Volume regulated Cl$^-$ channel 電流
■**機能**　　細胞容積の変化に伴ってCl電流を発生する。
■**解説**　　Volume regulated Cl channel (VRCC)は、細胞容積の変化に応じて活性化するアニオンチャネルで、Cl$^-$などのアニオンを細胞内外に透過させる。何らかの影響で細胞容積が増大している際には、透過性が亢進し、Cl$^-$を細胞外に放出することで細胞内の溶質量を低下させ、その結果として細胞内浸透圧の低下により細胞を縮小させる Regulated Volume Decrease (RVD) を引き起こす。

容積依存性

VRCC 電流の容積依存性の数式は細胞容積(cell volume, Vt(μm^3))とそれが取り得る最大値の半数(half maximum volume, Vi1/2(μm^3))の差から以下のように表されている[45]。細胞容積変化の影響を調節する係数(compliance, ξ (μm^{-3}))と、変化を正規化する因子(maximum factor, Mk)によって調節される。

$$\text{volume dependency} = 1 + \frac{M_k}{1 + \exp\left(-\xi\left(V_t - V_t^{1/2}\right)\right)}$$

細胞容積の増大により$V_t - V_t^{1/2}$の項が正の時は、exp( )内が負になりexp項が非常に小さい値をとるため、分母部分はほぼ1となる。このため、volume dependencyはほぼ$1+Mk$の値をとる。一方、細胞容積が定常または減少した場合は、exp( )内は正で分母部分が比較的大きな値をとるため全体は1に近づく。細胞容積が閾値である$V_t^{1/2}$を超えるかどうかでチャネル活性化が起こる仕組みになっている。

電位依存性

VRCC 電流の電位依存性は膜電位(membrane potential, Vm (mV))とそれが取り得る最大値の半数(half maximum membrane potential, $Vm^{1/2}$ (mV))と傾き(slope, s (mV))で以下のように表される。

$$\text{voltage dependency} = \frac{1}{1 + \exp\left(\frac{V_m^{1/2} - V_m}{s}\right)}$$

VRCC 電流

VRCC permeability, P pA/pF/mM Cm pF、コンスタントフィールドセオリーに基づく電位依存性(CF (mM))を用いて以下の式で表される。

$$I_{VRCC} = P \cdot CF \cdot Cm \cdot \text{volume dependency} \cdot \text{voltage dependency}$$

$$CF = \frac{z_{Cl} \cdot F \cdot Vm}{R \cdot T} \cdot \frac{[Cl]_i - [Cl]_o \exp\left(-\frac{z_{Cl} \cdot F \cdot Vm}{R \cdot T}\right)}{1 - \exp\left(-\frac{z_{Cl} \cdot F \cdot Vm}{R \cdot T}\right)}$$

細胞外液を 50%低張にした時に惹起される電流の電流-電圧曲線が、モルモット心室筋細胞を用いた実験結果[44]を再現するよう調節した。

NKCC

■**クラス名**　　　org.simBio.bio.terashima_et_al_2006.current.carrier.NKCC
■**シミュレーション設定ファイル例**　　　NKCC.xml
■**生理学的名称**　　　Na+-K+-2Cl- cotransporter
■**機能**　1 分子の Na+、1 分子の K+、2 分子の Cl-を同時に細胞内に取り込むイオン輸送体。電気的に中性なので電流は発生しない。
■**解説**　このモデルは Lytleら[24]のモデルを参考に作られたもので、トランスポータのイオン結合部位が細胞外にある状態 E_1S と細胞内にある状態 E_2S の2つの状態の行き来を計算する 2-State モデルである(右下図)。さらに、E_1S、E_2S の各状態内には、結合しているイオンの数に応じて 5 種類の State があり、常に平衡状態を保っていると仮定した(下図)。この平衡状態のバランスは、各 State 間の速度定数と各イオン種の濃度に依存している。左下図にあるように、E_1S 及び E_2S の各状態内において、イオンの細胞内外への移動に関与する状態は $E_{1NaClKCl}$ と $E_{2NaClKCl}$ であり、これらの状態確率($pE_{1NaClKCl}$ 及び $pE_{2NaClKCl}$)を計算する必要がある。また、$E_1S \Leftrightarrow E_2S$ の状態変化は状態間の遷移速度 α, β (ms^{-1}) を用いて計算する。

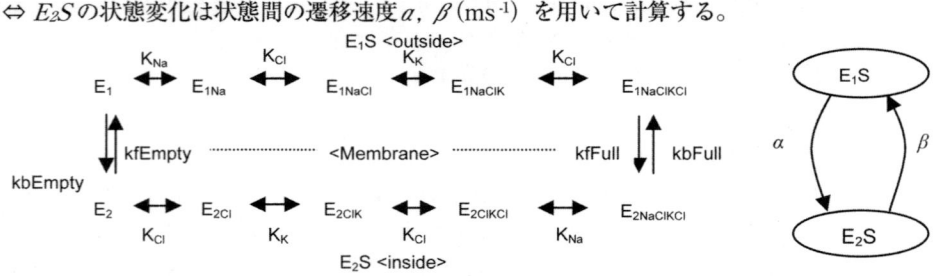

E_2S の状態にある確率は $pE_2S = 1 - pE_1S$ と表され、E_1S の確率変化は以下の式で表される。

$dpE_1S/dt = \beta(1 - pE_1S) - \alpha \cdot pE_1S$

$\alpha = kfFull \cdot pE_{1NaClKCl} + kbEmpty \cdot pE_1$

$\beta = kbFull \cdot pE_{2NaClKCl} + kfEmpty \cdot pE_2$

$$pE_1 = 1 \Bigg/ \begin{pmatrix} 1 + K_{Na} \cdot [Na]_o \\ + K_{Na} \cdot [Na]_o \cdot K_{Cl} \cdot [Cl]_o \\ + K_{Na} \cdot [Na]_o \cdot K_{Cl} \cdot [Cl]_o \cdot K_K \cdot [K]_o \\ + K_{Na} \cdot [Na]_o \cdot K_{Cl} \cdot [Cl]_o \cdot K_K \cdot [K]_o \cdot K_{Cl} \cdot [Cl]_o \end{pmatrix}$$

$$pE_{1NaClKCl} = K_{Na} \cdot [Na]_o \cdot K_{Cl} \cdot [Cl]_o \cdot K_K \cdot [K]_o \cdot K_{Cl} \cdot [Cl]_o \cdot pE_1$$

$$pE_2 = 1 \Bigg/ \begin{pmatrix} 1 + K_{Cl} \cdot [Cl]_i \\ + K_K \cdot [K]_i \cdot K_{Cl} \cdot [Cl]_i \\ + K_{Cl} \cdot [Cl]_i \cdot K_K \cdot [K]_i \cdot K_{Cl} \cdot [Cl]_i \\ + K_{Na} \cdot [Na]_i \cdot K_{Cl} \cdot [Cl]_i \cdot K_K \cdot [K]_i \cdot K_{Cl} \cdot [Cl]_i \end{pmatrix}$$

$$pE_{2NaClKCl} = K_{Cl} \cdot [Cl]_i \cdot K_K \cdot [K]_i \cdot K_{Cl} \cdot [Cl]_i \cdot K_{Na} \cdot [Na]_i \cdot pE_2$$

イオンが細胞内に取り込まれる速度(J_{NKCC1} (amol/ms))は以下の式で表される。また、最大速度を決める係数(P_{NKCC1} (amol))の値は、細胞全体の静止電位のK$^+$流入に対するN_{KCC1}によるK$^+$フラックスがRamasamyらの実験[37]から予測される値の下限に近くなるよう7.76%に設定した。

$$J_{NKCC1} = P_{NKCC1} \cdot \left(pE_1 S \cdot pE_{1NaClKCl} \cdot kfFull - (1 - pE_1 S) \cdot pE_{2NaClKCl} \cdot kbFull \right)$$

なお、各速度定数及び平衡定数については、Benjaminら[2]の報告から引用して用いた。

$kfFull = 3.065\ (ms^{-1})$ $\quad K_{Na} = 0.08445\ (mM^{-1})$
$kbFull = 1.456\ (ms^{-1})$ $\quad K_{Cl} = 0.05735\ (mM^{-1})$
$kfEmpty = 37.767\ (ms^{-1})$ $\quad K_K = 0.00116\ (mM^{-1})$
$kbEmpty = 79.522\ (ms^{-1})$

J_{NKCC1}にファラデー定数(F (C/mmol))をかけて、各イオン電流を求めた。

$$I_{NKCC1,Na} = -J_{NKCC1} \cdot F$$
$$I_{NKCC1,K} = -J_{NKCC1} \cdot F$$
$$I_{NKCC1,Cl} = 2 J_{NKCC1} \cdot F$$

■参考文献（英文）

1. Alberts B, Bray D, Hopkin K, Johnson A, Lewis J, Raff M, Roberts K & Walter P.
   Essential Cell Biology 2nd ed.
   Garland Science, 2004, p. 394.

2. Benjamin BA & Johnson EA.
   A quantitative decsription of the Na-K-2Cl cotransporter and its comfirmity to experimental data.
   Am J Physiol Ren Physiol 273: F473-F482, 1997.

3. Boyett MR, Honjo H, Harrison SM, Zang WJ & Kirby MS.
   Ultra-slow voltage-dependent inactivation of the calcium current in guinea pig and ferret ventricular myocytes. *Pflüger Arch* 428: 39-50, 1994.

4. Cannell MB & Allen DG.
   Model of calcium movements during activation in the salcomere of frog skeletal muscle.
   Biophys J 45: 913-925, 1984.

5. Ehara T, Noma A & Ono K.
   Calcium-activated non-selective cation channel in ventricular cells isolated from adult guinea-pig hearts.
   J Physiol 403: 117-133, 1988.

6. Ferreira G, Yi J, Rios E & Shirokov R.
   Ion-dependent inactivation of barium current through L-type calcium channels.
   J Gen Physiol 109: 449-461, 1997.

7. Gadsby DC & Nakao M.
   Steady-state current-voltage relationship of the Na/K pump in guinea pig ventricular myocytes.
   J Gen Physiol 94: 511-537, 1989.

8. Gadsby DC, Rakowski RF & DeWeer P.
   Extracellular access to the Na,K pump:pathway similar to ion channel.
   Science 260: 100-103, 1993.

9. Griffiths EJ, Lin H & Suleiman MS.
   NADH fluorescence in isolated guinea-pig and rad cardiomyocytes exposed to low or high stimulation rates and effect of metabolic inhibition with cyanide.
   Biochem Pharmacol 56: 173-179, 1998.

10. Hagiwara N, Irisawa H & Kameyama M.
    Contribution of two types of calcium currents to the pacemaker potentials of rabbit sino-atrial node cells.
    J Physiol 395: 233-253, 1988.

11. Herasymowych OS, Mani RS & Kay CM.
    Isolation, purification and characterization of creatine kinase from bovine cardiac muscle.
    Biochem Biophys Acta 534: 38-47, 1978.

12. Hilgemann DW & Noble D.
    Excitation-contraction coupling and extracellular calcium transients in rabbit atrium: reconstruction of basic cellular mechanisms.
    Proc R Soc Lond B 230: 163-205, 1987.

13. Huxley AF.
Muscle structure and theories of contraction.
Prog Biophys Biophys Chem 7: 255-318, 1957.

14. Isenberg G & Han S.
Gradation of Ca^{2+}-induced Ca^{2+} release by voltage-clamp pulse duration in potentiated guinea-pig ventricular myocytes
Physiol 480: 423-438, 1994.

15. Ito H & Ono K.
A rapidly activating delayed rectifier K^+ channel in rabbit sinoatrial node cells.
Am J Physiol Heart Circ Physiol 269: H443-H452, 1995.

16. Kakei M & Noma A.
Adenosine-5'-triphosphate-sensitive single potassium channel in the atrioventricular node cell of rabbit heart.
J Physiol 352: 265-284, 1984.

17. Kakei M, Noma A & Shibasaki T.
Properties of adenosine-triphosphate-regulated potassium channels in guinea-pig ventricular cells.
J Physiol 363: 441-462, 1985.

18. Ishihara K & Ehara T.
A repolarization-induced transient increase in the outward current of the inward rectifier K^+ channel in guinea-pig cardiac myocyte.
Physiol 510: 775-771, 1998.

19. Korzeniewski B & Zoladz JA.
A model of oxidative phosphorylation in mammalian skeletal muscle.
Biophys Chem 92: 17-34, 2001.

20. Korzeniewski B.
Regulation of cytochrome oxidase: theoretical studies.
Biophys Chem 59: 75-86, 1996.

21. Korzeniewski B & Zoladz JA.
Possible factors determining the non-linearity in the V_{O2}-power output relationship in humans: Theoretical studies.
Jpn J Physiol 53: 271-280, 2003.

22. Linz KW & Meyer R.
Control of L-type calcium current during the action potential of guinea-pig ventricular myocytes.
J Physiol 513: 425-442, 1998.

23. Luo C H & Rudy Y.
A dynamic model of the Cardiac ventricular action potential I. Simulations of ionic currents and concentration changes.
Circ Res 74: 1071-1096, 1994.

24. Lytle C, McManus T J & Haas M.
A model of Na-K-2Cl cotransport based on ordered ion binding and glide symmetry.
Am J Physiol 274: C299-C309, 1998.

25. Matsuda H & Noma A.
    Isolation of calcium current and its sensitivity to monovalent cations in dialysed ventricular cells of guinea-pig.
    J Physiol 357: 553-573, 1984.

26. Matsuoka S, Sarai N, Jo H & Noma A.
    Simulation of ATP metabolism in cardiac excitation-contraction coupling.
    Prog Biophys Mol Biol 85: 279-299, 2004.

27. Matsuoka S, Sarai N, Kuratomi S, Ono K & Noma A.
    Role of individual ionic current systems in ventricular cells hypothesized by a model study.
    Jpn J Physiol 53: 105-123, 2003.

28. Matsuura H, Ehara T & Imoto Y.
    An analysis of the delayed outward current in single ventricular cells of the guinea pig.
    Pflügers Arch 410: 596-603, 1987.

29. Mitsuiye T & Noma A.
    Exponential activation of the cardiac Na^+ current in single guinea-pig ventricular cells.
    J Physiol (Lond) 453: 261-277, 1992.

30. Mitsuiye T & Noma A.
    A Quantication of exponential Na^+ current activation in Nbromoacetamide- treated cardiac myocytes of guinea-pig.
    J Physiol (Lond) 465: 245-263, 1993.

31. Mitsuiye T & Noma A.
    Inactivation of the cardiac Na^+ channels in guinea-pig ventricular cells through the open state.
    J Physiol (Lond) 485: 581-594, 1995.

32. Nakao M & Gadsby DC.
    [Na] and [K] dependence of the Na/K pump current-voltage relationship in guinea pig ventricular myocytes.
    J Gen Physiol 94: 539-565, 1989.

33. Negroni JA & Lascano EC.
    A cardiac muscle model relating sarcomere dynamics to calcium kinetics.
    J Mol Cell Cardiol 28: 915-29, 1996.

34. Noma A.
    Mechanisms underlying cessation of rabbit sinoatrial node pacemaker activity in high potassium solutions
    Jpn Physiol 26: 619-630, 1976.

35. Noma A & Shibasaki T.
    Membrane current through adenosine-triphosphate-regulated potassium channels in guinea-pig ventricular cells
    J Physiol 363: 463-480, 1985.

36. Powell T, Noma A, Shioya T & Kozlowski R Z.
    Turnover rate of the cardiac Na^+-Ca^{2+} exchanger in guinea-pig ventricular myocytes.
    J Phisiol 472: 45-53, 1993.

37. Ramasamy R, Payne J A, Whang J, Bergmann S R & Schaefer S.
Protection of ischemic myocardium in diabetics by inhibition of electroneutral Na^+-K^+-$2Cl^-$ cotransporter.
Am J Physiol Ren Physiol 273: F473-F482, 1997.

38. Robertson S P, Johnson J D & Potter J D.
The time-course of Ca^{2+} exchanger with calmodulin, troponin, parvalbumin, and myosin in response to transient increases in Ca^{2+}.
Biophys J 34: 559-569, 1981.

39. Sakai R, Hagiwara N, Matsuda N, Kasanuki H & Hosoda S.
Sodium-potassium pump current in rabbit sino-atrial node cells.,
J Physiol (Lond) 490: 51-62, 1996.

40. Sasaki N, Mitsuiye T, Wang A & Noma A.
Increase of the delayed rectifier K^+ and Na^+-K^+ pump currents by hypotonic solutions in guinea pig cardiac myocytes.
Circ Res 75: 887-895, 1994.

41. Sasaki N, Takano M, Mitsuiye T & Noma A.
Changes in cell volume induced by ion channel flux in guinea-pig cardiac myocytes.
Clin Exp Pharmacol Physiol 26: 698-706, 1999.

42. Saucerman J J, Brunton L L, Michailova A P & McCulloch A D.
Modeling beta-adrenergic control of cardiac myocyte contractility in silico
J Biol Chem 278: 47997-48003, 2003.

43. Shirokov R, Levis R, Shirokova N & Rios E.
Ca^{2+}-dependent inactivation of cardiac L-type Ca^{2+} channels does not affect their voltage sensor
J Gen Physiol 102: 1005-1030, 1993.

44. Shuba L M, Ogura T & McDonald T F.
Kinetic evidence distinguishing volume-sensitive chloride current from other types in guinea-pig ventricular myocytes.
J Physiol 491: 69-80, 1996.

45. Strieter J, Stephenson J L, Palmer L G & Weinstein A M.
Volume-activated chloride permeability can mediate cell volume regulation in a mathematical model of a tight epithelium.
J Gen Physiol 96: 319-344, 1990.

46. Takagi S, Kihara Y, Sasayama S & Mitsuiye T.
Slow inactivation of cardiac L-type Ca^{2+} channel induced by cold acclimation of guinea pig
Am J Physiol Regul Integr Comp Physiol 274: R348-R356, 1998.

47. Tareen F M, Ono K, Noma A & Ehara T.
Beta-adrenergic and muscarinic regulation of the chloride current in guinea-pig ventricular cells
J Phyiol 440: 225-241, 1991.

48. Tareen F M, Yoshida A & Ono K.
Modulation of beta-adrenergic responses of chloride and calcium currents by external cations in guinea-pig ventricular cells
J Phyiol 457: 211-228, 1992.

49. Terashima K, Takeuchi A, Sarai N, Matsuoka S, Shim E B, Leem C H & Noma A.
Modelling Cl⁻ homeostasis and volume regulation of the cardiac cell.
Philos Transact A Math Phys Eng Sci 364: 1245-1265, 2006.

50. Thuma E, Schirmer R H & Schirmer I.
Preparation and characterization of a crystalline human atp: amp phosphotransferase.
Biochem Biophys Acta 268: 81-91, 1972.

51. Tohse N.
Calcium-sensitive delayed rectifier potassium current in guinea pig ventricular cells.
Am J Physiol Heart Circ Physiol 258: H1200-H1207, 1990.

52. Wang W, Mitsuiye T, & Noma A.
Cell distension-induced increase of the delayed rectifier K^+ current in guinea-pig ventricular myocytes.
Circ Res 78: 466-474, 1996.

53. Whalley D W, Hool L C, Ten Eick R E & Rasmussen H H.
Effect of osmotic swelling and shrinkage on Na^+-K^+ pump activity in mammalian cardiac myocytes.
Am J Physiol Cell Physiol 265: C1201-C1210, 1993.

54. Wier W G & Yue D T.
Intercellular calcium transient underlying the short-term force-interval relationship in ferret ventricular myocardium.
J Physiol (*Lond*) 376: 507-530, 1986.

55. Yue D T & Marban E.
A novel cardiac potassium channel that is active and conductive at depolarized potentials.
Pflügers Arch 413: 27-133, 1988.

参考文献（和文）

56. ストライヤー生化学第 4 版、東京化学同人、2000.

57. 岡田泰伸編　新パッチクランプ実験技術法（吉岡書店　2001）P14-60

58. 岡本良夫編著：心臓のフィジオーム　電気生理現象のシミュレーション（分子から臓器まで）、2003

59. 標準生理学第 5 版、医学書院、2002.

謝辞

「皿井さん、ちょっと見てくれませんか。」確か、野間先生の、この一言から心筋細胞シミュレーションとの付き合いが始まりました。大学院に入学したときの実験で、心筋細胞から計測したデータを処理する（野間先生手作りの）プログラムを自分で改良していたのが目にとまったようです。それ以来、ふと気づくと、ずいぶん時が経ちました。

Kyotoモデルの最初のバージョンが完成に近づくと同時に野間先生が企業の方と会われ、プロジェクトの構想を持たれ、松岡先生と共に文部科学省、製薬企業、他研究科と、様々な所にプロジェクトへの参加を呼びかけられ、2003年に、Kyotoモデルの論文が発表されると同時に、プロジェクトが正式に発足し、情報学研究科・松田研の天野先生や大学院生の方達と共に「細胞・生体機能シミュレータ開発センター」の床下にLANケーブルを配線しました。

細胞・生体機能シミュレーションプロジェクトが始まったとき、プログラミングに無縁な生物学研究者、生理学に疎い情報学研究者がKyotoモデルを理解し、発展させるための勉強会が始まりました。simBioの使い方、数理モデルの記述法、Kyotoモデルの成り立ち、それを構成する機能要素の意味などといった勉強会の内容を、受講生がその都度テキストとして整理していくにつれ、徐々にこの本の原型が出来てきました。今回、出版するに当たり、記述内容を一新し、整理しましたが、各著者の個性がそれぞれの項目に反映されていることでしょう。

そもそも、Kyotoモデルが出来、プロジェクトが始まり、研究者が集い、知識をまとめて整理する機会を与え、出版できる環境を全面的にバックアップして頂いた野間昭典教授に感謝いたします。さらに、本書の執筆・出版にご協力頂いた方々、とりわけ京都通信社の皆様に感謝いたします。

最後に、ここまでお付合いいただいた読者の皆さんにとって、本書が心臓生理現象のコンピュータシミュレーションを手がけるための良き道しるべとなれば幸いです。

simBio
心筋細胞〈Kyotoモデル〉のコンピュータ・シミュレーション

皿井伸明 編・著

執筆者一覧
朝倉 圭一　（あさくら・けいいち）　日本新薬株式会社
阿部 泰之　（あべ・やすゆき）　　　三共株式会社
伊藤 優　　（いとう・ゆう）　　　　京都大学 細胞・生体機能シミュレータ開発センター
岡 千晶　　（おか・ちあき）　　　　京都大学 細胞・生体機能シミュレータ開発センター
瓶井 悠　　（かめい・ゆう）　　　　京都大学大学院情報学研究科
葛本 雅宣　（くずもと・まさのり）　塩野義製薬株式会社
小林 力　　（こばやし・つとむ）　　田辺製薬株式会社
小紫 和宏　（こむらさき・かずひろ）京都大学大学院情報学研究科
齊藤 隆太　（さいとう・りゅうた）　三菱ウェルファーマ株式会社
皿井 伸明　（さらい・のぶあき）　　京都大学大学院医学研究科
嶋吉 隆夫　（しまよし・たかお）　　財団法人京都高度技術研究所
高畑 隆之　（たかはた・たかゆき）　シスメックス株式会社
竹内 綾子　（たけうち・あやこ）　　京都大学大学院医学研究科
寺島 啓介　（てらしま・けいすけ）　大日本住友製薬株式会社
中井 裕幸　（なかい・ひろゆき）　　塩野義製薬株式会社
野間 昭典　（のま・あきのり）　　　京都大学大学院医学研究科
信秋 裕　　（のぶあき・ゆたか）　　京都大学大学院情報学研究科
濱田 輝基　（はまだ・てるき）　　　武田薬品工業株式会社
福島 省吾　（ふくしま・しょうご）　松下電工株式会社
堀 謙太　　（ほり・けんた）　　　　群馬県立県民健康科学大学 診療放射線学部
松岡 達　　（まつおか・さとし）　　京都大学大学院医学研究科
松田 裕之　（まつだ・ひろゆき）　　京都大学 細胞・生体機能シミュレータ開発センター
陸 建銀　　（りく・けんぎん）　　　京都大学 細胞・生体機能シミュレータ開発センター
Natalie Schneider　　　　　　　　　京都大学 細胞・生体機能シミュレータ開発センター

皿井伸明

さらい・のぶあき　京都大学 大学院 医学研究科 ナノメディシン融合教育ユニット 科学技術振興講師、医学博士（京都大学）

1969年、愛知県に生まれる。1994年、京都大学医学部卒業。循環器内科医として臨床に携わったのち、1998年に京都大学大学院医学研究科循環病態学講座博士課程入学。2001年、京都大学大学院医学研究科生理系専攻助手に着任し、2005年から現職。主な関心は心筋細胞のシミュレーションを通じて生体の働きを理解し、医療に還元すること。休日には読書や京都で雪が降った翌日には奥伊吹でスキー、スノーボードを楽しむ。
主な著書・論文に、「Kyotoモデル──心筋細胞の包括的数理モデル」（共著）、"Modeling the Calcium Gate of Cardiac Gap Junction Channel"（co-author）、「包括的心筋細胞モデル（京都モデル）」（共著）、"Modeling Cl- homeostasis and volume regulation of the cardiac cell"（co-author）、「教育講座：心臓ペースメーカ」（共著）、「活動電位のシミュレーション（Kyoto model）」（共著）、"simBio: a Java package for the development of detailed cell models"（co-author）、「細胞・生体機能シミュレーションプロジェクト──数理時空間に生体活動を実現する」（共著）、「心臓のフィジオーム 電気生理現象のシミュレーション：分子から臓器まで」（共著）などがある。日本内科学会、日本循環器学会、日本心電学会、日本バイオインフォマティクス学会、Physiological Society会員、JpCOMPEmbs03 in 2003で一等受賞。

simBio
心筋細胞〈Kyotoモデル〉の
コンピュータ・シミュレーション

2006年6月20日初版第1刷発行

編著者●皿井伸明

発行所●京都通信社
　　　　京都市中京区室町通御池上る
　　　　御池之町309番地
　　　　〒604-0022
　　　　電話075-211-2340

ＤＴＰ●京都通信社

装　本●納富進

印　刷●市蔵図書

ISBN 4-903473-00-7